居家坐月子实用宝典

杨静　主编

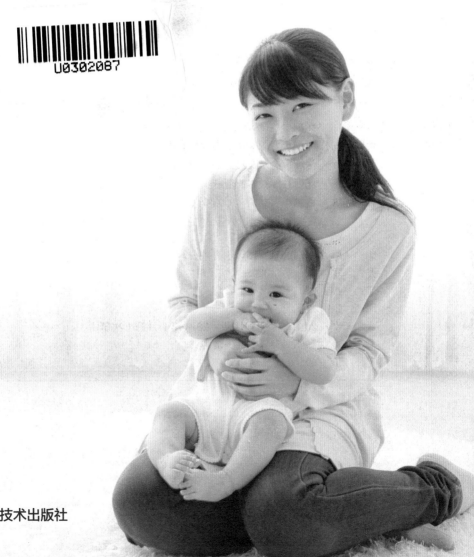

江西科学技术出版社

图书在版编目（CIP）数据

居家坐月子实用宝典 / 杨静主编 . -- 南昌 ：江西
科学技术出版社，2018.7
ISBN 978-7-5390-6297-6

Ⅰ．①居… Ⅱ．①杨… Ⅲ．①产褥期－妇幼保健－基
本知识 Ⅳ．① R714.6

中国版本图书馆 CIP 数据核字 (2018) 第 077477 号

选题序号：ZK2017414
图书代码：D18026-101
责任编辑：李智玉

居家坐月子实用宝典

JUJIA ZUOYUEZI SHIYONG BAODIAN

杨静　主编

摄影摄像	深圳市金版文化发展股份有限公司	
选题策划	深圳市金版文化发展股份有限公司	
封面设计	深圳市金版文化发展股份有限公司	
出　版	江西科学技术出版社	
社　址	南昌市蓼洲街 2 号附 1 号	
	邮编：330009　电话：（0791）86623491　86639342（传真）	
发　行	全国新华书店	
印　刷	深圳市雅佳图印刷有限公司	
开　本	723mm×1020mm　1/16	
字　数	280 千字	
印　张	17	
版　次	2018 年 7 月第 1 版　2018 年 7 月第 1 次印刷	
书　号	ISBN 978-7-5390-6297-6	
定　价	49.80 元	

赣版权登字：-03-2018-58

前言

随着宝宝的呱呱坠地，二人世界被小天使的啼哭声打破，从此开启了幸福与忧虑交加的生活新篇章。怀孕时的艰辛、漫长的等待，都化作拥抱新生命的喜悦；对产后恢复的担忧，养育新生宝宝的茫然，又让许多新手爸妈们焦头烂额。

如何坐好月子与护理新生儿对许多新手爸妈及其家人来说确实是一个难题。这是一个无法推倒重来的过程，需要步步精心。虽然有这样的认识，但由于缺乏科学的坐月子指南与专业的新生儿护理指导，年轻的爸爸妈妈们面对产后的这一重要时期，仍然充满了焦虑和手足无措。

为此，我们特别策划和编写了这本《居家坐月子实用宝典》，内容涵盖了产前准备、月子护理大小事、产后保健与瘦身、科学护理新生儿以及特殊月子护理五篇。不仅详细阐述了产后坐月子的相关理论知识，还结合了现代健康生活理念，为新妈妈规划月子期生活护理、饮食调养日程，并对新妈妈的瘦身保养、"性"福生活、心理调整、预防月子病等方面给予贴心指导，更有专家护航特殊妈妈的特殊月子，同时从日常护理、喂养方案、健康管理和早期教育等各个方面手把手教新手爸妈们护理新生儿，确保新妈妈和宝宝的护理都能得到科学、专业、贴心、细致的指导。

愿本书能为每一个迎来新生命的家庭提供切实有效的帮助，让宝宝得到细心照顾，让妈妈拥有幸福的产后生活，让全家人回首这段时光都只有幸福，不留遗憾。

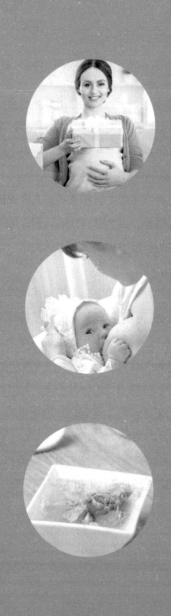

Contents 目录

Part 01 做足准备！每一位妈妈都能坐好月子

002 **临产前需做的准备**
002 入院前的基本准备
003 提前熟悉产房环境
004 星级月嫂推荐的待产包
006 产前饮食细则
006 可促进顺产的运动
008 临产前的心理保健
009 准爸爸陪产必修课

010 **分娩那些事儿**
010 了解分娩征兆
011 需要提前入院待产的信号
012 顺还是剖，根据身体情况而定
014 顺产的 3 个产程
016 剖宫产的全过程
017 会阴侧切并不可怕
018 助产器械的使用
019 坦然面对分娩疼痛
019 缓解分娩疼痛的方法
021 拉梅兹呼吸法助分娩
022 了解无痛分娩的相关知识

024 **提前安排好月子大小事**
024 月子该不该坐？坐多久？
025 选好坐月子方式
026 挑选一名合格的月嫂
027 准备好合适的坐月子房间
028 安排好月子妈妈的日常起居
029 二胎家庭提前做好大宝的工作
029 新爸爸也要参与坐月子
030 避开传统坐月子误区

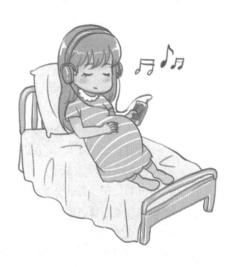

Part 02 干货分享！产后 42 天坐月子日程检索

034 **产后 24 小时**

034 生活护理经

034 密切关注阴道出血量

034 体温超过 38℃要当心

034 产妇多汗进行温水擦浴

035 穿长袖月子服、长袜子和带跟鞋子

035 顺产妈妈特别护理

035 刚分娩完宜采取半坐卧姿势

035 产后 6 ~ 8 小时起身坐一坐

035 侧切妈妈睡姿有讲究

036 产后 4 小时内主动排尿

036 侧切妈妈要随时关注刀口情况

036 按摩关元穴、气海穴，促进排尿

036 缓解会阴疼痛的小妙招

037 剖宫产妈妈特别护理

037 术后 6 小时内去枕平卧休息

037 6 小时后半卧位休息

037 24 小时内卧床休息，并注意多翻身

037 家人要帮助新妈妈按摩全身肌肉

038 配合护士按摩子宫，促进恶露排出

038 密切关注刀口情况

038 伤口处压沙袋减少渗血

038 适度使用镇痛泵是可以的

039 饮食护理经

039 没下奶前别急着喝下奶汤

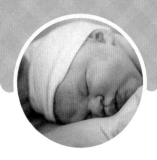

039 顺产妈妈分娩后喝一碗小米红糖粥

039 剖宫产后 6 小时内要禁食

039 不要进食胀气食物，别吃得太饱

040 【月嫂私房菜】营养美味月子餐

042 产后第 2 天

042 生活护理经

042 产后 2 ~ 3 天没有奶水也属正常

042 多让宝宝吸吮，促进泌乳

042 妈妈服药后 4 小时才能喂奶

043 血性恶露量多，及时更换卫生巾

043 用柔软的牙刷刷牙，多用温水漱口

043 顺产妈妈恢复好的可以做产褥操了

043 剖宫产妈妈要多练习翻身、坐起

044 剖宫产妈妈拔导尿管后及时下床排尿

044 饮食调养经

044 喝点生化汤，既调理又排恶露

044 吃点动物血以补血

044 吃些蛋羹有利于伤口恢复，但别大补

044 一日食谱推荐

045 【月嫂私房菜】营养美味月子餐

047 产后第 3 天

047 生活护理经

047 多让宝宝吸，奶水才会越来越多

047 乳房开始增大，需要做好乳房护理

047 正常情况下，顺产妈妈可以出院了

048 顺产妈妈可以做头部和手臂的轻运动

048 剖宫产妈妈基本适应了宫缩痛

048 剖宫产妈妈可以在床上活动

048 剖宫产妈妈宜侧卧喂奶，避免压迫
伤口

049 饮食调养经

049 坚持少量多餐，促进脾胃功能恢复

049 继续清淡饮食，以开胃为主

049 适当吃点"开心"食物

049 一日食谱推荐

050 【月嫂私房菜】营养美味月子餐

052 产后第 4 天

052 生活护理经

052 乳房胀痛要及时按摩，疏通乳腺管

052 宝宝吃不完的奶要及时吸出来

053 恢复好的妈妈可以做倾斜骨盆的运动

053 剖宫产妈妈要等伤口恢复后再活动

053 产后汗多，要注意勤换衣服

054 侧切妈妈每天用温水清洗外阴 2 次

054 饮食调养经

054 顺产妈妈可以喝点儿催乳汤

054 不要吃过硬、过咸以及回奶的食物

054 剖宫产妈妈宜吃些促进伤口愈合的
食物

054 一日食谱推荐

055 【月嫂私房菜】营养美味月子餐

057　产后第 5 天

057　生活护理经

057　奶水开始增多，乳房保养不能停

057　如果还没有奶水，需咨询专业人士开奶

058　别总把宝宝放在妈妈身边

058　保持室内通风，但不要吹对流风

058　夏季坐月子要注意防中暑

058　经常做提肛运动，有助于恢复

059　产后抑郁高发期，注意调节好情绪

059　饮食调养经

059　睡眠差的妈妈多吃点助眠食物

059　每天早上喝一杯温水，预防便秘

059　不要吃辛辣和刺激性强的食物

059　一日食谱推荐

060　【月嫂私房菜】营养美味月子餐

062　产后第 6 天

062　生活护理经

062　会阴部的清洗仍然重要，大便后应加洗一次

062　每天用热水洗脚

062　常叩齿，预防牙齿松动

063　别睡太软的床

063　保持温馨整洁的家居环境

063　不要猛然站起、蹲下，防止眩晕

064　剖宫产妈妈排便别太用力，以免伤口撕裂

064　饮食调养经

064　多喝牛奶和酸奶，多吃高钙食物

064　注意补铁，预防缺铁性贫血

064　食补为主，别吃太多保健品

064　一日食谱推荐

065　【月嫂私房菜】营养美味月子餐

067　产后第 7 天

067　生活护理经

067　重视腰腹部保暖，千万别碰冷水

067　可以洗头，但要注意保暖并及时吹干

067　胃口好转，注意别大吃大喝

068　别长时间抱孩子

068　夜间喂奶小心别感冒了

068　侧切妈妈注意关注伤口愈合情况

068　剖宫产妈妈准备出院了

069　饮食调养经

069　每一天都要好好吃早餐

069　荤素搭配吃，补营养又不会长太胖

069　吃饭要细嚼慢咽

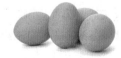

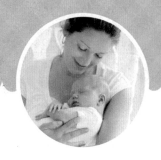

069 一日食谱推荐

070 【月嫂私房菜】营养美味月子餐

072 产后第2周

072 生活护理经

072 注意乳房和乳头的清洁

072 保护好乳房，别让它受到挤压

072 可以淋浴，但时间不能太长

073 剖宫产妈妈要保持腹部伤口清洁

073 关于拆线，剖宫产妈妈不要过于担心

073 可以做一些轻微的家务

073 坚持做产褥操，促进身体复原

074 饮食调养经

074 适当增加水分的摄入

074 非特殊情况，别吃太多补品

074 喝红糖水别超过10天

074 本周以补血为主，多吃补血食物

074 补充蛋白质，促进体力恢复

075 一周食谱推荐

076 【月嫂私房菜】营养美味月子餐

078 产后第3周

078 生活护理经

078 逐渐适应育儿生活，需注意劳逸结合

078 宝宝"猛涨期"，妈妈要多喂奶

078 需要穿哺乳文胸了

079 乳房疼痛要引起重视

079 可以做些简单的家务，但别让自己太累

079 可以洗澡，但不能泡澡

079 如果恶露依然较多，要及时就医

080 饮食调养经

080 喝肉汤时记得撇去浮油

080 多吃滋阴、补血的食物

080 可以开始吃催奶食物了

080 适当用药食两用的中药调理

080 根据宝宝的大便性质调整饮食

081 一周食谱推荐

082 【月嫂私房菜】营养美味月子餐

086 产后第4周

086 生活护理经

086 非哺乳妈妈可能有月经了

086 可以增加运动量，但不要勉强

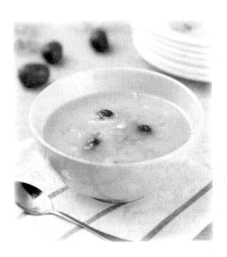

086 可以正常洗浴了

087 别长时间玩手机，注意保护好眼睛

087 身体差不多恢复了，但依然不能太劳累

087 好好保护手腕，避免疼痛

088 饮食调养经

088 饮食多样化，补充宝宝"粮仓"

088 哺乳妈妈要注意补钙

088 别吃得太油腻，否则自己长肉，宝宝易腹泻

088 饮食别太精细，适当吃点粗粮

089 一周食谱推荐

090 【月嫂私房菜】营养美味月子餐

094 产后第 5 周

094 生活护理经

094 天气晴朗时多出门活动

094 宝宝奶量增大，妈妈别急着减肥

094 别盲目进行"满月发汗"

095 基础的皮肤护理不可少

095 别急着穿高跟鞋

095 适当增加运动量，坚持做产后恢复体操

095 好好对待自己，别有太大压力

096 饮食调养经

096 多吃含蛋白质丰富的食物，补充奶源

096 饭前先喝汤，更利于消化

096 适当吃点盐，但别过量

096 多吃些补气、养血的食物

097 一周食谱推荐

098 【月嫂私房菜】营养美味月子餐

102 产后第 6 周

102 生活护理经

102 月经来了，完全可以继续哺乳

102 可以做瑜伽、游泳等轻松的运动

102 可以恢复性生活，但要注意避孕

103 产后 42 天的健康检查不可少

104 饮食调养经

104 饮食仍以清淡不油腻为主

104 适当多吃菌菇类食物，增强抵抗力

104 尽量不喝咖啡、不饮茶

104 开始调节饮食，但千万别节食

105 一周食谱推荐

106 【月嫂私房菜】营养美味月子餐

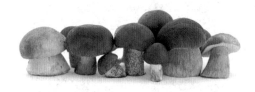

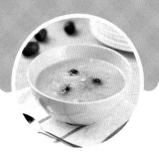

Part 03 辣妈当道！我要恢复快、奶水足、不变老

112 月嫂教你成功母乳喂养
112 坚定母乳喂养的信心
112 孕期乳头凹陷、扁平及时纠正
112 早接触早吸吮，多接触多吸吮
113 及时喝催乳汤，让奶水更充足
113 奶水充足的秘诀——吃好、睡好、心情好
114 经常按摩乳房
116 掌握正确的哺乳姿势
117 左右乳房要交替哺乳
117 喂完奶后要清空乳房
117 避开影响乳汁分泌的因素
118 【月嫂私房菜】美味催乳食谱

120 谁说生完孩子一定胖
120 月子期，运动量力而行
121 不要强制节食减肥，不吃减肥药
121 贫血时忌瘦身
122 新妈妈产后3阶段美体计划
124 产后运动慢慢来，忌过早、过快瘦身
124 饮食搭配运动，瘦身更容易
125 坚持哺乳，在不经意中瘦下来
126 顺产妈妈产后1周内康复体操
127 剖宫产妈妈初期恢复操
128 想瘦哪里"动"哪里，产后瘦身逐一击破

134 魅力妈妈产后身体保养术
134 月子期的肌肤养护重点
135 肌肤补水，不做"干"妈妈
136 巧用面膜，保湿、祛斑
137 保持良好的生活习惯可祛斑
138 脸部巧按摩，促进肌肤复原
140 产后洗发、梳发、护发小窍门
142 新妈妈这样做，头发掉得少
143 对付妊娠纹，新妈妈有妙招
144 胸部保养术，防止乳房萎缩、下垂
147 产后打响"子宫保卫战"
147 拯救阴道松弛的窍门

148 产后"性"福生活指南
148 恶露未净时不能开始性生活
148 产后可以恢复性生活的时机
149 对恢复性生活有帮助的运动
151 产后为何要避孕？
151 新妈妈安全避孕法推荐
151 产后第一次亲密接触温馨提示

152 不做"抑郁"妈妈
152 生完孩子后，你"变"了吗？
152 产后"坏"情绪会"传"给宝宝
153 正确认识产后抑郁症
154 产后低落情绪从何而来？
155 测一测你离"产后抑郁"有多远

156 如何远离产后不良情绪？
157 新妈妈产后心理减压法

158 远离产后"月子病"
158 产后贫血
159 产褥感染
160 产后恶露不净
161 产后腰腿痛
162 产后尿潴留
163 产后尿失禁
164 产后便秘
165 产后痔疮
165 产后乳房胀痛
167 产后乳头皲裂
168 产后乳腺炎
169 产后失眠

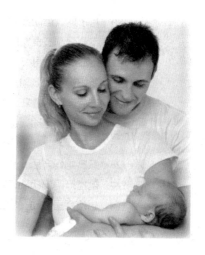

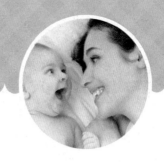

 Part 04 萌娃来了！这样带吃得香、睡得好、不生病

172 **了解你的宝宝**
172 新生儿的体格与发育标准
174 认识新生儿的身体
176 这些生理现象爸妈别担心

177 **新生儿的喂养**
177 母乳是新生儿的理想食物
177 产后 60 分钟内让宝宝吸母乳
178 按需授乳，宝宝想吃就喂
179 学会判断乳汁是否够宝宝吃
180 母乳不足更要坚持喂，不要轻易放弃
180 母乳实在不足，也别盲目坚持
181 关于混合喂养与人工喂养
182 给新生宝宝选择合适的配方奶
183 学会正确冲调配方奶
183 奶瓶与奶嘴选择攻略
185 早产宝宝喂养须知
186 双胞胎宝宝喂养须知
187 专家门诊 宝宝喂养常见疑问解答

189 **新生儿的护理**
189 学会抱新生宝宝
190 细心照护宝宝的脐带
191 小心守护宝宝的囟门

191 新生儿的五官护理
192 新生儿的皮肤护理
193 学会观察宝宝的尿便
194 学会给宝宝换尿布和纸尿裤
196 宝宝生殖器的护理
196 新生儿衣物的选择
197 宝宝正确的穿衣、脱衣方法
198 给宝宝营造舒适的睡眠环境
199 给宝宝洗澡应注意的事情
201 宝宝日常抚触按摩操
203 专家门诊1 给早产宝宝的特殊护理
204 专家门诊2 新手爸妈育儿常见疑问解答

206 **宝宝健康管理**
206 宝宝的体检安排

207 宝宝的免疫接种计划
208 学会观察宝宝的健康状况
209 及时回应宝宝的哭声
210 新生儿就医指南
211 新生儿用药指导
212 给宝宝的家庭小药箱
215 宝宝常见异常与症状应对

223 **从零开始的早教计划**
223 适合新生儿的玩具
223 新生儿的五感训练
226 新生儿的动作训练
227 新生儿的语言训练
227 情绪与社交能力训练

Part 05 专家护航！特殊月子护理经

234 **二胎妈妈**
234 月子期间多陪伴、关心大宝
234 让大宝参与照顾二宝
235 请家人帮忙，分担育儿重任
235 二胎爸爸要多照顾妻子
236 产后头两天要多休息
236 二胎妈妈母乳少可能是气血不足

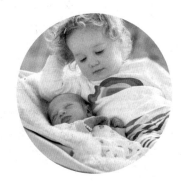

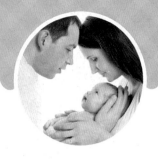

237　当二胎遭遇大龄，产后绝不可过于劳累
237　二胎妈妈月子一定要坐满 42 天

高龄妈妈

238
238　高龄妈妈要特别重视静养
239　高龄妈妈身体恢复慢中求胜
239　高龄妈妈要警惕产褥感染
239　重视产后补血，但不能大补
240　清淡饮食以恢复体力
242　重视产后锻炼，帮助身体快速恢复
241　高龄妈妈要重点预防产后抑郁

糖尿病妈妈

242
242　坚持母乳喂养
242　不要大吃大喝、胡乱进补
243　多进食蛋、鱼和瘦肉
243　多吃低 GI 食物，血糖不升高
243　糖尿病妈妈饮食的烹饪应把握"三不"原则
244　遵循正确的进餐顺序
244　血糖恢复正常后仍需定期监控
245　保证每天 8 ～ 9 小时的优质睡眠
245　每天应补充 2000 毫升左右的水
245　保持乐观心态，降糖更容易

高血压妈妈

246
246　留意血压状况，特别是产后 48 小时
246　坚持清淡少盐饮食
247　限制高胆固醇、高热量食物的摄入

247　选择食用黄色蔬果
248　听点柔和的音乐，舒缓血压
248　调节居室色彩，有益稳定血压
248　缓慢动作，避免血压大幅波动
249　正确梳头，掌握 3 个要领
249　保证足够的睡眠
249　保持心情愉快，多寻求家人的帮助

高血脂妈妈

250
250　饮食注意荤素搭配、粗细搭配
250　合理烹调，减少肉类脂肪的摄入
251　选用植物油，少用动物油
251　别吃太多鸡蛋，以免血脂代谢异常
252　多吃深海鱼，帮助调节血脂
252　定期排便，加速体内废弃物的排出
253　常做放松训练，避免情绪过于激动
253　加强产后锻炼，但要量力而行

素食妈妈

254
254　坚持多样化饮食，均衡营养
254　每天多吃几餐，以 4~5 餐为宜
254　多吃豆制品，补充蛋白质
255　多吃富含 B 族维生素的食物
255　加强锻炼，促进身体恢复
256　定时按摩乳房，促进乳汁分泌

经过甜蜜而又漫长的等待，孕育了9个多月的宝宝就要诞生了。随着预产期的临近，许多准爸爸、准妈妈都会手忙脚乱，想做准备却不知从何下手。本章将教会准爸爸、准妈妈们做好临产前的准备，掌握分娩相关知识，提前安排好月子大小事。让生产更顺利、月子不忙乱，以有序的状态迎接新生命。

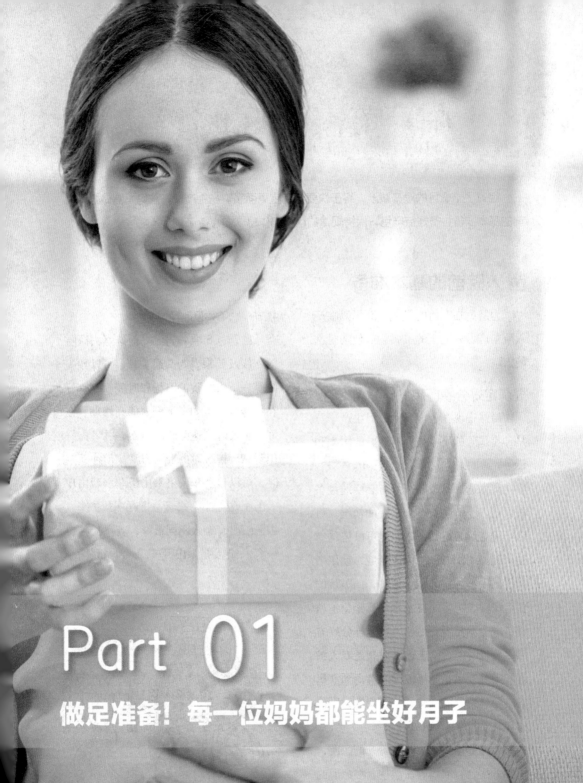

Part 01

做足准备！每一位妈妈都能坐好月子

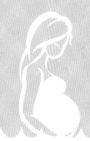

临产前需做的准备

经过了十个月的艰辛跋涉，终于快要与宝宝见面了。在生产前，准妈妈需做好入院前的基本准备，备好待产包，保持规律的饮食和作息，安心待产。

☆ 入院前的基本准备

为避免临产前的慌乱，准妈妈临产入院前应做好充足的准备，以便随时都能入院。

提前定好分娩医院

虽然说现在医学发达，但生产毕竟是件有风险的事，选择有经验的医生和设备完善的医院，可以减轻风险。

具体选择时，准爸妈有必要通过多种渠道，了解当地多个医院的情况。可以上网查询、电话咨询，也可以咨询有生产经验的朋友、熟人或亲戚，动用多种手段了解医院的相关信息，如医院的住院条件、医生的技术水平、紧急抢救设备或血源是否充足、能否选择分娩方法、分娩时能否陪床、产后有无专人护理和喂养专家指导等。同时考虑到准妈妈的身体情况以及交通的方便性，以便出现意外能得到妥善处理。

建议选择一直做产前检查的医院，这样医生会有准妈妈在孕期、临产前的详细检查记录，便于应对分娩时可能发生的各种意外。

提前选好去医院的路线

准爸爸和准妈妈应提前选好去医院的路线及要乘坐的交通工具，可以预先演练一下去医院的路程和时间，制订好在特殊时段（如上下班交通高峰期、夜间等）及时到达医院的方案，并考虑好出现意外情况时的应对方法。前往医院时，可以自驾车或搭乘出租车。若出现大出血或剧烈疼痛，要立即呼叫救护车。去医院时有家人陪同最好，若不巧独自一人，一定要搭乘出租车，不要自行驾驶。

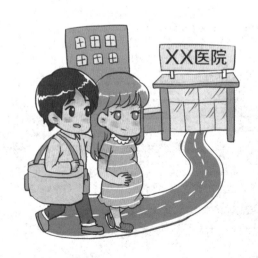

了解入院过程

为了让准妈妈能顺利入院、安心分娩，提前了解并熟悉分娩住院的相关流程是很有必要的，包括门诊挂号、入院手续及费用、病房环境以及分娩前后相关事宜等，这样可以做到有备而来。另外，由于临产征兆随时可能出现，所以要做好看急诊的准备。事先要熟悉分娩医院的布局，知道急诊室在哪里，以免因为不熟悉情况而耽误时间。

☆ 提前熟悉产房环境

在生宝宝前，很多头胎准妈妈都没有进过产房，难免会有些焦虑和恐惧，如果对产房环境有所了解，做到心里有底，就不会那么紧张了。

了解产房环境和设备

一般产房的基本设备包括产床、血压监护仪、听诊器、多普勒胎心监护仪等。顺产需要的基本设备包括经电刺激治疗仪（缓解阵痛）、会阴切开缝合器械、外阴消毒设备等；剖宫产需要的基本设备有各式产钳、镇痛泵、导尿包等。新生儿护理及急救设备有开放式新生儿抢救台、新生儿复苏设备、氧气设备、婴儿磅、胎头吸引器、吸痰管等。

产房里可能出现的尴尬事

在产房里，为方便接生，医生可能会要求准妈妈脱光衣服；会被剔除阴毛；做肛检或内检，医生会戴上橡胶手套伸入肛门或阴道检查；分娩过程中还可能会出现大便失禁的现象；剖宫产妈妈需要插入导尿管；男医生接生……这些都是产房里可能会出现的尴尬事，准妈妈提前了解，可以做好心理准备，放下心理负担。

听懂产房"暗语"

产房里可能会有一些专业术语，为避免因听不懂而引起的心理恐惧，准妈妈可以提前了解一下。比如，备皮就是剔除阴部的毛发；宫颈管消失是说子宫颈扩张、变薄，宝宝就要出来了；有时候医生会检查开几指，这是说产妇宫口开的程度，一般开到十指表示宫口全开，宝宝能顺利通过产道了。

可以做个分娩预演

现在很多医院都会推出分娩预演课，准爸爸和准妈妈可以提前体验入住院及整个分娩流程，真正做到心中有数。分娩预演一般包括临产前联系医院、前往医院、接诊入院、熟悉产房、模拟分娩几个方面。

☆ 星级月嫂推荐的待产包

怀孕后期可以将去医院、住院以及出院时需要的用品一一备好，收在包包里，做好随时入院的准备。

新妈妈需要的物品

衣裤鞋袜	洗漱用品	卫生用品
● 棉质内裤 3 ~ 4 条或一次性内裤若干 ● 哺乳内衣 2 ~ 3 件 ● 前开襟睡衣（1 套） ● 出院服（1 套） ● 棉质拖鞋、袜子	● 大小毛巾 3 条（用于擦洗身体不同部位） ● 水盆 3 个（用于擦洗身体不同部位） ● 漱口杯 ● 牙刷、牙膏 ● 梳子、镜子 ● 润肤霜、护唇膏	● 手帕、湿纸巾 ● 卫生纸、环保纸袋 ● 产妇专用护垫或卫生巾 ● 产褥垫

哺乳专用	证件资料及其他物品
● 吸奶器 ● 防溢乳垫	● 孕妇保健手册（包括相关病历） ● 户口本或身份证（夫妻双方） ● 准生证 ● 医保卡或生育保险卡 ● 现金 ● 手机 ● 数码相机 ● 录音机／摄像机 ● 各器具配套充电器

餐具及食品	
● 饭盒 ● 筷子、勺子 ● 水杯、吸管 ● 巧克力、红糖等	关于证件资料，各医院可能会有些细微差异，可事先向医院确认后再准备。

给宝宝准备的物品

服装	护肤及卫生用品	喂养用品
<ul><li>和尚领前开襟内衣</li><li>婴儿帽</li><li>小被子</li><li>出院服（1 套）</li></ul>	<ul><li>婴儿爽身粉</li><li>婴儿护臀霜</li><li>婴儿湿纸巾</li><li>纸尿裤或棉质尿布</li></ul>	<ul><li>婴儿配方奶粉（小袋装即可）</li><li>奶瓶、奶瓶刷</li></ul>

产后尽量让宝宝多吮吸母乳，配方奶视妈妈的身体状况及奶水情况使用。

　　面对各种各样的宝宝物品，很多新手爸妈难免会有遗漏或是买回来一些可能"一直也用不上"的物品。其实，每个品牌的育儿用品特点都不一样，每个宝宝适用的产品也不尽相同，所以刚开始最好先买一些必备用品。待使用过后，觉得不错又有必要，再买齐即可。

可以陪你熬过阵痛的小物品

　　饮料、吸管：阵痛时使用，可以少量补充水分和能量。

　　CD 或其他音乐播放器：听一些柔和舒缓的音乐，可以平和心境。

　　暖宝宝：热敷腹部和腰部，可以缓解疼痛。

　　袜子：脚暖了，全身血液循环也会变化，有助于顺利生产。

　　毛巾：可以用来擦汗，让孕妈妈生产时感觉舒适。

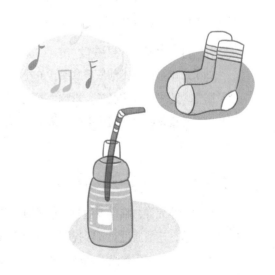

☆ 产前饮食细则

生孩子是一项重体力劳动，如果准妈妈吃得不好、不够，很可能在生产时没有力气，导致产程延长，甚至难产，同时也不利于产后乳汁分泌。那么，分娩前准妈妈的饮食有哪些需要注意的地方呢？

吃清淡、软烂、易消化的食物

宫缩痛会分散准妈妈的精力，让她没有胃口吃东西。尽管如此，准妈妈还是要尽量吃一些营养丰富又易于消化的食物，只有这样才有力气应付接下来的分娩。

吃点能量高的食物

分娩要消耗大量的体能，因此准妈妈在生产前要补充充足的能量，多吃富含碳水化合物、蛋白质、维生素的食物，如米粥、面汤、蛋糕、牛奶、藕粉、果汁等。准妈妈可以根据自己的喜好，让家人准备好。如果实在吃不下饭，可以吃点巧克力补充能量。

适当吃能促进子宫收缩的食物

在产前，准妈妈可适当吃些能促进子宫收缩的食物，如马齿苋、薏米等，对缩短产程、减少宫缩痛有一定的帮助。

多吃富含水分的食物

生产时需要用力，再加上疼痛的刺激，新妈妈出汗会比较多，所以临产前要多吃含水分多的食物，如鸡蛋羹、粥等，既能补充营养和能量，也能补充水分。

别吃太油腻的食物

油腻的食物不好消化，不仅不能为分娩提供能量，还可能导致准妈妈产后消化不良、便秘等不适症状，最好别吃。

剖宫产前 6 小时不要进食

如果是剖宫产，术前应禁食至少 6 小时。在术前进食，一方面容易引起产妇肠道充盈及胀气，还可能误伤肠道，影响手术进程，对产后身体恢复也不利；另一方面，麻醉药物可能与食物发生作用，给产妇带来恶心、呕吐等不适，容易导致误吸，带来危险。

☆ 可促进顺产的运动

只要身体允许，临产前适当的运动对于分娩是很有好处的，不仅能帮助准妈妈放松肌肉和关节，还能通过对呼吸控制的练习来减轻分娩时的疼痛，从而使分娩更顺利。如果到了预产期宝宝依然没有动静，准妈妈更要多运动，但需注意运动安全。

腹肌运动

准妈妈仰卧，双膝屈曲，脚掌贴地，双手手掌打开贴地，放在身体两侧。腰部贴地，收紧臀部肌肉，吸气，然后慢慢吐气，同时将腰往上抬，喘口气。保持10秒，将腰慢慢放下，全身放松。此组动作可重复做3次。坚持做腹肌运动可以锻炼腹部肌肉力量，矫正腰部及骨盆的位置，还能使产道肌肉变得柔软，有助于分娩顺利进行。

爬楼梯

到了预产期还没生，医生会建议准妈妈爬楼梯。爬楼梯能锻炼准妈妈的大腿和臀部肌肉群，帮助宝宝入盆。但爬楼梯一定要注意安全，在身体允许范围内进行。

提肛运动

提肛运动是用中断排尿的方法用力收缩肛门，持续10～15秒，再放松5秒。重复动作10～20次，每天可做3次。此运动在任何时候、任何场地都可以进行，可起到收缩盆底肌群，增强盆底肌肉的强度，从而增加会阴弹性的作用，能让准妈妈在分娩时更轻松，避免阴部肌肉被撕伤。

散步

准妈妈每天都要坚持到环境清幽、空气质量佳的地方散步，早晚各一次，每次20分钟左右。

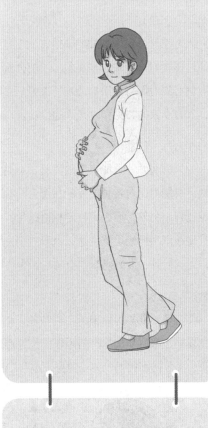

下肢体操

准妈妈双手扶住桌子，双脚分开，与肩同宽，平稳着地，然后膝盖慢慢弯曲，就像扎马步一样，坚持数秒，再慢慢站立；站立之后，抬起左腿做画圈运动，再换右腿；双腿都做完画圈运动后并拢，慢慢吸气，脚跟立起，坚持数秒，然后慢慢呼气，脚跟放松还原。

☆ 临产前的心理保健

临近分娩，很多准妈妈尤其是初产妇，心里容易对分娩产生恐惧和抵触。其实，分娩的疼痛是不可避免的，准妈妈要学会调节心理，以放松、乐观的心态迎接宝宝的到来。实践证明，产前心理准备越充分的产妇，难产的发生率越低。

多学习分娩知识

人们总是恐惧于未知的事情，而一旦了解了就不会再害怕了。同样，生产恐惧也可以通过多学习分娩知识来克服。了解分娩过程，掌握缓解分娩疼痛的各种方法，这样才能有信心应对即将到来的分娩。准妈妈平时可以多看一些孕产育儿书籍或上一些孕婴论坛，看看专家的意见和过来人的经验。

相信自己，相信医生

分娩疼痛并非不能克服的困难，准妈妈要相信自己有勇气承担分娩带来的疼痛，相信自己有能力面对各种突发的状况，同时也要相信宝宝很坚强，能与自己一起度过整个分娩过程。另外，准妈妈也要相信医生，有他们的专业指导，分娩疼痛是可以缓解的，而且现在医学已经足够发达，就算有突发情况，通常也能及时采取措施，进行处理。所以，无论何时，准妈妈都要有信心，少些顾虑。

保持平常心

临产前，准妈妈免不了会有些紧张和不安，如果这时不调整好状态，任由这些不良情绪发展，很容易加深产前恐惧。建议准妈妈的家人尤其是母亲和婆婆，以"过来人"的身份多陪陪准妈妈，并"现身说法"，以减轻其精神负担，使准妈妈保持一颗平常心，安心待产。准爸爸应给予即将分娩的妻子无微不至的关心和照顾，针对妻子思想上存在的一些不必要的疑虑，要耐心地解释，特别是在妻子分娩期，尽量不要外出，守在妻子身边，做好妻子的心理安慰工作。准妈妈也要学会自我调节，可以通过给宝宝准备物品、跟家人聊天、听音乐、散步等方式，做一些力所能及的、自己感兴趣的事情，转移注意力，有效缓解产前紧张情绪。

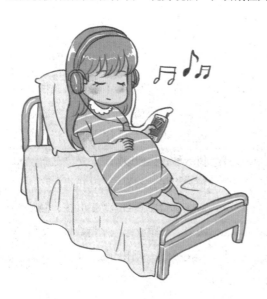

☆ 准爸爸陪产必修课

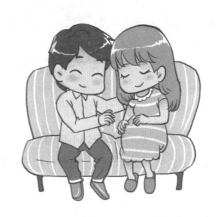

有些准爸爸觉得生孩子的事情自己插不上手，也不能帮准妈妈分担疼痛，于是什么都不管，这样是不对的。生孩子是两个人的事情，而且越临近分娩，准妈妈越需要准爸爸的支持与陪伴，这对于减轻其焦虑情绪及身体负担都是有帮助的。

给妻子积极的心理暗示

如果准妈妈听到很多关于生孩子的负面信息，觉得分娩时的疼痛自己肯定忍不了，那么就会不自觉地觉得疼，会抵触分娩，这时准爸爸要对妻子进行积极的心理暗示，告诉她："你一定行的。"通过心理暗示，让妻子放松心情，以平常心面对分娩。

调整好自己的心态

准爸爸自己也要调整好心态，要坚强、勇敢。唯有预先坚定自己的意志，在陪产时才不会退缩、怯弱、彷徨、不知所措。有些准爸爸自身心理素质不够强大，面对妻子痛苦的生产过程容易被吓坏，这样只会起到反效果。所以，如果准爸爸觉得自己无法承受妻子分娩时的强烈冲击，也不要勉强。

待产中帮助妻子放松

在宝宝娩出前，准妈妈通常会经历一段漫长而痛苦的等待。这时，准爸爸一定要照顾好妻子。比如，准备好充足的水和妻子平时喜欢吃的小点心；帮妻子准备好换洗衣物，协助她做好身体的清洁工作；多鼓励，多安慰，为妻子树立顺利生产的信心；阵痛来袭时，通过和她一起调整呼吸、说一些安慰的话、按摩妻子的疼痛部位、建议她换个姿势等方式来转移她的注意力等。

做好各项辅助工作

在整个产程中，准妈妈的身体可能会一直处于不适的状态，此时，准爸爸一定要时刻关注妻子的变化，并及时与医护人员沟通。比如，发现妻子不舒服时叫医生或护士来查看妻子的情况；宝宝出生后，咨询医生或护士什么时候可以开始哺乳，妻子什么时候可以开始进食等。每件事都会分散准爸爸的精力，因此，准爸爸一定要沉着应对，以妻子为中心，做好各项辅助工作。

除此之外，有些准爸爸还需要在医院陪妻子过夜，此时别忘了给自己准备一些物品，如换洗衣服、舒适的鞋以及食物等。

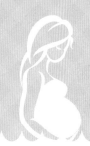

分娩那些事儿

提及分娩，许多产妇不免有恐惧心理。其实，对分娩的知识知道得越多，就越能理性面对分娩，减轻恐惧，也更有利于顺利生产。

☆ 了解分娩征兆

临近分娩，准妈妈都想知道出现什么征兆就是快生了，发生什么情况时要赶快去医院。一般来说，准妈妈只要时刻关注以下几种征兆，并对照自身的情况，就可以决定是否前往医院待产了。

阵痛

临产前准妈妈的腹部会出现规律的阵痛，即规律宫缩，它的特点是：宫缩间隔时间规律，宫缩强度稳定增加，且持续不止，越来越疼。若是初产妇，当出现规律性的阵痛，且规律收缩阵痛约5分钟一次，疼痛感也逐渐增强时，就意味着分娩临近，可到医院待产了；若是经产妇，只要规律宫缩开始，就应到医院待产，尤其是有急产病史的产妇，更应提高警觉。

见红

通常，在分娩前的24～48小时内，准妈妈会出现见红的征兆，这是子宫口正在逐渐张开，为分娩打开通道引起的。见红时的出血量通常比月经量少，一般为暗红色或咖啡色的黏液性分泌物。见红是分娩的可靠信号，见红后若出现痛性规律宫缩时，准妈妈就应该准备去医院生产了。如果见红的出血量超过月经量，则为产前出血，可能是前置胎盘、胎盘早剥等引起，这时应该立刻去医院，以防意外。

破水

原本包裹胎儿的羊膜脱落，从宫腔中流出大量温暖液体的现象称为破水。破水是重要的产前征兆。一般的顺序是阵痛开始，子宫口张开，然后才是破水，但也有在预产期之前没有什么症状就突然发生破水的情况。破水的现象多发生在分娩前数小时或临近分娩时。发生破水时，准妈妈会突然感觉到有大量的液体从阴道持续且不自主地流出。一旦发生破水，准妈妈应尽量采取平卧姿势并迅速入院待产。

除此之外，临近分娩，很多准妈妈都会感觉到胎儿明显下降，原本负重的上腹部仿佛卸下"重担"，胃部受压的不适感减轻了许多，呼吸也变得顺畅多了，而且如厕次数明显增多，这是胎头下降进入骨盆引起的。这些现象通常发生在分娩前1周或数小时，也是分娩的信号。出现这些现象不必急于去医院，可以在家观察，当出现如上3种情况中的任意一种或更多，甚至一起发生时，再尽快赶往医院。

★ 超过预产期 2 周，及时入院 ★

在无明显经期误差及高危险性因素的情况下，妊娠提前或推后十多天都是正常的。但如果超过42周，还是没有任何分娩征兆，就要到医院接受检查，因为胎儿在宫内时间过长很容易发生危险。此时，医院会建议催生，如果催生过程中胎儿心跳不佳或产程迟滞，再考虑剖宫产，以保证胎儿和产妇的安全。

☆ 需要提前入院待产的信号

经系统产前检查，如果发现孕妈妈有下列情况，就应按医生建议提前入院待产，以防发生意外：

◆孕妈妈患有内科疾病，如心脏病、高血压、糖尿病、重度贫血、慢性肾炎等，应提前住院，由医生严密监护，及时掌握病情并进行处理。

◆有不良妊娠史，如流产、输卵管妊娠、早产、死胎、死产、新生儿死亡、新生儿畸形等。有急产史的经产妇也应提前入院。

◆此次妊娠出现某些异常情况，如妊娠高血压综合征、前置胎盘、胎盘早剥、胎儿宫内发育迟缓、胎位不正、羊水过多或过少、多胎妊娠等，都应提前入院待产。

◆存在其他特殊情况，如孕妇年龄小于18岁或高于35岁，孕妇身高不足140厘米、体重不足40千克或超过85千克等。

☆ 顺还是剖，根据身体情况而定

生产方式通常可以分为自然产与剖宫产两大类。自然分娩即顺产，也就是阴道生产，是指在有安全保障的前提下，从阵痛开始，通过一定的呼吸和用力方式，将胎儿从阴道里产出来的分娩方式。自然生产时，产妇通常会在病房等待阵痛的持续发展，直到子宫口全开，就会被移至产房生产。待胎盘娩出后，医生会检查产妇阴道有无裂伤，对伤者施行缝合术。

剖宫产，指的是在难以经阴道生产或考虑到产妇意愿的情况下，将产妇腹部及子宫切开，把胎儿从子宫里取出来的一种手术。

自然分娩与剖宫产的优缺点分析

分娩方式	优点	缺点
自然分娩	• 产后恢复快，可立即进食、哺喂母乳 • 仅会阴部位有伤口，出血少，住院时间短，并发症少 • 经过宫缩和产道的挤压，可以使宝宝的心肺功能、皮肤神经末梢得到锻炼 • 产妇腹部更容易恢复原来的平坦 • 自然生产的妈妈更有一种心理满足感	• 产程较长，会有持久阵痛 • 胎儿在子宫内可能会发生意外，如脐带绕颈、打结等 • 若胎儿过重、过大，可能会造成难产 • 如需用产钳或真空吸引器帮助生产，可能会造成胎儿头部血肿 • 造成一定程度的阴道松弛
剖宫产	• 当顺产有困难或可能对母婴有危险时，剖宫产可以挽救母婴的生命 • 免去产前阵痛之苦以及顺产可能引起的大小便失禁等尴尬 • 减少妊娠并发症和合并症对母婴的影响，更适合高龄产妇及有生育功能性缺陷的人群 • 若产妇腹腔内有其他疾病，可在手术中同时处理	• 手术时可能发生大出血及副损伤，术后可能发生并发症 • 可能发生子宫切口愈合不良、肠粘连等症 • 术后子宫及全身的恢复都比自然生产慢 • 再次分娩时为了防止原切口创伤，可能需要再次剖宫产 • 会影响产妇体内激素的调节，影响母乳的分泌，使哺乳的时间推迟

在怀孕期间，孕妈妈可以多了解一些分娩知识，并事先想好以什么样的生产方式生下宝宝，并跟家人和医生商量，继而选择适合自己的生产方式。通常来说，自然生产是更为理想的，是对母婴健康更好的一种分娩方式。这也是多数人优先选择自然分娩的原因所在。

但是，生产有时候并不能完全按照自己的理想形态来进行。生产方式通常会根据胎儿的大小与状态，产道的宽度，产妇的阵痛、呼吸与用力情况而定。若不符合顺产条件，产妇也只能选择剖宫产。所以，具体选择什么样的分娩方式，产妇及其家属都应听从医生的建议。

一些剖宫产的新妈妈，会由于无法自然生产而感到心理空虚、自责。其实，选择剖宫产，也是为了保护自身与胎儿。所以，不管最终选择何种分娩方式，都是每一位妈妈鼓起勇气做出的决定，每一位妈妈都是伟大的母亲，没有必要感到自责和不安。

★ 必须进行剖宫产的情况 ★

◆骨盆明显狭小或畸形，阻碍产道。

◆子宫颈未全开而有脐带脱垂者。

◆高龄初产者，尤其是有妊娠并发症时。

◆准妈妈感染疱疹、梅毒等。

◆产前有前置胎盘、胎盘早期剥离、子宫破裂等情况者。

◆孕期患有妊娠高血压综合征，如无法控制或并发子痫时，经催产不成，宜采用剖宫产。

◆子宫收缩程度薄弱，子宫颈扩张不足，胎儿无法继续经阴道产出时宜采取紧急剖宫产。

◆胎儿胎龄不满 36 周，体重低于 2500 克者。

◆胎儿体积过大，超过 4 千克，经阴道分娩易发生难产，采取剖宫产较安全。

◆胎儿出现宫内缺氧、宫内窘迫、胎心音发生变化等危险状态时。

◆胎儿先天性畸形，如水脑症、连体婴、腹裂畸形等。

◆胎位不正，如横位、臀位。

此外，如果准妈妈患有卵巢囊肿、子宫肌瘤、肾脏病、心脏病等疾病，或有剖宫产史，都建议在产科医生指导下选择剖宫产，以降低生产风险。

☆ 顺产的 3 个产程

产程是指从出现阵痛到胎儿娩出的全过程。顺产通常会经历 3 个产程，了解生产的流程，可以让准妈妈避免慌乱，做好心理准备。

第一产程
准备期、进行期、移行期

从子宫有规律地收缩，到子宫口全开，初产妇需要经历 12 ～ 18 小时，经产妇则需要 6 ～ 8 小时。由于子宫不断收缩，迫使胎儿下降，子宫颈口逐渐张开，直至子宫颈管消失、宫颈口全开，被称为第一产程。具体可分为准备期、进行期和移行期。

顺产的 3 个产程

	准备期	进行期	移行期
历时	初产 6 ～ 10 小时 经产 2 ～ 5 小时	初产 5 ～ 7 小时 经产 2 ～ 4 小时	初产 1 ～ 3 小时 经产 30 分钟 ～ 2 小时
阵痛规律	阵痛间隔 8 ～ 10 分钟，每次持续 30 秒 ～ 1 分钟	阵痛间隔 5 ～ 6 分钟，每次持续 45 秒 ～ 1 分钟	阵痛间隔 2 ～ 3 分钟，每次持续 1 ～ 1.5 分钟
子宫口大小	1 ～ 3 厘米	4 ～ 7 厘米	8 ～ 10 厘米（全开）
宝宝的状态	变成斜躺状态，手脚与下巴收紧，身体曲成圆形，慢慢下坠至子宫颈口 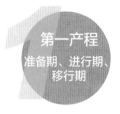	改变身体的方向，手放在胸前，身体缩起来，慢慢往下坠，以便顺利通过骨盆腔	慢慢旋转并下坠，直至朝向妈妈的背部；当头部移至骨盆口附近时，子宫口几乎全开
产妇须知	运用呼吸法或更换姿势等放松身体和精神；利用宫缩间隙休息、保存体力，吃一些高热量且易消化的食物（如粥、牛奶、蛋羹等），切忌烦躁不安，胡乱使力，以免过度消耗精力；如果胎膜未破，可以下床活动，适当的活动可以促进宫缩，利于胎头下降；每 2 ～ 4 小时主动排尿 1 次		
其他	期间，医生会例行问诊、做妇科检查，了解产妇阵痛的情况、子宫张开的情况、产道柔软度以及有无破水等。当产妇因阵痛微弱而无法顺利分娩时，可能会注射阵痛促进剂		

第二产程
娩出期

指从子宫口全开到胎儿娩出的过程。这个时期，子宫收缩更频繁有力，间隔时间较短，产妇要在助产医师的指示和帮助下，进行呼吸和用力，直至胎儿出生。初产妇由于子宫颈口和阴道较紧，胎儿娩出需要 1 ~ 3 小时，经产妇通常可在 1 小时内完成。

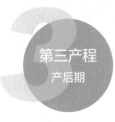

第三产程
产后期

第三产程是指从胎儿娩出直至胎盘娩出的过程。宝宝平安出生后，医生会剪断脐带，并确认宝宝的健康状态。妈妈的宫缩会有短暂停歇，在10~20分钟后，最多不超过半小时，又会以宫缩的形式排出胎盘，同时伴随一些血液流出，继而子宫收缩较紧，流血减少，分娩过程到此全部结束。

娩出期	产后期
初产 1 ~ 3 小时 经产 30 分钟 ~ 1.5 小时	初产 15 ~ 30 分钟 经产 10 ~ 20 分钟
阵痛间隔 1 ~ 2 分钟 1 次的收缩时间 1 ~ 1.5 分钟	
10 厘米（全开）	
抬起下巴，以头往后倾的姿势娩出，脸会从会阴处出来；接着直接将身体转成横向，肩膀与身体跟着娩出	将脐带剪掉，身体与脸部清理干净，观察并确认其健康状态
妈妈被移至产房，羊水通常在此时破裂，阵痛的间隔变短，此时需配合助产医师的指示用力；宝宝的头出来后停止用力，手放在胸前，开始进行短促呼吸	由于子宫收缩，会有如同阵痛一般的疼痛感，胎盘从子宫壁剥离并排出后，可在产房休息2小时观察状态，无异常就可以转至病房了
如果产妇会阴部的伸缩性较差，医生可能会为产妇行会阴侧切术，或使用产钳助产	如果胎儿娩出后45~60分钟胎盘仍未娩出，此时医生会帮助产妇娩出胎盘；如无特殊情况，医生可能需要缝合会阴部位，约10分钟，这时产妇应尽量放松，配合医生缝合

☆ 剖宫产的全过程

在医生确定准妈妈的住院时间后，准妈妈要在约定手术时间的前一天住院，并按医嘱做好术前准备。一般有以下几点要注意：手术前一天晚上晚餐要清淡，24点后不要再吃东西，以保证肠道清洁，减少术中感染；术前要测生命体征，听胎心音（胎心音在120～160次/分为正常）；确认身上没有饰品；做好备皮、取血等准备。

接下来介绍剖宫产手术的大致过程，准妈妈可以稍作了解，做到心中有数，真正面对手术时才不至于过于慌乱。

Step1： 进入手术室后，为防止手术时被细菌感染，需要对手术部位及附近进行消毒。剖宫产后1～2天内产妇不能正常活动，因此要在手术前置入导尿管，然后进行麻醉。

Step2： 手术时，医生通常会在腹部（耻骨上方3厘米处）切开一个10～12厘米大小的切口。为了减少疤痕，通常会采用横切，即切开腹壁后，横切子宫壁。

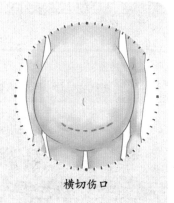

横切伤口

Step3： 医生将手指插入切开部位，剥开子宫下部组织，用手确认胎儿的头部位置，然后抓住胎儿的头部，轻轻拉出。胎儿的头部首先产出，然后是肩部，接着整个身体产出。

Step4： 胎儿产出后剪断脐带，使用吸管吸出胎儿口腔及呼吸道中残留的异物。将胎盘、胎膜从子宫壁剥离后取出，然后检查子宫颈内是否有残留胎盘和胎膜。若无异常，开始缝合腹部的切口。

Step5： 缝合手术部位通常分为几个阶段，从子宫颈到腹壁。首先缝合子宫颈，然后将子宫放回原位，整理皮下脂肪，接着一层一层认真缝合，缝合时应使用可吸收缝线。最后缝合外部皮肤，此时可根据医院配备和产妇的要求决定所使用的缝线类型。

☆ 会阴侧切并不可怕

会阴，指的是从阴道口到肛门之间的长2～3厘米的软组织。宝宝的头直径约为10厘米，当他要从阴道口出来时，会阴处的皮肤会变软、变薄并最大化延展，以使胎儿娩出。每个妈妈的情况不同，有些人由于阴道口相对较紧可能无法顺利延展或是要花很长时间才会充分延展，再加上准妈妈用力不当、产程进展太快、胎儿过大等因素，在胎儿通过会阴时，很容易造成会阴撕裂。这种撕裂有时会很深，一直裂到子宫的穹窿部，甚至子宫下段，给缝合造成很大难度；还有的裂伤范围很大，可伤及会阴体、肛门括约肌甚至直肠，给母体造成极大的伤害。而且，如果让会阴部自然裂伤，那么伤口处就会形成多处不规则的裂伤，难以缝合。

为避免这种会阴的损伤，也为了让宝宝顺利娩出，在分娩时，医生会根据产妇的实际情况采取会阴侧切的方法。会阴侧切的伤口边缘整齐，比裂伤便于缝合，创后愈合也更快。如果能及时进行会阴侧切术，还能减少产后尿失禁等后遗症的发生概率。

会阴侧切术一般选择在两次宫缩之间进行，胎头在阴道口露出直径3～4厘米时。医疗人员会对会阴进行局部麻醉，然后剪开会阴，大概剪3～4厘米。在剪开时，医疗人员会将手放在会阴内侧与宝宝的中间，以剪刀将会阴剪开，

不会伤及宝宝。剪开的部位可分为3种：一种是从阴道往肛门方向垂直切开，即"正中会阴切开"；一种是从阴道下方往斜下方切开，即"中侧会阴切开"；还有一种是从阴道侧边往斜下方切开，即"侧边会阴切开"。具体切开哪个部分，医生会根据产妇的实际情况判断和选择。

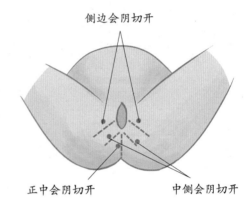

会阴切开的部位，在产后会进行缝合。缝合时麻醉还没有消退，因此也不会有疼痛感。在缝合时，若使用的是可吸收的缝线，缝合之后就不用管它，等待伤口愈合即可；如使用的是不可吸收的缝线，可在缝合后4天左右进行拆线。有些妈妈在出院后仍可能感觉缝合部位不太舒适，随着产后身体的恢复，这种不适感会逐渐消失。

☆ 助产器械的使用

在自然分娩的过程中，如果碰到胎儿下坠到子宫口附近，却迟迟不出来的情况，或为了安全起见需提早将宝宝生下来时，医生会根据产妇的实际情况，在满足一定条件的前提下使用辅助器械帮助顺利分娩。助产器械主要包括真空吸引器和产钳两种。

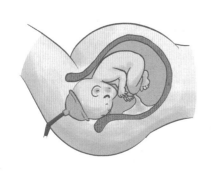

真空吸引器

真空吸引器是由吸盘、管子、真空发生器和把手组成的一种助产器械，在使用时，通过真空吸引的负压，配合产妇的用力，用吸盘吸住胎儿的头部，将胎儿牵引出来。用真空吸引器助产的宝宝，一般头部会有一个凸起的肿块，在产后1周左右会自行消失。

真空吸引器不占用骨盆的空间，因此一般不会造成产妇骨盆肌肉和神经的伤害，失血量也少。但也存在一些不足，如可能造成产道裂伤、会阴出血感染等。另外，胎儿出现皮下血肿、新生儿黄疸、新生儿视网膜出血的概率也较高。

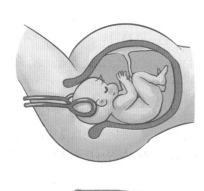

产钳

产钳是用两个类似钳子的物品制成的金属器械。宝宝因为各种情况需要早点出来时，可在宝宝下坠至子宫口附近时，用产钳夹住其头部，配合妈妈用力，将宝宝拉出来。

产钳助产通常是在很紧急的情况下使用的，比如产妇用力过久，已经疲惫无力时，或是第二产程延长，胎儿出现异常时。以产钳夹出的宝宝，头上会留有淡淡的夹痕，一般过几天就会消失。但也可能造成胎头受力部位颜面受损、头皮下血肿、颅内出血等情况。对于产妇来说，产钳还可能造成产道裂伤，伤害到阴部的神经及骨盆底肌肉组织，从而造成大小便失禁或会阴出血感染等。

☆ 坦然面对分娩疼痛

女人生孩子时到底有多痛？每个产妇的感觉会各不相同。有的人会感觉痛不欲生，但也有的人疼痛感不怎么强烈，只是哼哼着就挨过去了。

一般来说，刚开始的阵痛非常快速也很轻微，首先是肚子感觉一紧，然后腰部快速出现一阵疼痛，几秒后快速消失，而且阵痛间隔时间很长，一个小时或更长时间一次。随着时间推移，疼痛强度渐渐增加，间隔缩短，疼痛时间延长。宫缩像浪潮一样涌来，阵阵疼痛由下腹扩散至全身，而且往往伴随着强烈的排便感。一些耐受能力较差的产妇因对分娩痛缺乏足够的思想准备，会被意想不到的疼痛击垮，控制不住地大喊大叫，可这样只会导致体力过度消耗，最终使产程延长，甚至胎儿宫内缺氧，造成难产。

宫缩痛如此严重，并持续整个分娩过程，直至胎儿娩出。这短短的数个小时或十几个小时，在平时可能毫无感觉，可对于产妇来说，可能是一个世纪。这种疼痛没法避免，也是很多妈妈恐惧生产的源头所在。不过，既然是生产的必要经历，就要坦然面对，一般来说，只要分娩时和医生配合好，掌握一些小技巧就能很好地减轻疼痛，缩短产程。

☆ 缓解分娩疼痛的方法

当疼痛来袭，准妈妈可以试试下面的这些方法，可有效帮助缓解疼痛。

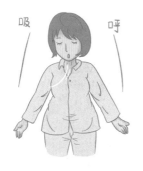

呼吸

疼痛感通常都是一阵阵的，反复进行。在疼痛感减弱的时候尽量放松，做深呼吸；疼痛来临时，深深吐一口长气。将意识集中在呼吸上，对于缓解疼痛的效果也不错。具体操作时，可以配合医生和助产士的指令进行。

健身球

阵痛来临时很多产妇躺在床上不动，怕一动会更痛。其实这样并不能缓解宫缩痛。准妈妈可以下床走动一下，尝试坐在健身球上，随着球来回晃动，健身球柔软的托力能帮助减轻盆底疼痛。

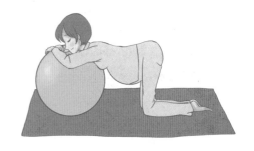

找到舒服的姿势

可以横躺在床上，或趴着身体拱起屁股朝上，或盘腿坐，或张开腿坐并靠在椅背上……准妈妈可以多方尝试，找到自己觉得轻松的姿势。随着生产的进行，疼痛的类型与位置都会改变，姿势也可以随之改变。

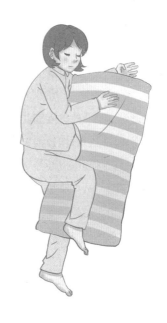

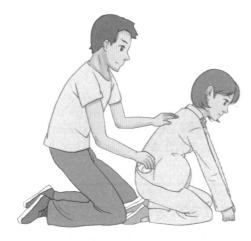

按摩

准爸爸或家人帮忙按摩，能有效减轻疼痛。按摩方法为：准妈妈侧躺，准爸爸轻轻按摩其腰背部；或准备一张柔软的垫子，让准妈妈跪坐在上面，再让准爸爸或家人帮忙按摩腰背部。按摩时手一定要保持温热，不能冰冷，可以借助网球等球状物按压，身体会比较放松。

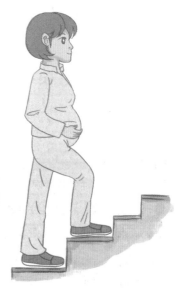

上下楼梯

上下楼梯与屈膝时，股关节会打开，加上地心引力，会促进宫缩，并缩短阵痛的时间。但记住要握紧旁边的扶手，慢慢地做，注意安全。

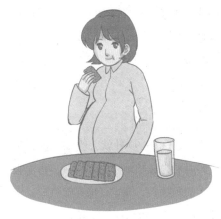

休息

在宫缩刚开始的时候，准妈妈要多休息，尽量让自己感觉舒服。可以在身体周围塞上枕头和靠垫，如果可以，尽量吃一些东西，如热牛奶、糖水、白米粥或巧克力等，以保持充沛的体力和精力。

转移注意力

转移注意力可以有效分散疼痛，当阵痛越来越频繁时，准妈妈不妨看看报纸、电视，听听音乐，跟准爸爸或助产士聊聊天，尽量不去想疼的事情。同时，准爸爸要多鼓励和安慰妻子，让她感受到温暖。

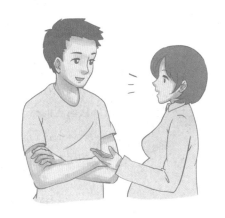

☆ 拉梅兹呼吸法助分娩

拉梅兹呼吸法也称为心理预防式的分娩准备法，主要是通过对神经肌肉的控制、呼吸技巧训练的学习，让准妈妈在分娩时将注意力集中到对自己的呼吸控制上，从而转移疼痛，适度放松肌肉，并在发生阵痛时保持镇定，以达到缩短产程并使胎儿顺利娩出的目的。另外，呼吸时还能给胎儿提供充足的氧气，有助于胎儿健康。拉梅兹呼吸法建议从怀孕7个月就开始练习，这样在运用时才会更熟练。

拉梅兹呼吸法通常会根据准妈妈子宫口开放状态的不同，使用不同的呼吸方法，分为5个阶段。

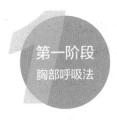

第一阶段
胸部呼吸法

宫口开至3指左右，每5～6分钟收缩一次，每次收缩间隔30～45秒。准妈妈用鼻子深深吸一口气，随着子宫收缩就开始吸气、吐气，反复进行，直到阵痛停止再恢复正常呼吸。

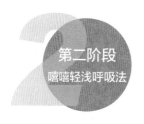

第二阶段
嘻嘻轻浅呼吸法

宫口开至 3 ~ 7 指，每 2 ~ 4 分钟就会收缩一次，每次持续 45 ~ 60 秒。准妈妈全身放松，尽量让自己的眼睛注视同一点，用嘴吸入一小口空气，采用轻浅呼吸，让吸入及吐出的气量相等，保持呼吸高位在喉咙，就像发出"嘻嘻"的声音。当子宫收缩强烈时，需要加快呼吸，反之就减慢。

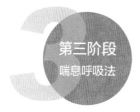

第三阶段
喘息呼吸法

此时宫口开至 7 ~ 10 指，每 60 ~ 90 秒就会收缩一次，每次收缩维持 30 ~ 60 秒。准妈妈可先长长地呼出一口气，再深吸一口气，接着快速做 4 ~ 6 次的短呼气，感觉就像在吹气球，比嘻嘻轻浅式呼吸还要浅，可以根据子宫收缩的程度调节速度。

第四阶段
哈气运动

进入第二产程的最后阶段，准妈妈想用力将婴儿从产道送出，但是此时医师要求不要用力，以免发生阴道撕裂，等待宝宝自己挤出来，此时就可以用哈气法呼吸——阵痛开始，先深吸一口气，接着短而有力地哈气，然后大大地吐出所有的"气"，就像在吹一样很费劲的东西。准妈妈学习快速、连续的喘息方式，直到不想用力为止，练习时每次需达 90 秒。

第五阶段
用力推

此时宫颈全开了，助产士也要求产妇在即将看到婴儿头部时，用力将婴儿娩出。准妈妈下巴前缩，略抬头，用力使肺部的空气压向下腹部，完全放松骨盆肌肉，立即把肺部的空气呼出，同时马上吸满一口气，继续憋气和用力，直到宝宝娩出。当胎头已娩出产道时，可使用短促的呼吸来减缓疼痛。

☆ 了解无痛分娩的相关知识

无痛分娩，医学上又叫分娩镇痛。无痛分娩可以减轻产妇的疼痛感，从而减少对分娩的恐惧，也可以减轻产妇的疲倦感，让产妇在时间最长的第一产程得到休息，积攒体力，当宫口开全时，就有足够的力量完成分娩。

无痛分娩包括非药物性镇痛和药物性镇痛两大类。非药物性镇痛包括导乐分娩、呼吸减痛法、水中分娩等，其优点是对产程和胎儿无影响，但镇痛效果略差；药物性镇痛包括笑气吸入法、肌注镇痛药物法、椎管内分娩镇痛法、硬膜外麻醉止痛法等。其中，椎管内分娩镇痛是迄今为止所有分娩镇痛方法中镇痛效果较好的方法。

出于安全的考虑，无痛分娩必须在确定产程开始后，也就是说宫缩规律并有一定强度，宫颈口开大至2厘米以上时才可以实施，太早做可能会延长待产时间。无痛分娩的整个过程也并非完全不痛，其应用是让难以忍受的子宫收缩阵痛变为可忍受。另外，无痛分娩虽好，但并不适合所有准妈妈。在采取无痛分娩前，准妈妈需要接受产科和麻醉科医生的检查、评估，由医生决定产妇是否适合采取无痛分娩。

目前应用较多的无痛分娩方式主要包括导乐分娩、水中分娩、笑气吸入法、硬膜外麻醉止痛法等，准妈妈可以根据自己的实际情况和分娩医院的条件，与产科医生商议，选择适合自己的分娩方式。

4 种无痛分娩方式的优缺点分析

类型	操作方法	优点	缺点
硬膜外麻醉止痛法	医生在产妇的腰部硬膜外腔放置药管，阻断支配子宫的感觉神经，以达到减轻产痛的方法。药管中麻醉药的浓度大约为剖宫产的1/5，所以安全性较高。一般麻醉10分钟左右，疼痛就开始降低	镇痛效果比较理想，是目前大多数医院普遍采用的镇痛方法	对麻醉的技术要求较高，需要麻醉师的全程配合和监控
导乐分娩	由一位有分娩经验、良好沟通技巧的护士或助产士陪伴在产妇身边，讲解分娩的各个过程，从心理上给予产妇支持和安慰，暗示或鼓励其增强信心，使其消除紧张感，从而减轻产痛	无副作用，是一种自然的无痛分娩方式	镇痛效果相对较差，对产妇心理素质也有一定的要求
水中分娩	由国外引进的新型顺产方式，是一种不需要使用任何麻醉药只通过水的浮力就能减轻产痛、帮助准妈妈放松情绪、促进产程的方法	镇痛效果好，能有效缩短产程，产伤少	操作不当可能引起意外，如新生儿呛水、新生儿感染等
笑气吸入法	笑气就是一氧化二氮，是一种毒性非常小的吸入性麻醉剂，无色、有甜味，对呼吸道无刺激，对身体也没有损害。一般吸入 30 ～ 45 秒钟就可以发挥镇痛作用	镇痛效果较好，能缩短产程；药物作用消失快，没有蓄积作用，无副作用；使用方便，一学就会	镇痛效果没有硬膜外麻醉好，还需要忍受一些产痛，更适合有生产经验的妈妈

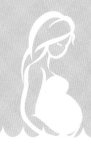

提前安排好月子大小事

月子期是新妈妈调理身体的关键时期，身体恢复得好坏直接关系到以后的身体状况。了解一些坐月子的基础知识，提前安排好坐月子事宜，能让新妈妈从容坐月子。

☆ 月子该不该坐？坐多久？

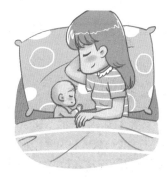

传统观念认为，妇女经过生产时的用力与出血、体力耗损，身体处于"血不足，气亦虚"的状态，需要一定的时间才能恢复到怀孕前的生理状态。这段时间的调养正确与否，关系到日后的身体健康。如果能抓住生产的机会调整体质，按照正确的方法坐月子，好好地补充营养、充分休息，就能带给产妇往后几十年的健康身体。

在现代医学的理念中，坐月子被称为"产褥期"。在产褥期，新妈妈的乳房要泌乳，子宫要复原，身体内的各个系统要逐渐恢复正常，这些都取决于坐月子期间的调理和养护。另外，新生宝宝刚刚来到母体外的世界，需要一个适应期，必须对其特别照护。如何预防新生儿疾病和不适，使其正常发育生长，是月子期新妈妈及家人需要时刻关注的问题。

因此，产后必须坐月子，并且要坐好月子。那么月子到底要坐多久呢？很多人一听到坐月子，便会理所当然地联想到产后需要一个月的时间来休息调养。其实，这个观点是不完全正确的。

胎儿及胎盘娩出后，新妈妈的身体内各器官、各系统逐渐恢复到怀孕前的状态，通常需要 6 周的时间。因此，一般把产褥期也就是坐月子的时间定为产后 6 周。与传统月子观念中的"一个月"有一定的差距。当然，由于每个人的体质、营养状况和精神状态各不相同，而且还受到自然分娩、剖宫产等分娩方式的影响，所以，坐月子具体时间的长短也会有所不同。早产妈妈、高龄产妇、多胎妈妈或分娩过程中出现大出血、难产等情况的新妈妈可以适当延长坐月子的时间。

坐完月子后新妈妈一般还需要 3 个月到半年的调养，称为产后康复期。这一时期的调养主要是为了让身体恢复得更健康。

☆ 选好坐月子方式

很多人都会选择由自己的婆婆或妈妈来照顾坐月子，或者请月嫂上门照顾月子，也有些妈妈会到坐月子中心，由专人帮忙打理月子生活。新妈妈可以根据自己的身体状况、经济条件等来选择适合自己的方式，重点是要让自己和宝宝得到科学的照顾。

3种坐月子方式的优缺点分析

类型	优势	劣势	建议
老人在家照顾坐月子	● 熟悉的环境会让新妈妈感到安心和舒适 ● 长辈的经验可以帮助照顾新妈妈和宝宝 ● 节省日常开支	● 两代人可能产生意见分歧，造成矛盾和隔阂 ● 前提是老人的身体能负荷得了	● 准爸爸要做好母亲和妻子之间的调和工作 ● 新妈妈也要多理解并关心老人
请月嫂上门照顾坐月子	● 可以减轻父母以及新妈妈的负担 ● 妈妈可以在家安心坐月子，宝宝也能得到较为专业的照顾 ● 费用不算太贵 ● 新妈妈能跟着学到很多育儿经验	● 请一名自己满意又合格的月嫂比较困难 ● 坐月子期间与月嫂可能会出现沟通与配合方面的问题	● 提前请好月嫂，最好在怀孕6个月时就开始寻找，产前2个月要定好 ● 去正规机构请月嫂，并提前了解月嫂的人品和专业性
在月子中心坐月子	● 服务全面、周到，有助于新妈妈更快、更好地恢复 ● 宝宝的哺育、早教等问题都能得到专业解决	● 费用较高 ● 挑选一家服务好、有资质、费用合适的月子会所比较困难	● 根据自身需求和经济条件，选择入住时间和服务 ● 多比较，多向曾经入住的产妇打听情况

☆ 挑选一名合格的月嫂

月嫂是专门服务于产妇与新生儿的专业家政人员，一般是较年长的妇女。通常负责产妇及新生儿整个月子期的安全和健康，有的甚至还要管理一个小家庭的生活起居。因此，月嫂的职业技能非常重要，要熟知护理常识和产妇的生活、饮食调养知识以及新生儿的养育知识。那么，如何才能挑选一名自己满意、专业素养又强的月嫂呢？

去正规的家政公司选择月嫂

请月嫂一定要通过正规月嫂机构或家政公司来进行，也有一些月嫂是经亲友或熟人介绍，但这种情况一旦产生纠纷，雇主会显得比较被动，还是在正规的机构里签订合同，界定好双方责任更有保障。一般来说，判断一家月嫂机构或家政公司是否正规可以从以下几个方面进行：

◆验证月嫂机构的营业资格，没有营业资格的机构不要轻信。

◆验证月嫂的从业资格。每一位月嫂都有自己的档案，包括身份证、卫生证、从业经验、上岗资格证、体检证明、家政服务员证及育婴证等。

◆正规机构都会跟雇主签订书面合同，写清服务的具体内容、收费标准、违约或事故责任等。这是一个双向制约，可以减少很多矛盾的发生。

◆看口碑。可以通过网络资源或其他渠道了解月嫂机构的口碑和服务满意程度，以此判断其专业程度。

学会考察月嫂的资历

除了要考察月嫂机构的资质和月嫂的从业资格外，在面试月嫂时还需要问一些母婴护理的专业问题，以考察月嫂的资历，并判断月嫂的人品以及与自家人的合拍程度。比如，让月嫂介绍一下自己一天的工作，一般如果她回答井井有条，证明有一定的工作经

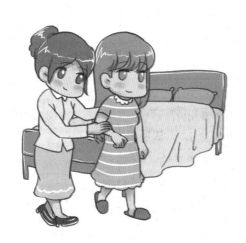

验；询问月嫂新妈妈护理方面的注意事项，比如剖宫产和顺产护理有什么不同的地方，一般有经验的月嫂都会逐项讲得很详细、具体，而没有经验的月嫂则往往顾左右而言他或讲不到重点。

当然，不管提什么样的问题，都是理论上的。准爸妈还可以让月嫂亲自示范一下抱宝宝、给宝宝喂奶等动作，以此来考察其实际操作能力。

提前签订合同

确定要请月嫂的新妈妈，建议在怀孕 6 个月时就开始寻找，并预定好。许多有口碑、经验丰富的月嫂，通常很早就被预订了，早一点儿选择，可以找到比较理想的月嫂。最晚也应在产前 2 个月定好。确定好后要与月嫂机构签订正规合同，注意，不宜与月嫂私下签订合同，以免产生纠纷后合法权益得不到保障。

与月嫂和睦相处

尽管月嫂有专业的经验，但人都会有犯错的时候。因此，月嫂请好后，新妈妈应积极配合她，尊重月嫂的人格和劳动，出现问题及时沟通，以宽容的心态对待月嫂，只有这样，才能坐个舒服的月子。

☆ 准备好合适的坐月子房间

布置好月子房很重要，因为新生宝宝几乎每天都和妈妈在一起，并且新生宝宝的营养几乎全部来自于母亲。一个良好的休养环境有利于新妈妈恢复体力和拥有好心情，从而更好地哺育宝宝。

◆房间的通风效果要好，且不要离厨房太近。每天保证开窗换气 2 次（上、下午各一次），每次 15 ～ 20 分钟。室内通风换气时，新妈妈和宝宝都不能让对流风直吹，应暂时待在其他房间，防止受凉感冒。

◆选择朝向好的房间，冬天也能长时间晒太阳。

◆房间的采光要明暗适中。

◆房间应保持合适的温度与湿度，一般室温宜保持在 20 ～ 25℃。室内的湿度也不可忽视，相对湿度宜保持在 55% ～ 65%。在干燥的冬季，家人可以在新妈妈房间安置加湿器，以增加空气湿度。

准备好坐月子的房间后，家人应提前做好室内清洁消毒工作。可以用 3% 的来苏水（200 ～ 300 毫升 / 平方米）湿擦或喷洒地板、家具和 2 米以下的墙壁，并彻底通风 2 小时。来苏水一般卫生防疫站、药店及医疗器械店均有售。卧具也要消毒，让阳光直射 5 小时就可以达到消毒目的。另外，还需注意不要让猫、狗等宠物进入房间，也不要在这个居室内吸烟。

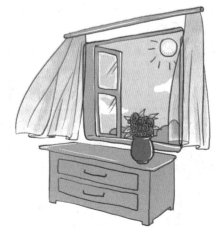

☆ 安排好月子妈妈的日常起居

想要坐好月子，除了掌握基础知识、做好物资准备之外，还要提前了解新妈妈坐月子期间的休养指南和日常起居守则，这样新妈妈的月子生活才会有条不紊地进行。

产后 1～6 周新妈妈日常起居对照表

时间	新妈妈日常起居要点
第1周	● 充分休息，注意保暖 ● 顺产妈妈产后 8 小时即可下床活动或在床上活动；剖宫产妈妈需卧床休息 24 小时，期间由家人协助在床上翻身、活动手脚等 ● 有伤口的顺产妈妈应定期查看伤口情况，并及时下床排尿；剖宫产妈妈拔出导尿管后也要及时排尿 ● 整周都需要清淡饮食，剖宫产妈妈需在排气后进食，并多吃稀软的汤粥类食物 ● 在护士的指导下学习喂奶与乳房按摩，练习让宝宝吸吮 ● 在护士的指导下学会清理恶露、清洗外阴，学习产褥知识 ● 学习给婴儿洗澡、换尿布等育儿知识 ● 自然产妈妈一般会住院 3 天左右，剖宫产妈妈则需 1 周左右
第2周	● 仍需多休息，保持规律的作息起居 ● 按住院期间的计划来安排自己和婴儿的进餐、哺乳、加餐、午睡等活动 ● 顺产妈妈可以进行轻微的家务活动，做产褥操；剖宫产妈妈应多下床走动，注意千万别提重物 ● 由于需要喂夜奶，新妈妈要注意多休息 ● 伤口已基本愈合，但仍需重视清洁卫生，以免出现发炎症状
第3～4周	● 需要穿哺乳文胸，以免胸部下垂 ● 维持均衡的饮食习惯，以保证乳汁充足，又不至于发胖 ● 坚持做产褥操和适当的家务，以保持一定的活动量 ● 可以适当出门，但避免长时间步行和手提重物 ● 如果有产后抑郁倾向，应及时调整，必要时咨询专业医师
第5～6周	● 妈妈和宝宝基本形成了一套规律的作息 ● 适当控制饮食，但不节食 ● 活动量适量增大，可以开展一些局部的瘦身运动，比如手臂运动、大腿运动等 ● 产后 42 天去医院进行健康检查，妈妈和宝宝都要做

☆ 二胎家庭提前做好大宝的工作

家中已有其他孩子的二胎妈妈，在坐月子的时候还要考虑一个问题，就是大宝的照顾与安置。

◆小宝的到来常常会让大宝感到困惑，尤其是当二胎妈妈分娩时，一般要在医院待一段时间，所以需要提前和他做好沟通，耐心解答他的疑惑，以确保大宝能够理解即将发生的事情。

◆安排好住院分娩时负责照顾大宝的人，如月嫂、家中老人等。为了让大宝快速适应这些临时的照护者，可以预先安排几次活动，让他提前和照护者相处。

◆可以给大宝安排相应的工作，不要让他感觉自己被排斥在家庭大事之外，这样他也更容易接受即将到来的小弟弟或小妹妹。当大宝表现好的时候，要及时称赞，并给他明确的鼓励。

◆无论时间排得多紧凑，要确保空出一段时间来陪伴大宝。除了喂奶之外，可以把小宝交给别人照顾，全心全意地跟大孩子沟通、玩耍，让他们知道，无论何时爸爸妈妈都是爱他的。

☆ 新爸爸也要参与坐月子

月子期，新爸爸要多安慰和关心新妈妈，多参与照顾宝宝的工作，并主动承担家务，以减轻新妈妈的负担，使其身心得到放松。

◆合理安排新妈妈的饮食，并时刻叮嘱新妈妈相关的饮食宜忌。

◆有些新妈妈产后乳房较为柔软，乳汁分泌不顺畅，可以用毛巾为她热敷乳房，并轻轻按摩。

◆做好新妈妈情绪的放松和疏导工作。例如，多倾听新妈妈的诉说，鼓励新妈妈宣泄内心的喜悦或苦闷，并给予其更多的关心和体贴。

◆安排好月子期的亲友探访，尽量不要影响新妈妈和宝宝的休息。

◆尽可能多学习育儿知识，主动给宝宝洗澡、换尿布、冲奶粉，并承担其他家务。这样可以让新妈妈得到更多的休息，也有助于整个家庭氛围的和谐。

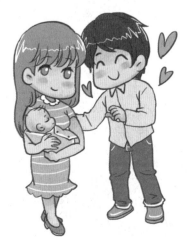

☆ 避开传统坐月子误区

坐月子是中国传统民俗，但随着社会的发展，相对现代女性来说，很多传统的坐月子观念并不一定正确。对于这些观念误区，新妈妈一定要理性对待、正确认识。

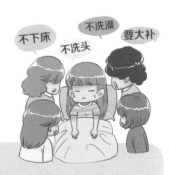

不下床、不见风

老一辈的观念常认为，月子里的新妈妈必须卧床休息，并且要在床上躺一个月才能出房门，不管是冬季还是夏季，门窗必须关得严严实实，身上也捂得严严实实。月子里确实需要充分休息，但这并不等于要在床上躺一个月，只要身体允许，无论顺产还是剖宫产，新妈妈都应尽快下床活动，这样有利于身体康复。另外，在月子期确实需要防风、防寒、保暖，但如果长期待在一个房间，空气不流通，更容易生病。新妈妈的房间应每天定时开窗通风，保证充分的空气对流和充足的光照。坐月子时可以比平时多穿一点，但也没必要捂得太多、太严，尤其是夏季。

不能洗澡、洗头

传统观念认为，月子里洗澡、洗头，易导致风寒入侵，使日后出现月经不调、身体关节和肌肉疼痛。其实产后是可以洗头、洗澡的，但要做好保暖措施。相反，如果一直不洗头、洗澡，反而易滋生细菌，不利于产后恢复。不过，月子里洗头、洗澡也不能太频繁。一般来说，月子里前几天不宜洗头，应过一段时间再洗，隔五六天洗一次即可。洗头时注意要用温热水，洗完后及时把头发擦干、吹干，梳理整齐。产后1~2天不能马上洗澡，但可以用温水擦身，产后3~4天可以用温水淋浴，但要保证浴室温度适宜，洗完后尽快擦干身体、及时穿好衣服。

不能刷牙

传统观念认为，月子里刷牙、漱口会动摇牙根，伤及牙肉，造成牙齿过早松动、脱落或牙齿流血等。其实产后也应与平时一样，每天刷牙、漱口。产妇月子里每天进食大量的糖类、高蛋白食物，如果不刷牙，会使这些食物的残渣留在牙缝中，容易形成龋齿或牙周病，并引起口臭、口腔溃疡等。刷牙可以帮助清洁牙齿，预防许多口腔疾病。

早喝催奶汤

老观念认为，为了让宝宝尽快喝上充足的奶水，产后应该早喝催奶汤。这种观念是错误的。产后应尽早让宝宝吸吮乳头，催乳汤应根据妈妈的身体情况，比如乳汁的分泌量等来饮用，不宜过早，也不宜过多。过早喝催奶汤，乳汁下来过快、过多，新生儿一下吃不了那么多，容易造成浪费，还会使新妈妈乳腺管堵塞而出现乳房胀痛、乳汁淤积，引起乳腺炎等疾病；但催奶汤也不能喝太迟，否则乳汁下来过慢、过少，会让宝宝吃不饱。一般在分娩后 3 周，可以适当吃些鲤鱼汤、猪蹄汤等下奶的食物。

多进补

传统观念认为，月子期应该好好补补，但如果月子期过分强调滋补，天天大鱼大肉，很容易导致营养摄入过量，新妈妈体内脂肪囤积，产生肥胖，不仅不利于产后的体型恢复，对身体健康也不利。对于宝宝来说，新妈妈乳汁中脂肪含量增多，如果宝宝消化能力好，容易使宝宝体重超标；如果消化能力不好，则容易使宝宝出现腹泻，长期慢性腹泻容易使宝宝营养不良。产后新妈妈应该根据自身的身体情况合理、均衡膳食，不挑食，如果要进食中药等补品，一定要提前咨询医生，再决定补什么、怎么补。

多吃鸡蛋，多喝红糖水

传统观念认为，月子里鸡蛋吃得越多越好，红糖水也多多益善，会使产妇元气恢复得更快。产后吃鸡蛋、喝红糖水其实是有讲究的。一般而言，新妈妈在分娩后的几小时之内不要吃鸡蛋，坐月子期间每天吃两个鸡蛋为宜。如果每天都进补大量的鸡蛋，身体一下无法吸收完全，很容易导致体内蛋白质过剩，增加肾脏和消化系统的负担。红糖水一般在产后前 5 天血性恶露排出期间饮用，当恶露变成黄色或白色的浆性恶露就应停用，最迟也不要超过 10 天，否则易因为红糖活血化瘀的作用而使血性恶露的排出时间延长，导致新妈妈失血量增加，延缓身体的恢复速度。

坐月子是产后女性改善体质的好时机，月子坐得好，可让妈妈终身受益，如果月子期妈妈没有得到科学的照料，则会为日后的身心健康埋下隐患。坐好月子就从生活护理周全、饮食调养得当开始，本章为新妈妈详细安排产后42天日程，解决新妈妈在坐月子期间关于饮食和护理常见的疑惑，让新妈妈及其家人在月子里的每一天都游刃有余。

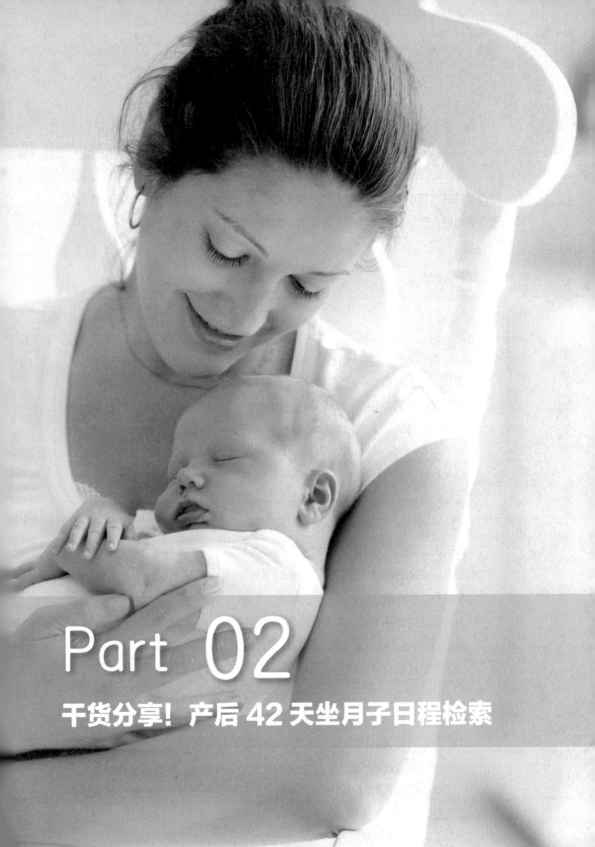

Part 02

干货分享！产后 42 天坐月子日程检索

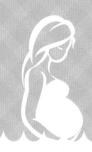

产后 24 小时

经过了阵痛、宫缩的巨大"考验"，终于迎来了宝贝的平安降生。产妇经过体力和精力的双重消耗，产后恢复就显得尤为重要，尤其是产后 24 小时。

☆ 生活护理经

1 ▶ 密切关注阴道出血量

顺产妈妈产后2小时内出血超过400毫升，24小时内出血超过500毫升；剖宫产妈妈产后24小时出血量超过1000毫升，就被诊断为产后出血。若出血量过多，很可能会引起产妇休克甚至死亡，因此，产妇及家人要密切观察产妇的身体，留意子宫收缩情况和出血量，如果出现分泌物或者出血量较多，应及时告知医生。

2 ▶ 体温超过 38℃要当心

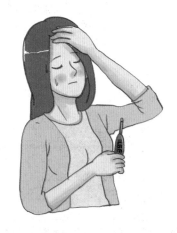

生产完的新妈妈由于体力、精力消耗比较大，体温可能会达到 37.5℃，但经过休息以后，又会慢慢恢复正常。有些新妈妈出现胀奶，也可能会引起发热，随着乳汁的排出，体温也会降下来。如果新妈妈体温超过 38℃，就要当心了，有可能是产褥热引起的，为了避免延误病情，要及时通知医生。

3 ▶ 产妇多汗进行温水擦浴

产后第一天，大部分新妈妈身体虚弱，很容易出虚汗，此时可以在家人的帮助下进行温水擦浴。温水擦浴有利于毛孔打开、排出污物，舒适清爽的感觉也可以让产妇心情愉悦。擦浴后，新妈妈要及时穿上舒服、厚薄适中的衣服。

4

▶ 穿长袖月子服、长裤子和带跟鞋子

新妈妈的着装应以宽大、舒适的棉质衣物为主，吸汗、透气，还利于血液流畅。长袖月子服必不可少，同时不要忽略脚部保暖，应穿上棉质舒适的长裤和包跟拖鞋，尤其是冬季的时候。

☆ 顺产妈妈特别护理

刚分娩完宜采取半坐卧姿势

宝宝降生后，倦意来袭，新妈妈往往会感到非常疲惫，很想好好睡一觉。但产科专家建议，分娩后不要立即熟睡，宜采用半坐卧姿势闭目养神片刻，这样可以起到消除疲劳、安定神志、缓解紧张情绪的作用，还有利于恶露排出。

产后6～8小时起身坐一坐

在身体条件允许的情况下，顺产妈妈应尽早下床活动。长时间的卧床休息，很可能导致产妇肠蠕动减缓，引起胀气、食欲不佳，也不利于恶露排出和产后恢复。通常，产后6～8小时就可以在家人的帮助下起床坐一坐、轻微活动一下，每次活动5～10分钟；如果有会阴侧切的妈妈，活动时避免动作幅度过大，拉扯伤口。如果恢复情况理想，产后12小时顺产妈妈就可以自行排便，分娩后第2天可以下床走动。

侧切妈妈睡姿有讲究

为了宝宝的顺利降生和减少会阴撕裂，加快伤口愈合，有很多产妇在生产的过程中会做会阴侧切术。在产后，大部分有会阴侧切的新妈妈都会因为伤口疼痛而难以入睡，如果能掌握正确的睡姿，不仅可以帮助促进伤口愈合，而且有助于提升睡眠质量。

一般建议新妈妈采取侧卧的睡姿，具体来说，如果会阴侧切的伤口在左边，应采取右侧卧位；反之，如果伤口在右边，则要采取左侧卧位。此外还需要提醒新妈妈的是，如果会阴部伤口内的积血没有及时流出，很可能会引起血肿，甚至形成子宫内膜异位症。

产后初期采取侧卧位，有利于促进积血的排出，防止形成血肿。如果 4 ~ 5 天后，积血还是没有流尽，伤口依然疼痛，则要及时就医。

产后 4 小时内主动排尿

分娩过程中常常会挤压膀胱，导致其敏感度降低，容易出现排尿困难，而充盈的膀胱会阻碍子宫收缩，所以顺产妈妈要在产后 4 小时内主动排尿，以防产后尿潴留。如果出现排尿困难可采取以下方法进行缓解：

◆放松心情，多喝水，促进排尿。

◆打开水龙头听听流水声，诱导尿意。

◆轻轻按摩小腹下方。

◆用热水袋热敷小腹。

侧切妈妈要随时关注刀口情况

为了加快身体恢复，避免感染，侧切妈妈要随时关注刀口的情况，避免会阴受力过大而裂口或者伤口恶化。为预防伤口血肿，建议新妈妈左右轮换睡姿；当伤口发炎或有脓性分泌物流出时，要立即寻求医生的帮助；若伤口出现水肿，新妈妈可以用纱布蘸取浓度为 50% 硫酸镁溶液，进行热敷或湿敷。

按摩关元穴、气海穴，促进排尿

关元穴位于下腹部，前正中线上，当脐中下 3 寸。气海穴位于前正中线脐下 1.5 寸。经常按摩这两个穴位，能促进新妈妈排尿，还能辅助治疗产后小便不利等症状。

按摩关元穴时，将手掌以此穴为圆心，先按逆时针方向按摩 3 ~ 5 分钟，再按顺时针方向按摩 3 ~ 5 分钟即可。按摩气海穴时，以拇指或食指指腹按压此穴 3 ~ 5 分钟即可，注意力度适中。

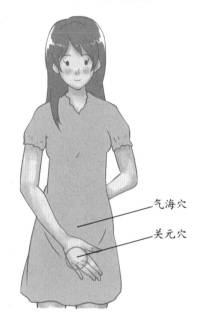

气海穴
关元穴

缓解会阴疼痛的小妙招

新妈妈的会阴部皮肤内神经密布，非常敏感，如果在顺产的过程中做了会阴侧切术，常常会感到疼痛不适。掌握下面这些小妙招，可以帮助新妈妈减轻疼痛：

◆适当休息，不要长时间站立或坐着。

◆勤换卫生巾，并确保卫生巾垫得合适牢靠，免得引起摩擦疼痛。

◆在身体允许的情况下，做骨盆底肌肉练习，促进阴部血液循环。

☆ 剖宫产妈妈特别护理

1 ▶ 术后 6 小时内去枕平卧休息

　　剖宫产妈妈都会在手术前注射麻药，为了术后不出现因麻醉而产生的恶心、呕吐症状，建议剖宫产妈妈术后 6 小时内不垫枕头并将头侧向一边平卧，这样做也能避免呕吐物误吸到气管，以及头疼等颅内低压症状的出现。

▶ 6 小时后半卧位休息

　　剖宫产手术 6 小时后，新妈妈可以采取半卧位，用毛毯或被子垫在身后，使身体与床位成20°～30°角进行休息，可以有效减少身体移动时对伤口的牵拉和震动，缓解疼痛，而且有利于子宫腔内积血的排出。尽量不要平躺，因为这样会增加新妈妈对于子宫收缩痛的感知度。

2

3 ▶ 24 小时内卧床休息，并注意多翻身

　　和顺产妈妈不同，剖宫产妈妈术后的伤口恢复需要的时间更长，因此，在产后 24 小时内，都应卧床休息，不能随意下床活动，以免撕裂伤口。

　　卧床休息并不是躺着不动，为了使肠肌蠕动功能尽快恢复，促进肠道内气体的排出，缓解腹胀等不适，同时避免肠粘连的发生，剖宫产妈妈要在家人的帮助下多翻身、变换体位。

▶ 家人要帮助新妈妈按摩全身肌肉

　　剖宫产术后，由于产妇身上的麻醉药效还没有完全消退，往往会感觉到下肢麻木，这时就需要家人多帮助新妈妈捏捏双臂和双腿的四肢肌肉，以免新妈妈出现肌肉僵硬，也为新妈妈尽早排便和下床活动做准备。

4

5 ▶ 配合护士按摩子宫，促进恶露排出

分娩后的新妈妈不要只顾着宝宝而忽视自己的身体健康，尤其是恶露的排出。通常，术后医护人员会帮助新妈妈按摩子宫，加速腹部和子宫的血液循环，以促进恶露排出，新妈妈要积极配合。

▶ 密切关注刀口情况 6

剖宫产妈妈的伤口比顺产侧切的妈妈更大、更深，需要更长时间恢复。一般术后，医护人员会定期检查产妇的伤口并按时换药，新妈妈和家人要密切关注刀口，检查敷料上有无渗血，保持敷料干爽。如果有咳嗽、干呕等动作，要用手压住伤口两侧，以免出现伤口缝线断裂等意外，尤其是伴随肥胖、糖尿病、贫血的新妈妈，更要注意。如果伤口受到感染，出现红肿、灼热、剧痛、渗出分泌物等情况，要及时告知医生。

7 ▶ 伤口处压沙袋减少渗血

术后，医生会在新妈妈的伤口上放上一个沙袋，并且持续压迫 6 小时，这样做的目的主要有：

◆减少刀口及深层组织渗血，起到止血的作用。

◆通过沙袋对腹部的压迫刺激子宫收缩。同时还能减少子宫出血，加速子宫恢复。

◆预防术后腹腔压力突然下降，导致腹腔静脉和内脏中血液过量，进而回流到心脏，增加心脏的压力。

▶ 适度使用镇痛泵是可以的 8

很多医院都会在剖宫产术后提供镇痛泵，它是一种液体输注装置，能使药物在血液中保持一个稳定的浓度，用更少的药物达到更好的镇痛治疗，可以由新妈妈自己控制使用。

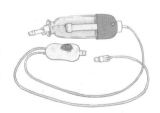

一般来说，剖宫产后 12 小时内，麻醉药效会逐渐消失，使新妈妈的腹部伤口出现轻重不一的疼痛。为了产后能够好好休息，尽快恢复身体，可以在前三天适度使用镇痛泵，不会影响喂奶和肠蠕动。另外，越早使用镇痛泵，效果越好，不要等到疼痛难忍的时候再用。

☆ 饮食护理经

没下奶前别急着喝下奶汤

让宝宝尽早吮吸乳房，能加速新妈妈的乳腺管畅通，乳腺管畅通了就能顺利下奶。如果新妈妈出现乳房肿胀、发热，这是通乳的信号，需要采取通乳措施。妈妈在没有下奶之前，不要急着喝下奶汤，否则可能导致乳汁分泌过多，造成乳腺管堵塞，出现乳房胀痛甚至乳腺炎。

顺产妈妈分娩后喝一碗小米红糖粥

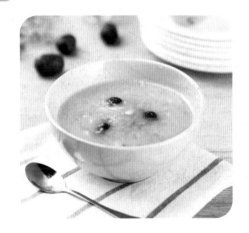

顺产的新妈妈在产后往往身体比较虚弱，没有食欲，此时不妨喝一碗小米红糖粥，补充元气。小米含有丰富的维生素 B_2，能够帮助新妈妈恢复体力、刺激肠蠕动、增进食欲、滋阴养血。而红糖中丰富的铁元素，既能补血，也能缓解腹冷疼痛，有利于子宫收缩和恢复，进而促进恶露的排出，对顺产妈妈来说是很好的恢复餐。

剖宫产后6小时内要禁食

剖宫产手术会让产妇的肠管受到刺激，肠道功能受损，肠蠕动减慢，肠腔内有积气，过早进食会增加胃肠道的负担，导致产气增多，不利于产后恢复。而手术时的麻醉刺激，很可能会让新妈妈进食后发生呕吐或窒息。所以剖宫产妈妈在产后6小时内是不能吃东西的，须等到排气后才可以进食。初次进食要以温热稀软、易消化的流质半流质食物为主，如藕粉、蛋花汤等，循序渐进地恢复正常饮食。

不要进食胀气食物，别吃得太饱

刚开始进食时，由于处于恢复期的肠道蠕动相对较慢，新妈妈要尽量少吃容易发酵的、产气多的食物，如糖类、豆类、淀粉类等，以防腹胀。也不要吃得太饱，以免肠内代谢物增多，在肠道滞留时间延长，造成产后便秘。

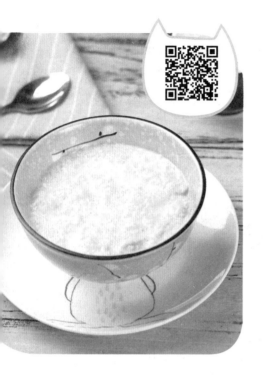

牛奶鸡蛋小米粥

原料
水发小米 180 克，鸡蛋 1 个，牛奶 160 毫升
调料
白糖适量

做法
1 把鸡蛋打入碗中，搅散调匀，制成蛋液，待用。
2 砂锅中注入适量清水烧热，倒入洗净的小米。
3 盖上盖，大火烧开后转小火煮约 55 分钟，至米粒变软。
4 揭盖，倒入备好的牛奶，搅拌匀，大火煮沸。
5 加入少许白糖，拌匀，倒入蛋液，搅拌匀。
6 转中火煮一会儿，至液面呈现蛋花。
7 关火后盛出煮好的小米粥，装在小碗中即可。

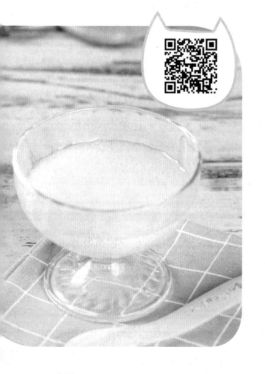

藕粉糊

原料
藕粉 120 克

做法
1 将藕粉倒入碗中，倒入少许清水，搅拌匀，调成藕粉汁，待用。
2 砂锅中注入适量清水烧开。
3 倒入调好的藕粉汁，边倒边搅拌，至其黏稠呈糊状。
4 用中火略煮片刻。
5 关火后盛出煮好的藕粉糊即可。

蛋花浓米汤

原料

水发大米 170 克，鸡蛋 1 个

做法

1 将鸡蛋打入碗中，快速搅拌一会儿，制成蛋液，待用。

2 砂锅中注入适量清水烧开，倒入洗净的大米，搅拌匀。

3 加盖，烧开后用小火煮约 35 分钟，至汤汁呈乳白色。

4 揭盖，捞出米粒。

5 往锅中倒入蛋液，搅拌匀，至液面浮现蛋花。

6 关火后盛出煮好的浓米汤，装在小碗中即可。

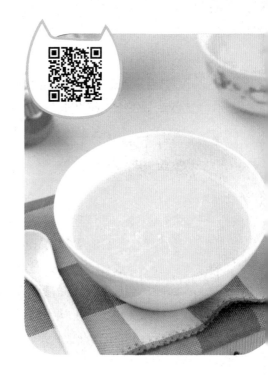

红糖小米粥

原料

小米 400 克，红枣 8 克，花生 10 克，瓜子仁 15 克

调料

红糖 15 克

做法

1 砂锅中注入适量的清水，大火烧开。

2 倒入备好的小米、花生、瓜子仁，拌匀。

3 盖上锅盖，大火煮开后转小火煮 20 分钟。

4 掀开锅盖，倒入红枣，搅匀。

5 盖上锅盖，续煮 5 分钟。

6 掀开锅盖，加入红糖，持续搅拌片刻。

7 将煮好的粥盛出，装入碗中即可。

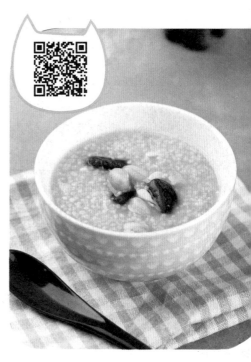

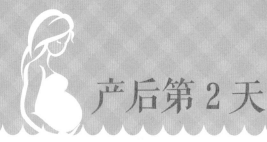

产后第 2 天

产后第 2 天，有的妈妈会担心自己奶水不够，有的妈妈会觉得术后疼痛难忍，放宽心情，做好各方面的科学护理，这些问题都可以得到解决。

☆ 生活护理经

1 ▶ 产后 2～3 天没有奶水也属正常

可能是身体受损或者是体内泌乳素分泌推迟，有些新妈妈在产后 2～3 天没有奶水分泌。这时，新妈妈不要忧心忡忡，新生儿头三天的胃容量只有弹珠大小，不需要太多的食物，而且新生儿出生前从母体中已经带足了能够维持 3 天的"粮食"，这也是新妈妈初乳量分泌很少的原因。此外，新妈妈可以通过热敷乳房促进泌乳反射，增加乳汁分泌量。

2 ▶ 多让宝宝吸吮，促进泌乳

在宝宝出生的头几天里，大部分妈妈的乳腺管是不畅通的，有些会借助吸奶器帮忙下奶，但效果不太理想。这时可以让宝宝多吮吸妈妈的乳房，能起到促进乳腺管畅通的作用，进而促进乳汁的分泌。

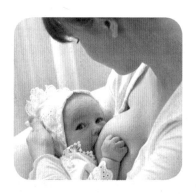

3 ▶ 妈妈服药后 4 小时才能喂奶

有的哺乳妈妈因为某些疾病需要服药时，由于担心药物成分通过乳汁进入宝宝的体内，对其生长发育造成不良影响，所以干脆放弃母乳喂养，认为这样才是既安全又正确的做法。其实，服药的哺乳妈妈不一定要放弃母乳喂养，一般情况下，在服药 4 个小时后，母乳中药物浓度会明显下降，此时是可以给宝宝喂奶的。

4
▶ **血性恶露量多，及时更换卫生巾**

产后1～3天是新妈妈恶露量较多的时候，这时新妈妈应该及时更换卫生巾，保持会阴部清洁，避免感染。通常产妇专用卫生巾分为XL、L、M三个型号，分别对应恶露排出的不同时期。产后第2天适合用L型号的卫生巾。

5
▶ **用柔软的牙刷刷牙，多用温水漱口**

专家建议新妈妈从产后第2天起坚持每天早晚刷牙，饭后漱口。牙刷可以选择产妇专用牙刷，也可以选择海绵质地的一次性牙刷，刷牙时动作要轻柔。因为新妈妈身体虚弱，对寒冷刺激比较敏感，也为了防止冷水对牙齿及牙龈刺激过大，刷牙和漱口时都要使用温开水。

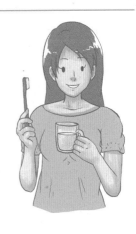

6
▶ **顺产妈妈恢复好的可以做产褥操了**

由于孕期子宫增大和分娩，产妇的腹壁肌肉和骨盆底筋膜、肛门肌肉筋膜、阴道的肌肉都明显松弛。分娩后的自然恢复是一个漫长的过程，而产褥体操对分娩后的恢复起到了很大的作用。在身体恢复较好的情况下，顺产妈妈可以在产后第2天就开始做小幅度的产褥操锻炼，例如深呼吸运动，有促进血液循环、增加腹肌弹性的作用，但动作要轻，防止眩晕。

7
▶ **剖宫产妈妈要多练习翻身、坐起**

剖宫产后的第2天，新妈妈要在家人的帮助下，多练习坐起。具体的方法是：新妈妈把身体侧过来，由家人扶着慢慢坐起来。如果家里的床头是可以摇动上升的，也可以直接摇床头，让身体呈半坐卧位。此外，还要注意多翻身，以使肠道内的气体尽快排出，减少腹胀。

8 ▶ 剖宫产妈妈拔导尿管后及时下床排尿

剖宫产妈妈会在术前被放置导尿管，一般在术后24～48小时待膀胱恢复排尿功能后将其拔出。拔出导尿管后，新妈妈要尽快排尿，以免排尿困难，并降低因长时间使用导尿管而引起尿路感染的危险性。

☆ 饮食调养经

喝点生化汤，既调理又排恶露

生化汤具有生血祛瘀、促进恶露排出的功效。顺产新妈妈在产后2～3天可以饮用，剖宫产妈妈则要产后7天再开始饮用。服用时间以7天为宜，不要超过2周，否则不利于子宫内膜的重新生长。

吃点动物血以补血

铁是促进血液中血红素形成的主要成分之一，为避免出现产后缺铁性贫血，新妈妈在日常饮食中可多食用富含铁元素的食物，如动物血、动物肝脏、木耳、海带等。

吃些蛋羹有利于伤口恢复，但别大补

鸡蛋富含蛋白质、卵磷脂、钾、镁等成分，新妈妈产后吃些蛋羹可促进伤口愈合，补充体力，但注意不要大补特补。

一日食谱推荐

	早餐	加餐	午餐	加餐	晚餐	加餐
顺产妈妈	肉末青菜粥	木耳枸杞蒸蛋	红糖小米粥 菌菇炖鸡 蔬菜羹	月子生化汤	三鲜汤面	藕粉糊
剖宫产妈妈	小米山药饭	面包布丁	菠菜肉末面 莲藕排骨汤	蛋花浓米汤	鸡肝粥 菠菜猪血汤	鲜虾蒸蛋

桂圆红枣银耳炖鸡蛋

原料
水发银耳 50 克，桂圆肉 20 克，红枣 30 克，熟鸡蛋 2 个

调料
冰糖适量

做法
1 锅中注入适量清水烧开。
2 放入熟鸡蛋，再加入洗好的银耳、桂圆肉、红枣。
3 搅拌片刻，盖上锅盖，烧开后用大火煮 20 分钟至食材熟透。
4 揭开锅盖，加入备好的冰糖，搅拌片刻，至冰糖完全溶化。
5 将煮好的桂圆红枣银耳鸡蛋盛出，装入碗中即可。

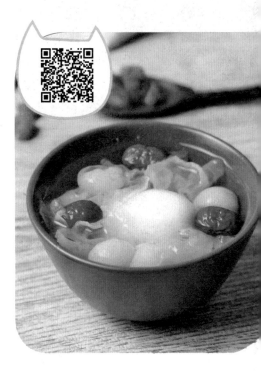

鸡肝粥

原料
鸡肝 200 克，水发大米 500 克，姜丝、葱花各少许

调料
盐 1 克，生抽 5 毫升

做法
1 洗净的鸡肝切条。
2 砂锅注水，倒入泡好的大米，拌匀。
3 加盖，用大火煮开后转小火续煮 40 分钟至熟软。
4 揭盖，倒入切好的鸡肝，拌匀。
5 加入姜丝，拌匀，放入盐、生抽，拌匀。
6 加盖，稍煮 5 分钟至鸡肝熟透。
7 揭盖，放入葱花，拌匀。
8 关火后盛出煮好的鸡肝粥，装碗即可。

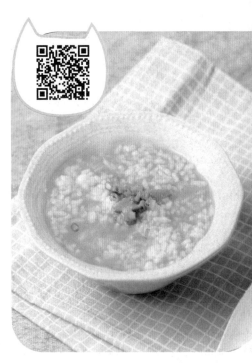

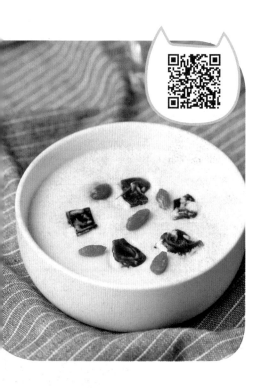

木耳枸杞蒸蛋

原料
鸡蛋 2 个，木耳 1 朵，水发枸杞少许
调料
盐 2 克

做法
1　洗净的木耳切粗条，改切成块。
2　取一碗，打入鸡蛋，加入盐，搅散。
3　倒入适量温水，加入木耳，拌匀。
4　蒸锅注入适量清水烧开，放上碗。
5　加盖，中火蒸 10 分钟至熟。
6　揭盖，关火后取出蒸好的鸡蛋，放上枸杞即可。

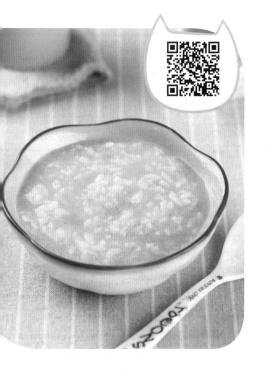

大米南瓜粥

原料
去皮洗净的南瓜、大米各 50 克

做法
1　将备好的南瓜切成碎粒。
2　将大米清洗干净放入小锅中，加入400毫升的水。
3　盖上盖，中火烧开后转小火继续煮约20分钟。
4　揭盖，将切好的南瓜粒放入锅中。
5　开小火再煮10分钟，至南瓜软烂。
6　关火后盛出煮好的粥即可。

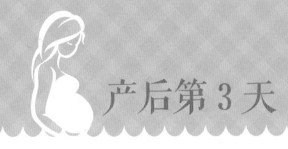

产后第 3 天

经过两天的身体恢复，如果没有异常状况，顺产妈妈就可以出院回家了。剖宫产妈妈的伤口疼痛也会减轻很多，需要继续做好生活护理和饮食调养。

☆ 生活护理经

1 ▶ **多让宝宝吸，奶水才会越来越多**

奶水不是攒出来的，而是吸出来的。新妈妈要让宝宝多吮吸，将乳房及时排空，身体才能分泌更多的乳汁。不要小看宝宝吃奶的力量，吮吸可以有效刺激泌乳反射，而总是攒着、堆着，乳腺管被堵住，不仅胀奶痛苦，也会影响乳汁的分泌。

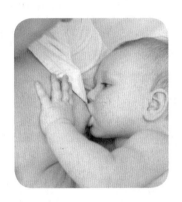

2 ▶ **乳房开始增大，需要做好乳房护理**

随着乳量的增多，新妈妈的乳房也会变大，为了避免出现乳房变形或乳腺疾病，做好乳房护理就显得尤为重要。

首先，要保护好乳头，避免因为宝宝的吮吸造成乳头皲裂。可以在喂奶之后挤点乳汁涂抹在乳头上，有护肤的功效，同时还能杀菌消毒，省钱又安全。

其次，睡觉时不要压迫乳房，也不要总偏向一个方向侧卧，应左右轮流进行，以免一侧乳房受压过久，造成乳房不对称。此外，还应避免喂奶姿势不当引起乳房下垂。

3 ▶ **正常情况下，顺产妈妈可以出院了**

一般情况下，顺产的新妈妈住院 3～5 天，经医院检查合格后，就可以办出院手续出院了。家人要事先将新妈妈出院的衣物准备好，尤其不要忽略头部、颈部和足部的防寒保暖工作。给宝宝可以准备一个包被，将他妥善包裹好，防止受凉。

4 ▶ 顺产妈妈可以做头部和手臂的轻运动

随着身体的逐渐恢复，除了之前的深呼吸运动外，顺产妈妈还可以尝试头部运动，使颈部和背部肌肉得到舒展；手臂的运动可以增加肌肉收缩力，预防乳房下垂，也可以练习。

头部运动：仰卧，全身放平，双手放平，双腿伸直，将头部向前屈，使下颌贴近胸部，然后复原，重复 8 ~ 16 次。

上肢运动：仰卧，两手臂向左右两侧伸直，接着上举，直到双掌碰触后再恢复到原来的侧平举；将上臂缓缓举过头，再慢慢收回。可重复 8~16次。

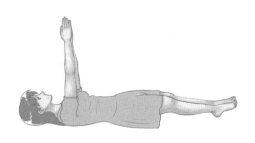

5 ▶ 剖宫产妈妈基本适应了宫缩痛

产后第 3 天，医护人员会定期给剖宫产妈妈的伤口换药，了解伤口有无渗血、红肿发炎等情况。在医生检查、换药的过程中，新妈妈可能会感到些许不适，但基本适应了宫缩痛。

6 ▶ 剖宫产妈妈可以在床上活动

适当运动可以帮助尽快排气，促进身体各项组织器官功能恢复正常。对于剖宫产的新妈妈来说，产后第 3 天可以在床上活动，起身坐一坐、练习翻身、上肢伸展动作等轻运动，都是不错的选择。

7 ▶ 剖宫产妈妈宜侧卧喂奶，避免压迫伤口

由于腹部有伤口，剖宫产妈妈不能像顺产妈妈一样采取横抱式的哺乳姿势，建议采取侧卧喂奶，尤其是夜间。具体方法为：妈妈侧卧，用上方的手臂将宝宝腰臀部搂在怀中，下侧肩膀稍微前倾，头枕在枕头的边缘。宝宝侧卧，头不要枕在妈妈的手臂上，面向妈妈，嘴和乳头在同一水平上，吸吮母乳。

☆ 饮食调养经

坚持少量多餐，促进脾胃功能恢复

产后第 3 天的新妈妈脾胃等消化系统功能还没有完全恢复正常，一顿进食太多会加重消化负担，但也不能让肚子处于饥饿状态，建议少量多餐，饿了就吃，一天可以吃 4～6 餐，能促进脾胃功能恢复。

继续清淡饮食，以开胃为主

产后起初几天，新妈妈因为身体虚弱使得胃口很差，似乎对"吃"提不起兴趣。盲目进补只会适得其反，建议日常饮食以清淡为主，重点还要放在开胃上，新妈妈胃口好，才能恢复快。

适当吃点"开心"食物

产后，新妈妈的身体还没有彻底恢复，再加上角色转变、宝宝哭闹、家人关注度转移等诸多因素，新妈妈或多或少会出现沮丧、情绪波动大、不安、低落甚至伤心落泪等情绪。此时不妨吃一些"开心"食物，如香蕉，香蕉中的生物碱可以帮助大脑制造血清素，减少不良情绪；葡萄柚，富含维生素 C，是身体制造多巴胺、去甲肾上腺素等愉悦因子的重要成分。

一日食谱推荐

	早餐	加餐	午餐	加餐	晚餐	加餐
顺产妈妈	红枣莲子粥	鸡蛋玉米羹	麻油猪肝 银耳百合粳米粥	藕粉	牛肉小米粥 猪脚姜	香蕉牛奶
剖宫产妈妈	红枣红薯粥	鸡茸玉米羹	苹果什锦饭 金针菇白菜汤	益母草煮蛋	清汤面 蒜蓉菠菜	鸽子汤

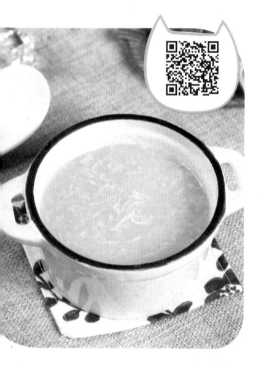

鸡蛋玉米羹

原料

玉米粉 100 克，黄油 30 克，鸡蛋液 50 克

调料

水淀粉适量

做法

1　砂锅中注入适量清水烧开，倒入黄油，拌匀，煮至溶化。

2　放入玉米粉，拌匀。

3　盖上盖，烧开后用小火煮约15分钟至食材熟软。

4　揭开盖，加入适量水淀粉勾芡。

5　倒入备好的蛋液，拌匀，煮至蛋花成形。

6　关火后盛出煮好的玉米羹即可。

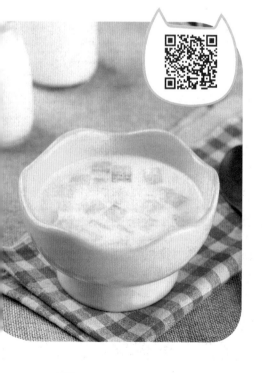

香蕉蜂蜜牛奶

原料

香蕉 1 根，牛奶 60 毫升

调料

蜂蜜 20 克

做法

1　香蕉去除果皮，把果肉切成小块，装入盘中，待用。

2　砂锅中注入适量清水烧开，倒入切好的香蕉，拌匀，煮至沸。

3　注入适量牛奶。

4　加入少许蜂蜜。

5　搅拌匀，略煮片刻至其完全溶化。

6　关火后盛出煮好的香蕉蜂蜜牛奶即可。

银耳百合粳米粥

原料

水发粳米、水发银耳各 100 克，水发百合 50 克

做法

1　砂锅中注入适量清水烧开，倒入洗净的银耳。
2　放入备好的百合、粳米，搅拌匀，使米粒散开。
3　盖上盖，烧开后用小火煮约 45 分钟，至食材
　　熟透。
4　揭盖，搅拌一会儿。
5　关火后盛出煮好的粳米粥，装在小碗中，稍
　　微冷却后即可食用。

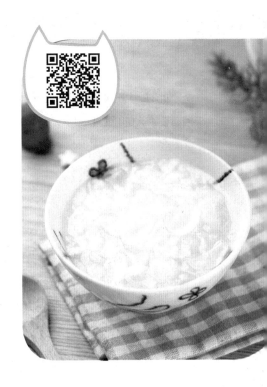

金针菇白菜汤

原料

白菜心 55 克，金针菇 60 克，淀粉 20 克

调料

芝麻油少许

做法

1　洗好的白菜心切丝，再切碎。
2　洗净的金针菇切成小段，待用。
3　往淀粉中加入适量的清水，搅拌均匀，制成
　　水淀粉，待用。
4　锅中注水烧开，倒入白菜心、金针菇，搅拌
　　片刻，持续加热煮至汤汁减半。
5　倒入水淀粉，搅拌至汤汁浓稠，淋上少许芝
　　麻油，搅拌匀。
6　关火后将煮好的汤盛入碗中即可。

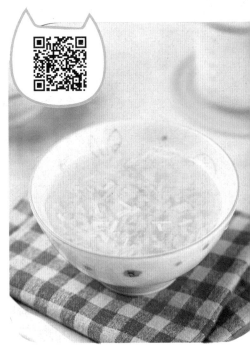

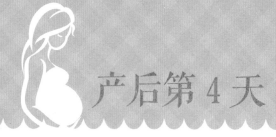

产后第4天

此时，顺产妈妈的伤口已经恢复得差不多了，剖宫产妈妈的产后疼痛在逐渐减轻。相信在家人的精心照顾下，新妈妈一定能养好身体。

☆ 生活护理经

1 ▶ 乳房胀痛要及时按摩，疏通乳腺管

有些妈妈会感觉乳房胀痛，主要是乳房充血，腺泡里蓄积乳汁，乳腺管尚不通畅所致。为了给宝宝提供足够的口粮，使乳房变得更加丰满、结实，及时按摩，疏通乳腺管尤为必要，具体手法如下：

◆双手分别在乳房的上方和下方，环形按摩整个乳房。

◆双手轻托住乳房，手指沿乳房四周顺时针方向转圈，然后轻轻握住乳房，向乳头方向梳理挤压，至乳头时，挤压一下乳头。

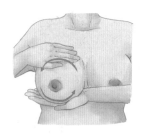 →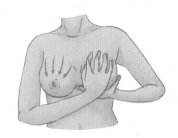

2 ▶ 宝宝吃不完的奶要及时吸出来

乳房中剩余的奶水会堵塞乳腺管，严重的还会造成乳腺炎，而且剩余的奶水还会影响乳房泌乳，所以不管出于哪种原因，宝宝吃不完的奶一定要及时吸出来。吸出来的奶水应该放在专用储奶容器里，再放入冰箱内保存。等宝宝饿的时候可以加热后喂给他吃。

3 ▶ 恢复好的妈妈可以做倾斜骨盆的运动

　　为了使身体更快地恢复到孕前水平，身体恢复良好的顺产新妈妈可以尝试进行倾斜骨盆运动。具体方法是：仰卧，脊背贴紧床面，双手置于腰部，右侧腰部向下倾斜，使左侧腰部向上抬起。左右两侧交替进行，每侧各做5遍，每日3次。

4 ▶ 剖宫产妈妈要等伤口恢复后再活动

　　一般来说，到了产后第4天左右，剖宫产妈妈的宫缩疼痛已经减轻了很多，但依然要留意刀口有无渗血、感染发炎等症状。需要提醒剖宫产妈妈注意的是，此时身体并没有完全恢复，可以适度下床走动，但不要急于进行产后剧烈运动，以免影响子宫的康复，严重的还会导致手术创面再次遭受损伤。正确的做法是等伤口恢复后，从轻微动作开始，逐渐增加运动量和运动强度，量力而行。

5 ▶ 产后汗多，要注意勤换衣服

　　很多产后新妈妈在月子期会出现排汗量增多的现象，有时贴身的衣物都会被汗液浸湿。这是由于支配汗腺活动的交感神经兴奋性占优势，导致汗腺的分泌活动增强引起的，是新妈妈产后进行自我调节的结果，属于正常的生理现象。如果多汗现象一直持续，可能是患上了产后多汗，必要时要咨询医生，积极治疗。

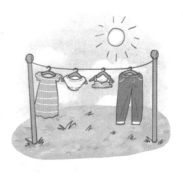

　　出汗时，新妈妈要及时把汗擦干，避免皮肤上沾染细菌，引起皮肤炎症和产后感染，汗液浸湿的衣服、床单等也要及时更换，保持皮肤清洁。一般来说，内衣每天换一次，床单3天换一次。换下来的衣物、床单要及时清洗，并放在阳光下晾晒，以杀菌消毒。

6 ▶ 侧切妈妈每天用温水清洗外阴 2 次

有侧切的顺产妈妈回到家中要注意伤口的护理，建议采用1∶5000高锰酸钾温水坐浴，每天至少2次，每次10～15分钟，可以起到阴部消毒，促进伤口愈合的功效。如果不方便坐浴，可以用矿泉水瓶自制一个冲洗器，倒入高锰酸钾溶液，用力挤压瓶身即可冲洗会阴，十分方便。

☆ 饮食调养经

顺产妈妈可以喝点儿催乳汤

一般产后第4天，新妈妈乳汁分泌开始增多，有的可能会稍晚一些。此时，顺产妈妈可以喝点催乳汤，帮助增加泌乳量，但要将汤内的浮油去除，以免摄入过多脂肪，堵塞乳腺，以及引起宝宝腹泻。

不要吃过硬、过咸以及回奶的食物

过硬的食物既会磨损牙齿，还会增加肠胃负担；过咸的食物，很容易使血压升高，造成水肿，新妈妈要少吃。此外，韭菜、炒麦芽等容易导致回奶的食物也要远离。

剖宫产妈妈宜吃些促进伤口愈合的食物

蛋白质、维生素 A、维生素 C 可以促进伤口愈合，减少伤口感染的概率，剖宫产妈妈可适当多吃一些含有这些营养素的食物。

一日食谱推荐

	早餐	加餐	午餐	加餐	晚餐	加餐
顺产妈妈	红枣小米粥	花生鸡脚汤	鸡肉口蘑稀饭 木瓜鲫鱼汤	薯泥脆饼	豆沙包 花生红枣蛋花粥	蛋花花生汤
剖宫产妈妈	蛋黄大米粥	桂圆红枣糖水	鸡肉豆芽面 青菜蒸豆腐	肉末蒸蛋	南瓜肉丁炖饭 红枣党参牛肉汤	鲈鱼豆腐汤

蛋花花生汤

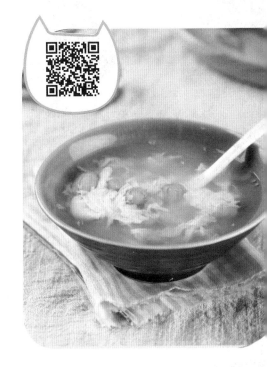

原料

鸡蛋 1 个，花生 50 克

调料

盐 3 克

做法

1　取一碗，打入鸡蛋，搅散，制成蛋液。

2　锅中注入适量清水烧热，倒入花生。

3　大火煮开后转小火煮 5 分钟至熟。

4　加入盐，再煮片刻至入味。

5　倒入蛋液，略煮至形成蛋花，拌匀。

6　关火，盛出煮好的汤，装入碗中即可。

红枣小米粥

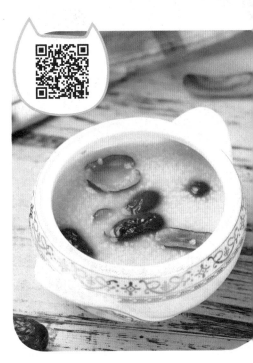

原料

水发小米、红枣各 100 克

做法

1　砂锅中注入适量清水烧热，倒入洗净的红枣。

2　盖上盖，用中火煮约 10 分钟，至其变软。

3　揭盖，关火后捞出煮好的红枣，放在盘中，放凉待用。

4　将晾凉后的红枣切开，取果肉切碎。

5　砂锅中注入适量清水烧开，倒入备好的小米。

6　盖上盖，烧开后用小火煮约 20 分钟，至米粒变软。

7　揭盖，倒入切碎的红枣，搅散、拌匀，略煮一小会儿，关火后盛出即可。

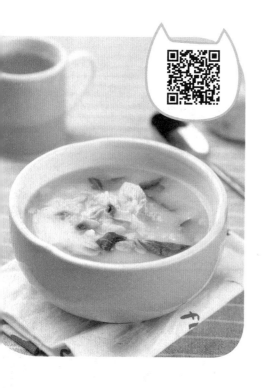

鸡肉口蘑稀饭

原料

鸡胸肉 90 克，口蘑 30 克，上海青 35 克，奶油 15 克，米饭 160 克，鸡汤 200 毫升

做法

1 洗净的口蘑切成小丁块；洗好的上海青切去根部，再切丝，改切成丁；洗净的鸡胸肉切成丁，备用。
2 砂锅置于火上，倒入奶油，翻炒至溶化。
3 倒入切好的鸡胸肉，炒匀、炒香。
4 放入切好的口蘑，炒匀，加入鸡汤，搅拌匀。
5 倒入米饭，炒匀、炒散。
6 盖上盖，烧开后用小火煮约 20 分钟。
7 揭开盖，放入上海青，拌匀，煮约 3 分钟至食材熟透。
8 关火后盛出煮好的稀饭即可。

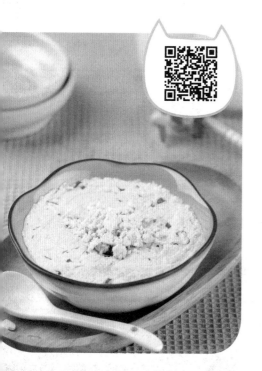

青菜蒸豆腐

原料

豆腐 100 克，上海青 60 克，熟鸡蛋 1 个

调料

盐 2 克，水淀粉 4 毫升

做法

1 锅中注水烧开，上海青焯水，捞出放凉剁成末；豆腐剁成泥；鸡蛋取蛋黄切成碎末。
2 取一个干净的碗，倒入豆腐泥、上海青，搅拌匀，加盐、水淀粉，拌匀上浆。
3 将拌好的食材装入另一个大碗中，抹平，撒上蛋黄末。
4 蒸锅上火烧沸，放入大碗，加盖，用中火蒸至全部食材熟透。
5 关火后揭开锅盖，取出蒸好的食材，摆好即成。

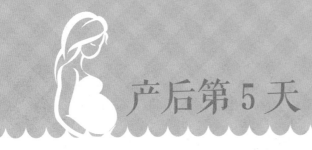

产后第 5 天

有很多新妈妈说产后 3 ～ 5 天是比较艰难的时间，这就需要家人格外细心的照护。此外，很多新妈妈还会出现失眠、便秘等情况，要注意保持规律的起居作息。

☆ 生活护理经

1 ▶ 奶水开始增多，乳房保养不能停

到了产后第 5 天，随着宝宝吮吸能力的增强，新妈妈的奶水分泌也开始增多，为了宝宝吃得更好也为了自己的身体健康，乳房保养不能停。

◆喂奶前手法柔和地按摩乳房，有利于刺激泌乳反射。

◆注意乳房卫生。可以用温水擦洗，不要用肥皂、酒精等擦洗，以免引起局部皮肤皲裂。

◆采取正确的姿势喂奶。帮助宝宝含住乳头及大部分乳晕。每次哺乳时，尽量两侧乳房交替进行。

◆哺乳结束后不要强行用力拉出乳头，以免引起乳头损伤。可轻轻按压宝宝下颌，待宝宝嘴巴松开后再取出乳头。

◆学会正确的挤奶方法，避免乳房疼痛和损伤。

◆哺乳期要戴合适的哺乳胸罩来改善乳房的血液循环。

2 ▶ 如果还没有奶水，需咨询专业人士开奶

新妈妈要随时关注乳汁分泌的情况，如果产后第 5 天还没有奶水分泌，就需要咨询专业人士，必要时要进行人工开奶。所谓人工开奶，就是开奶师用乳汁或者橄榄油，以专业手法配合相应穴位，疏通 15 ～ 20 根乳腺管，从而促进乳汁分泌。新妈妈一定要咨询专业人士，因为不当的催乳按摩可能会导致乳腺管堵塞，严重的还会引起炎症。

3 ▶ 别总把宝宝放在妈妈身边

新妈妈看到宝宝，总会爱不释手，想要多抱抱他，甚至睡觉的时候也要将宝宝放在自己身边。实际上，这种做法并不科学，往往会产生以下两种不良后果：

影响新妈妈休息。很多妈妈因为担心压着宝宝或者吵醒宝宝，长时间保持一种睡姿，甚至不能进入深度睡眠，休息不好，就不利于自身身体恢复。

不利于宝宝健康。当妈妈在睡梦中不自觉翻身时，可能会将宝宝压伤，或引起新生儿窒息。

4 ▶ 保持室内通风，但不要吹对流风

新妈妈的居室应坚持每天开窗通风两三次，每次 20 分钟左右，既能减少空气中病原微生物的密度，防止病毒感染，又能保证空气清新。通风换气时，可以先将妈妈和宝宝安置在其他房间，以免对流风直吹而着凉。

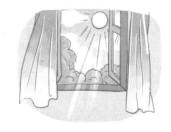

5 ▶ 夏季坐月子要注意防中暑

夏季天气炎热，为了避免新妈妈中暑，在温度太高的时候可以使用空调或者电风扇，但不要对着新妈妈和宝宝的身体直吹，室内温度控制在 26～28℃为宜，不要长时间使用空调，并记得开窗通风换气。如果天气凉爽，可以采用物理降温或者晚上睡觉的时候不开空调。

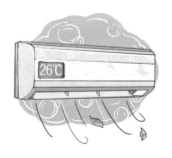

6 ▶ 经常做提肛运动，有助于恢复

坐月子并不是一个月不运动，不管是顺产妈妈还是剖宫产妈妈，只要身体条件允许，可以经常做提肛运动，坐着、躺着甚至站着都能轻松完成，对身体恢复很有帮助。以躺着练习为例，仰躺在床上，膝盖弯曲，收缩骨盆底肌肉，就像平常解小便中途忽然憋住一样，持续收缩约 10 秒，再放松 10 秒，重复 15 次。

7 ▶ 产后抑郁高发期，注意调节好情绪

有研究表明，产后 3 ~ 5 天是产后抑郁症的高发时期，新妈妈体内激素的变化、过度紧张的状态、身体的疲惫、对自己现状的不满以及缺少关怀和支持等诸多原因都有可能让新妈妈患上产后抑郁症。此时，家人，特别是新爸爸要多理解、包容和鼓励新妈妈，和她共同面对，走出产后抑郁的阴霾区。

☆ 饮食调养经

睡眠差的妈妈多吃点助眠食物

想给宝宝百分百的照顾而变得精神紧张，夜间睡眠变得很糟糕，是很多新妈妈面临的困扰。家人可以给新妈妈准备一些能够调节神经功能、改善睡眠的食物，如小米、桂圆、莲子、桑葚等。

每天早上喝一杯温水，预防便秘

空腹喝杯温开水可以起到清洁肠道的作用，并能及时补充夜里流失的水分，还能促进肠胃蠕动，预防产后便秘，对新妈妈的乳汁分泌也有好处。新妈妈可以在每天早上喝一杯温开水。

不要吃辛辣和刺激性强的食物

辛辣的食物伤津耗液，很容易让妈妈上火，而且还会通过乳汁增加宝宝内火，可能引起宝宝口腔炎。因此辣椒、胡椒、八角等辛辣和刺激性强的食物新妈妈不要食用。

一日食谱推荐

	早餐	加餐	午餐	加餐	晚餐	加餐
顺产妈妈	红枣桂圆小米粥 小南瓜蒸蛋	冰糖莲子羹	牛奶馒头 奶油娃娃菜 鲫鱼豆腐汤	苹果汁	牛奶小米粥 花生猪蹄粥	藕粉
剖宫产妈妈	蔬菜蛋黄羹 红枣枸杞双米粥	莲藕骨头汤	鸡蛋面线 南瓜清炖牛肉 香菇油菜	全麦薄饼	牛奶小米粥 花卷 麻油猪腰	木瓜香蕉汁

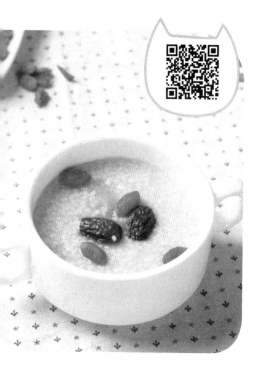

红枣桂圆小米粥

原料

水发小米 150 克，红枣 30 克，桂圆肉 35 克，枸杞 10 克

做法

1 砂锅中注入适量清水烧开。
2 放入洗净的小米，搅拌匀。
3 倒入洗好的红枣、桂圆、枸杞，搅拌均匀。
4 盖上盖，烧开后用小火煮约30分钟至食材熟透。
5 揭开盖，搅匀，略煮片刻。
6 关火后盛出煮好的小米粥，装入碗中即可。

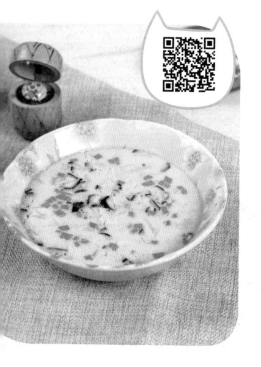

蔬菜蛋黄羹

原料

包菜100克，胡萝卜85克，鸡蛋2个，香菇40克

做法

1 香菇、胡萝卜切成粒；包菜切小片。
2 锅中注水烧开，倒入胡萝卜、香菇、包菜拌匀，煮至熟软捞出，沥干水分待用。
3 鸡蛋打开，取出蛋黄，装入碗中，注入少许温开水，拌匀。
4 放入焯过水的材料，拌匀。
5 取一蒸碗，倒入拌好的材料，待用。
6 蒸锅上火烧开，放入蒸碗，盖上盖，用中火蒸 15 分钟至熟。
7 揭盖，取出蒸碗，待稍凉后即可食用。

奶油娃娃菜

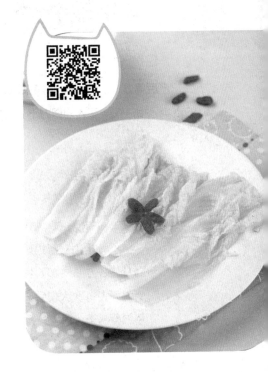

原料

娃娃菜 300 克，奶油 8 克，枸杞 5 克，清鸡汤
150 毫升

调料

水淀粉适量

做法

1　洗净的娃娃菜切成瓣，备用。

2　蒸锅中注入适量清水烧开，放入娃娃菜。

3　盖上盖，用大火蒸 10 分钟至熟；揭盖，取出
　　备用。

4　锅置火上，倒入清鸡汤，放入枸杞。

5　加入奶油，拌匀。

6　用水淀粉勾芡。

7　关火后盛出汤汁，浇在娃娃菜上即可。

南瓜清炖牛肉

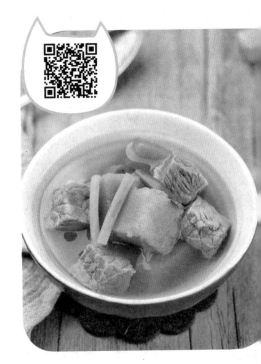

原料

牛肉块 300 克，南瓜块 280 克，葱段、姜片各
少许

调料

盐 2 克

做法

1　砂锅中注入适量清水烧开，倒入洗净切好的
　　南瓜。

2　倒入牛肉块、葱段、姜片，搅拌均匀。

3　盖上盖，用大火烧开后转小火炖煮约 2 小时
　　至食材熟透。

4　揭开盖，加入盐，拌匀调味。

5　搅拌均匀，用汤勺掠去浮沫。

6　关火后盛出煮好的汤料，装碗即可。

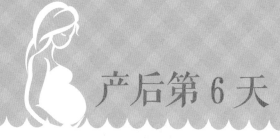

产后第6天

产后第6天，对于新妈妈来说，不管是喂养宝宝还是自己的身体恢复都有了很大的进步，相信在一家人的努力下，新妈妈的月子生活会变得越来越从容。

☆ 生活护理经

1 ▶ **会阴部的清洗仍然重要，大便后应加洗一次**

不管是剖宫产妈妈还是顺产妈妈，经过几天的休养，相比之前都会感觉到身体各方面恢复了很多，但身体护理尤其是会阴清洁，依旧不能掉以轻心。新妈妈在每次大便后，要用温水加洗一次会阴，这样才能保持会阴清洁，避免细菌感染。

2 ▶ **每天用热水洗脚**

每晚睡前舒舒服服地用40℃左右的热水泡泡脚，会缓解新妈妈一天的疲劳，既保健解乏又能促进血液循环。在洗脚的同时，按摩脚趾和脚心，效果会更好。

3 ▶ **常叩齿，预防牙齿松动**

月子期新妈妈的口腔保健除了每天刷牙、饭后漱口之外，经常叩齿也是不错的保健方法之一。早在古代医训中就有"清晨叩齿三百下"的说法，早晨刚醒牙齿松动，叩齿有助于唤醒牙齿，兴奋牙神经、牙髓细胞和血管，巩固牙齿和牙周组织，使牙齿不宜松动和脱落并能增加咀嚼能力。只有新妈妈口腔健康，牙齿坚固才能食欲好、胃口好。

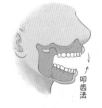

在叩齿之前要先静心凝神，轻微闭口，然后使上下牙齿有节奏地相互叩击，大约十次，在叩齿的时候，力度可根据牙齿的健康程度量力而行，不能用太大的力气，防止咬舌等情况的发生。

4 ▶ 别睡太软的床

坐月子期间，睡什么样的床是有讲究的，一般来说，新妈妈不宜睡太软的床。一方面，产后新妈妈的整个骨盆趋于"松软"的状态，稳固性较差，若睡在太软的床上，左右活动都有一定的阻力，翻身坐起也不会很利索。如果想急速起床或翻身，产妇就必须格外用力，容易发生耻骨分离，导致骨盆损伤；另一方面，为了保护新妈妈的腰骨，避免腰痛，应当睡一段时间的硬板床或床垫较硬的床。此外，还要注意被褥不能过厚，宜选用棉质或麻质等轻柔透气的床品。

5 ▶ 保持温馨整洁的家居环境

温馨整洁的家居环境会令新妈妈倍感舒畅、愉悦，还有利于产后身心恢复。新妈妈的居室尽量选择在有阳光和朝向好的房间，室内采光要明暗适中，还要通风效果好，保持卫生清洁，并且不要在房间内吸烟。

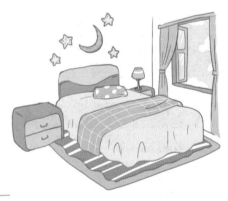

6 ▶ 不要猛然站起、蹲下，防止眩晕

有些新妈妈会在久坐之后起身或者突然蹲下的时候感到头晕目眩、眼前发黑，这些都与自身身体没有完全恢复，血液不能及时送达脑部而导致暂时性脑缺氧有关。随着气血逐渐恢复，这种现象会慢慢好转，有时也会持续一段时间，需要新妈妈和家人多加注意。

第一次下床，应该有家人或护理人员协助；上厕所时间如果较长，起身动作要慢，不要突然站起来；如果新妈妈有头晕现象，要立刻坐下，把头向前放低，在原地休息，等血色恢复了再移回到床上。

7

▶ 剖宫产妈妈排便别太用力，以免伤口撕裂

剖宫产妈妈很容易在术后出现排便困难甚至便秘的情况，但千万不要太用力，否则容易使腹腔压力增大，很有可能会导致伤口撕裂。为了避免术后出现排便困难的现象，新妈妈要适当运动，排便前可以喝点温开水或者绕开伤口按摩腹部，排便时要用匀力，不要突然用力，此外还可以使用些开塞露、香油等来润滑肛门，促进粪便排出。

☆ 饮食调养经

多喝牛奶和酸奶，多吃高钙食物

牛奶中的钙含量丰富，且钙和磷的比例适宜，利于被人体吸收，建议新妈妈每天喝250~500毫升的牛奶，预防缺钙。酸奶也有很好的补钙作用，还有益肠胃消化。此外虾皮、海带、骨头汤等也含有丰富的钙元素，新妈妈可以根据自己的喜好，搭配食用。

注意补铁，预防缺铁性贫血

生产及产后出血、喂奶等，都容易造成新妈妈贫血，因此月子期间补铁就显得尤为重要。平时可以多吃一些富含铁质的食物，如动物血、动物肝脏、瘦肉、菠菜等，能在一定程度上预防缺铁性贫血的发生。

食补为主，别吃太多保健品

很多保健品的滋补性较强，且含有多种添加剂，产后新妈妈的身体虚弱，如果吃太多保健品，很容易虚不受补，反而不利于身体恢复。因此，建议新妈妈以食补为主，尽量少食用保健品。

一日食谱推荐

	早餐	加餐	午餐	加餐	晚餐	加餐
顺产妈妈	牛奶粥 芦笋煎鸡蛋	香蕉	什锦面 清蒸冬瓜排骨	皮蛋瘦肉粥	冬瓜小排汤 蛋香萝卜丝	提子奶酥
剖宫产妈妈	甜糯米粥 牛奶馒头	蒸鸡蛋羹	海米豆皮黄瓜 棒骨海带汤	原味蔬菜汤	丝瓜瘦肉汤 番茄炒山药	生滚鱼片粥

鲜鱼豆腐稀饭

原料

草鱼肉 80 克，胡萝卜 50 克，豆腐 100 克，洋葱 25 克，杏鲍菇 40 克，稀饭 120 克，海带汤 250 毫升

做法

1. 蒸锅上火烧开，放入草鱼肉，用中火蒸约 10 分钟至熟，取出，放凉待用。
2. 洗净的胡萝卜切成粒，洋葱切成碎末，杏鲍菇切成粒，豆腐切成小方块，备用。
3. 将放凉的草鱼肉去皮、骨后剁碎，备用。
4. 砂锅中注水烧热，倒入海带汤，用大火煮沸。
5. 放入草鱼、杏鲍菇，拌匀。
6. 倒入胡萝卜、豆腐、洋葱、稀饭，拌匀、搅散。
7. 盖上盖，烧开后用小火煮约 20 分钟。
8. 揭开盖，拌匀，关火后盛出即可。

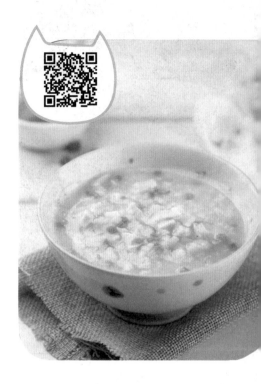

牛奶粥

原料

牛奶 400 毫升，水发大米 250 克

做法

1. 砂锅中注入适量的清水大火烧热。
2. 倒入牛奶、大米，搅拌均匀。
3. 盖上锅盖，大火烧开后转小火煮30分钟至熟软。
4. 掀开锅盖，持续搅拌片刻。
5. 将粥盛出，装入碗中即可。

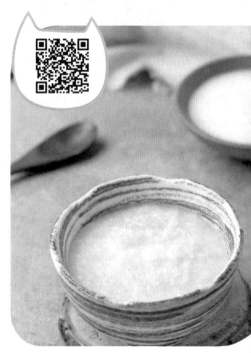

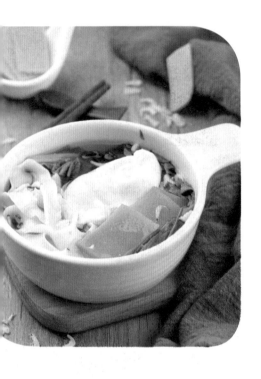

南瓜鸡蛋面

原料

切面 300 克，鸡蛋 1 个，紫菜 10 克，海米 15 克，
小白菜 25 克，南瓜 70 克

调料

盐 2 克

做法

1 将洗净去皮的南瓜切开，再切成薄片，备用。
2 锅中注水烧开，倒入海米、紫菜、南瓜片，
大火煮至断生。
3 放入面条拌匀，煮至沸腾；加入适量盐，放
入小白菜，拌匀，煮至变软。
4 捞出食材，放入汤碗中，待用。
5 将锅中留下的面汤煮沸，打入鸡蛋，用中小
火煮至成形。
6 关火后盛出煮好的荷包蛋，摆放在碗中即可。

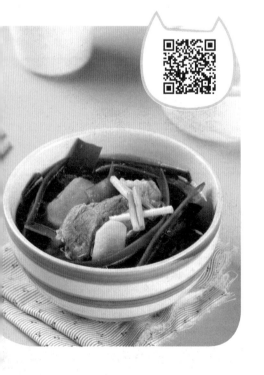

棒骨海带汤

原料

斩成小段的猪棒骨 500 克，海带 100 克，姜片、
葱段各适量

调料

盐、白醋各适量

做法

1 将洗净的海带切长丝，再对切成长度适中的
细丝，装碗备用。
2 将洗净、斩成小段的猪棒骨用开水焯一下，
捞出，装碗备用。
3 将猪棒骨放入热水锅中，和葱段、姜片一起煮。
4 煮至猪棒骨六成熟，放海带下锅，加入适量
的白醋，续煮至食材熟透。
5 放盐调味，出锅装碗即可。

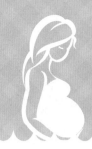

产后第7天

产后一周剖宫产妈妈可以出院了，顺产妈妈的身体状况也有了进一步的改善。甜蜜的二人世界晋升为三口之家，家人和新妈妈都在努力，一起让新生活变得更和谐。

☆ 生活护理经

1 ▶ **重视腰腹部保暖，千万别碰冷水**

新妈妈的腰腹部从怀孕时起，就承受着较重的力量，到了月子期，更容易受到风寒的侵袭，因此，日常护理中尤其要重视腰腹部的保暖。可以穿上高腰裤，将腰腹部包裹起来；注意日常饮食，控制好产后体重，缓解腰椎的负担；坚持腰腹部按摩，让气血运转起来，改善血液循环；千万不要碰冷水，防止腰腹部着凉。

2 ▶ **可以洗头，但要注意保暖并及时吹干**

产后新妈妈代谢旺盛，汗液分泌较多，很容易导致头发变脏、头皮发痒，所以要及时洗头，保持个人卫生。

◆洗头的水温控制在37℃左右为宜。
◆产后头发较油腻，也容易脱发，洗发用品尽量选择温和不刺激的。
◆洗头时注意清洁头皮，并用指腹按摩头皮，促进头皮血液循环。
◆洗后要及时把头发擦干、吹干，并用干毛巾包好，以免着凉感冒。

3 ▶ **胃口好转，注意别大吃大喝**

随着身体的逐渐恢复，很多新妈妈的食欲也有所增加，但需注意不能大吃大喝。一次性进食太多，会使刚刚恢复正常功能的消化系统"工作量"繁重，造成消化不良、积食、便秘等，还会使母乳的质量下降，影响宝宝的生长发育。所以，不管是为了自己的身体，还是宝宝的"口粮"，新妈妈都要注意。

4 ▶ 别长时间抱孩子

有很多妈妈对宝宝爱不释手，一直将宝宝抱在怀里，但是长时间抱着宝宝，很容易让妈妈患上"妈妈手"，导致手腕、大拇指疼痛而不能用力，或者因为时间过长、姿势不对，导致上半身肌肉一直处于紧绷状态而带来颈肩痛甚至脊柱侧弯等。

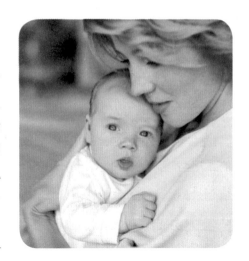

5 ▶ 夜间喂奶小心别感冒了

夜间喂奶对于新妈妈来说，是一件相对辛苦的工作。研究表明，新妈妈体内的泌乳素在夜间分泌较为旺盛，夜间喂奶，可以有效预防乳腺炎的发生，还可以保证宝宝获取足够的营养。不过，在夜间喂奶时要注意保暖，以防受凉感冒。新妈妈可以准备一个外套和一条较厚的毛毯，在喂奶时穿上外套，给宝宝包裹好毛毯再喂。喂完奶后，及时将宝宝放入温热的被窝，并盖好被子。

6 ▶ 侧切妈妈注意关注伤口愈合情况

一般来说，产后一周左右，顺产侧切的新妈妈会阴缝合部位已经基本愈合了，子宫也缩小到了拳头大小。有些恢复状况较好的新妈妈，伤口已经没有疼痛感了，只是稍微会有些胀，这主要跟个人体质有关。不过，在伤口完全愈合前，新妈妈切忌用力过度、提重物、下蹲等，也不能开始过性生活。通常，会阴侧切的伤口需要大约 2 周的时间完全愈合，恢复较慢的新妈妈可能需要 1 个月左右。

7 ▶ 剖宫产妈妈准备出院了

正常情况下，剖宫产妈妈今天就可以出院了，但具体住院天数要根据新妈妈的身体情况而定，一般是5～7天，有的只住4天，有的则要更长一些。为了避免出院时手忙脚乱，家人应该事先准备好母婴出院的物品，为了避免遗漏，也可以列张出院清单。

☆ 饮食调养经

每一天都要好好吃早餐

产后，新妈妈每天都要好好吃早餐。经过了一夜的睡眠，新妈妈体内的营养已经消失殆尽，血糖浓度偏低，如果不能及时补充营养，很可能出现头昏心慌、四肢无力、精神不振等症状。对于哺乳妈妈来说，因为需要更多的热量来哺喂宝宝，所以每天的早餐不仅要按时，还要比平时更丰富。

荤素搭配吃，补营养又不会长太胖

产后饮食讲究荤素搭配，营养均衡，这样既可以保证各种营养的摄取，还能提高食物的利用价值，有利于妈妈身体恢复，且不易长胖。

吃饭要细嚼慢咽

细嚼可以促进牙齿周围组织健康，有效预防月子期新妈妈的口腔疾病，而且食物在口腔内被咀嚼得越细，唾液与食物混合得越充分，能有效地刺激消化器官，促使其进一步活跃，从而把更多的营养素吸收到体内。吃饭时细嚼慢咽还可以控制新妈妈的进食量，避免吃太多而导致身体发胖。

一日食谱推荐

	早餐	加餐	午餐	加餐	晚餐	加餐
顺产妈妈	鱼泥小馄饨	玉米面发糕	番茄鸡蛋面 三丁豆腐羹	疙瘩汤	皮蛋瘦肉粥 牛奶馒头	果子花生瘦肉汤
剖宫产妈妈	牛肉南瓜粥	红枣蒸南瓜	蒸肉豆腐 莲子炖猪肚	时蔬白菜卷	豌豆肉末面 黄豆猪蹄汤	肉末粥

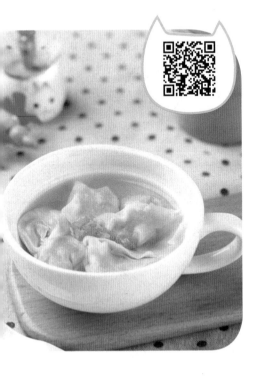

鱼泥小馄饨

原料
鱼肉 200 ~ 300 克,胡萝卜半根,鸡蛋 1 个,
小馄饨皮适量

调料
酱油 5 毫升

做法
1 将鱼肉剁成泥。
2 把胡萝卜去皮,切成圆形薄片,倒入锅中煮软,捞出,剁成泥状。
3 鸡蛋打入碗中,搅散。
4 将胡萝卜泥、搅散的鸡蛋、酱油倒入装有鱼泥的碗内,拌匀,制成馅料。
5 将馅料包成小馄饨。
6 将包好的馄饨放入开水锅中,煮熟装碗即可。

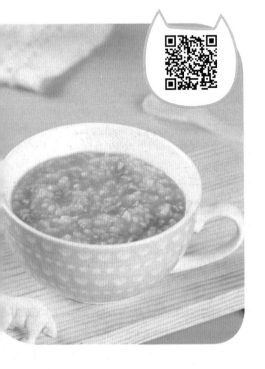

牛肉南瓜粥

原料
水发大米 90 克,去皮南瓜 85 克,牛肉 45 克

做法
1 蒸锅上火烧开,将南瓜、牛肉蒸熟,取出放凉后,把牛肉切粒,南瓜剁碎。
2 砂锅中注入适量清水烧开,倒入洗好的大米,搅拌匀。
3 盖上盖,烧开后用小火煮约 10 分钟。
4 揭开盖,倒入备好的牛肉、南瓜,拌匀。
5 再盖上盖,用中小火煮约 20 分钟至所有食材熟透。
6 揭盖,搅拌几下,至粥浓稠,关火后盛出即可。

蒸肉豆腐

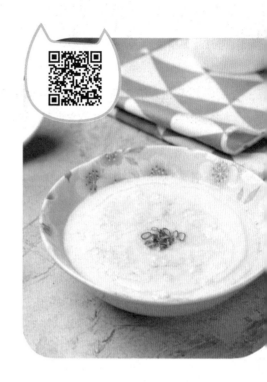

原料

鸡胸肉 120 克，豆腐 100 克，鸡蛋 1 个，葱末少许

调料

盐、生粉各 2 克，生抽 2 毫升，食用油适量

做法

1. 豆腐剁成泥；鸡胸肉切丁；鸡蛋打散，调匀。
2. 取榨汁机，选绞肉刀座组合，鸡肉绞成肉泥。
3. 把鸡肉泥倒入碗中，加入蛋液、葱末、适量盐、生抽、生粉，搅拌均匀。
4. 将豆腐泥装入另一个碗中，加少许盐，拌匀。
5. 取一个碗，抹上少许食用油，倒入豆腐泥，加入蛋液鸡肉泥，抹平。
6. 把碗放入烧开的蒸锅中蒸熟，取出稍放凉后即可食用。

栗子花生瘦肉汤

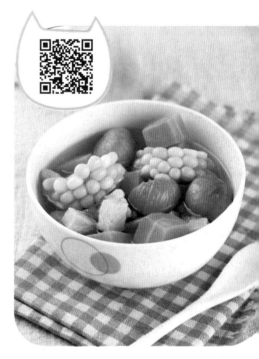

原料

瘦肉 200 克，板栗肉 65 克，花生米 120 克，胡萝卜 80 克，玉米 160 克，香菇 30 克，姜片、葱段各少许

调料

盐少许

做法

1. 胡萝卜切滚刀块；玉米斩成小块；瘦肉切块，在开水锅中汆去血渍，捞出，沥干待用。
2. 砂锅中注水烧热，倒入肉块、胡萝卜块、花生米、板栗肉、玉米、香菇和姜片、葱段拌匀。
3. 盖上盖，烧开后转小火煮约 150 分钟，至食材熟透。
4. 揭盖，加入少许盐，拌匀、略煮，至汤汁入味，关火后盛出即可。

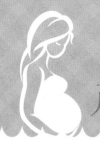

产后第 2 周

进入第 2 周，新妈妈的身体得到了一定程度的恢复，可以进行轻微的活动，但依旧要做好生活护理和饮食调养，这样才能保证身体尽快康复。

☆ 生活护理经

1 ▶ 注意乳房和乳头的清洁

新妈妈要注意乳房和乳头的清洁，每次哺乳结束后，可以用温清水将乳房和乳头擦拭干净，然后把毛巾稍稍拧干，呈环绕形敷在乳房上（露出乳头）。两条毛巾交替使用，每 2 ~ 3 分钟更换 1 次，反复进行 15 分钟左右即可。切忌用香皂或酒精来擦洗乳房，否则很容易因为乳房局部防御能力下降，乳头干裂而导致细菌感染。

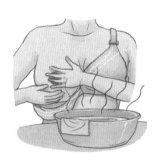

2 ▶ 保护好乳房，别让它受到挤压

生完宝宝后，新妈妈的乳房丰满、充盈，如果不慎受到强力挤压，有可能造成乳房内部软组织挫伤或引起内部增生，还容易使乳房改变形状，引起下垂等，新妈妈要格外注意。新妈妈睡觉时很容易挤压乳房，所以要保持正确的睡姿，尽量不要俯卧，坚持左右侧卧交替，避免一侧乳房压迫过久。切忌佩戴不合适的文胸或者不佩戴文胸。

3 ▶ 可以淋浴，但时间不能太长

顺产妈妈在产后 2 ~ 5 天就可以洗澡了，剖宫产妈妈视伤口恢复情况而定，伤口恢复得较快，产后 2 周就可以淋浴，但不能坐浴，而且洗澡的时间不宜过长，以 5 ~ 10 分钟为宜，水温要控制在 37 ~ 40℃。洗完后注意保暖，及时擦干身体并穿好衣服，将头发吹干，以防受凉感冒。

4 ▶ 剖宫产妈妈要保持腹部伤口清洁

　　产后第 2 周，大部分剖宫产妈妈腹部的伤口还没有完全痊愈，要注意保持伤口清洁干燥。有些新妈妈在伤口愈合的过程中，容易出现新生的结缔组织，有时还会出现伤口瘙痒的情况，这时千万不要用手抓或用衣服摩擦，以免导致伤口感染，从而延长伤口痊愈的时间。新妈妈可以看看书、听听音乐等，转移自己的注意力。如果有伤口发痒、红肿、疼痛、渗血及分泌物流出等情况，要尽快就诊，以免病情加重。

5 ▶ 关于拆线，剖宫产妈妈不要过于担心

　　一般来说，剖宫产术后拆线的时间根据切口的不同而定，如果是横切口，术后 5 天拆线；纵切口，术后 7 天拆线。随着医学技术的进步，现在剖宫产手术大多采用的是可吸收的缝合线，是不需要拆线的，所以剖宫产妈妈不必过于担心。

6 ▶ 可以做一些轻微的家务

　　顺产妈妈到了产后第 2 周，身体已经有所恢复，除了能简单照顾宝宝，如喂养宝宝、给宝宝冲奶粉之外，还可以尝试做一些轻微的家务，如给宝宝穿衣服、归整衣物等，既能促进体内新陈代谢的调节，脂肪分解，还能消耗体内多余的能量，控制体重。但要注意避免着凉和过于劳累，以免落下月子病。

7 ▶ 坚持做产褥操，促进身体复原

　　产后积极运动是预防产后肥胖、帮助恢复身体和改善体质的必要手段，但剧烈运动很可能会误伤身体。产褥操专门针对月子期的新妈妈而设计，其活动量适中，动作难度小，不仅可以促进新妈妈腹壁及盆底肌肉张力的恢复，还有助于恶露的排出和子宫收缩，促进新妈妈乳汁分泌。产后，新妈妈如果能根据自身的情况坚持做产褥操，能大大缩短身体恢复的进程，对身心大有裨益。

☆ 饮食调养经

适当增加水分的摄入

产后出血、流汗以及排恶露都会让新妈妈体内的水分流失，乳汁的分泌也需要大量的水分。因此，新妈妈要适当增加水分的摄入，可以多摄取一些高营养的汤水、粥类以及其他流质、半流质的食物。

非特殊情况，别吃太多补品

新妈妈在分娩后适当进行营养滋补是必要的，有益身体的恢复，还能满足喂养宝宝的需求。但吃太多补品，滋补过量反而有害无益。过多滋补的补品不仅会加重消化系统负担，还会让新妈妈的体重增加过多，甚至会让奶水中含有大量脂肪，引起小儿肥胖或宝宝吸收不良产生腹泻。因此，如非特殊情况，新妈妈别吃太多补品。

喝红糖水别超过 10 天

红糖水可以帮新妈妈补血，补充碳水化合物，还能促进恶露排出，修复子宫，但不是喝得越多越好。专家指出，产后 10 天就不要再喝红糖水了，否则会导致恶露增多，还有可能引起慢性失血性贫血，从而影响子宫恢复和新妈妈的身体健康。

本周以补血为主，多吃补血食物

进入坐月子的第 2 周，经过上一周的精心调理，大部分新妈妈的伤口基本上愈合了，胃口明显好转。这时可以尽量多吃些补血的食物，调理气血。苹果、梨、香蕉等水果以及动物内脏都是不错的选择。

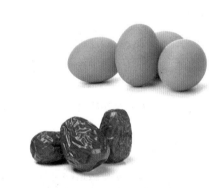

补充蛋白质，促进体力恢复

机体所有重要的组成部分都需要蛋白质的参与，例如新妈妈自身体力的恢复和正常乳汁的分泌，如果蛋白质缺乏很容易造成新妈妈营养不良、体重下降、乳汁质量下降等，因此，建议新妈妈多食用一些鸡肉、蛋类、奶及奶制品。此外，大豆也含有极其丰富的蛋白质，在哺乳期间可以多吃些豆类及其制品。

时间	早餐	加餐	午餐	加餐	晚餐	加餐
第8天	红枣花生粥 鸭蛋	虾仁馄饨	西葫芦饼 菠菜鱼片汤	香蕉	枸杞红枣蒸 鲫鱼 米饭	木瓜牛奶饮
第9天	香菇鸡蛋粥	奶汁烩生菜	蛋黄炒饭 红烧鳝鱼	虾皮小油菜	燕麦粥 红腰豆莲藕 排骨汤	牛奶银耳小 米粥
第10天	大米南瓜粥 鸡蛋羹	红薯饼	牛肉水饺 芝麻菠菜	苹果黄瓜汁	黑豆饭 芦笋蘑菇汤 胡萝卜蝴蝶面	牛奶
第11天	红枣莲子粥 鹌鹑蛋	香草奶酥	鸡肉冬瓜汤 牛肉饼	香梨木瓜饮	紫菜包饭 海米冬瓜	橙汁酸奶
第12天	油菜小米粥 牛奶馒头	鸡蛋	小米蒸排骨 海带豆腐汤	西葫芦包	什锦面 白菜蒸鱼卷	花生红豆汤
第13天	蜂蜜蒸红薯 二米粥	黑芝麻糊	肉丝汤面 香椿炒鸡蛋	牛奶香蕉汁	明虾炖豆腐 海鲜粥	全麦面包
第14天	紫米粥 香菜拌黄豆	桂圆红枣银 耳炖鸡蛋	家常饼 芦笋西红柿	猪蹄茭白汤	阿胶炖牛腩 糯米香菇饭	百合莲子桂 花饮

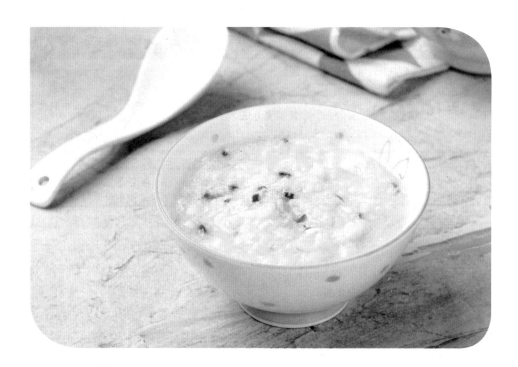

香菇鸡蛋粥

原料

水发大米 130 克，香菇 25 克，蛋黄 30 克

做法

1 将洗净的香菇切片，再切碎，待用。

2 砂锅中注入适量清水烧开，倒入洗净的大米，搅匀。

3 盖上盖，烧开后转小火煮约 40 分钟，至米粒熟软。

4 揭盖，倒入香菇碎，拌匀，煮出香味。

5 倒入备好的蛋黄，边倒边搅拌，续煮一会儿，至食材熟透。

6 关火后将煮好的粥盛入碗中即可。

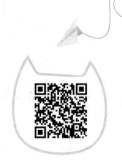

红腰豆莲藕排骨汤

原料
莲藕 330 克，排骨 480 克，红腰豆 100 克，姜片少许
调料
盐 3 克

做法

1 洗净去皮的莲藕切成块状，待用。

2 锅中注入适量清水大火烧开，倒入备好的排骨，搅匀，氽片刻，捞出，沥干待用。

3 砂锅中注入适量清水烧热。

4 倒入排骨、莲藕、红腰豆、姜片，搅拌匀。

5 盖上锅盖，煮开后转小火煮 2 小时至熟透。

6 掀开锅盖，加入少许盐，搅匀调味，将煮好的汤料盛出装碗即可。

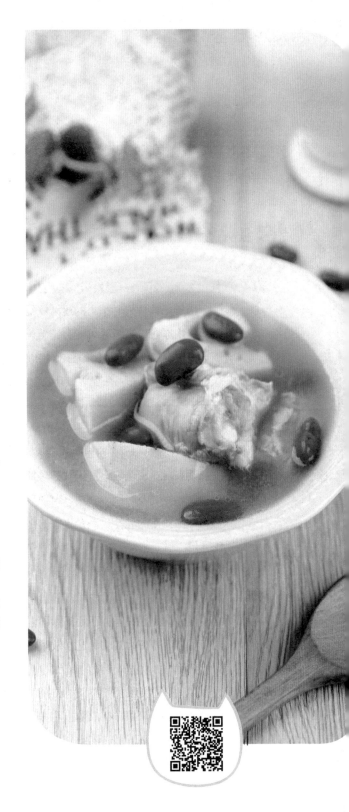

产后第3周

比起前两周，这周新妈妈无论从身体上还是精神上都会轻松很多，但也不要忽略了自己的身体，尽快恢复到孕前状态吧！

☆ 生活护理经

1 ▶ 逐渐适应育儿生活，需注意劳逸结合

随着妈妈体力、精力的逐渐恢复，更多的心思放在了照顾宝宝的身上，喂奶、换尿布、哄睡等可能会让新妈妈一时不适应或者过于劳累。这就要求新妈妈注意劳逸结合，例如利用宝宝睡觉的时间打个盹，避免其他杂事操劳，请家人帮忙换尿布、洗澡等，让自己得到更好的休息。

2 ▶ 宝宝"猛涨期"，妈妈要多喂奶

到了产后第3周，宝宝可能会出现爱哭闹的现象，只有吃奶才能让他稍微安静下来。这说明宝宝处于"猛涨期"，主要表现就是几乎不停地吃奶，所以，新妈妈要及时回应宝宝，给他喂奶。可以适当吃一些催乳食物，以保证身体分泌充足的乳汁，满足宝宝的需求。宝宝经常吮吸，也能刺激新妈妈的泌乳量。

3 ▶ 需要穿哺乳文胸了

很多新妈妈在坐月子期间都不喜欢穿文胸，觉得喂奶不方便，其实，这样做对乳房并没有好处。新妈妈可以选择专业的哺乳文胸，材质舒服、大小合适、方便喂奶，不仅能支持和托付乳房，保护乳头免受摩擦，有效防止乳房下垂，还能促进乳房血液循环，加速乳汁分泌，避免乳汁淤积而引起乳腺炎。

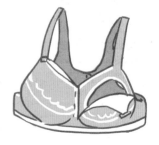

4 ▶ 乳房疼痛要引起重视

如果出现乳房胀痛难忍、坚硬，有时还伴有发热等现象时，说明乳腺管可能堵塞了。新妈妈一定要引起重视，以免导致乳腺炎的发生。

◆借助吸奶器将没有吃完的奶水及时排出，以免乳汁淤积引起堵塞。

◆咨询专业人士进行乳房按摩以疏通乳腺管。

◆如果已经形成乳房脓肿，应立即就医。

5 ▶ 可以做些简单的家务，但别让自己太累

大多数新妈妈开始逐渐摸索出宝宝喂奶醒来的规律，并根据此规律调整自己的休息时间，此前精神倦怠的情况会有所改善，新妈妈可以适当做一些简单的家务，如择菜、擦桌子、扫地等，有利于新妈妈身体恢复，但搬抬重物、长时间站立以及消耗体力的事情不要做，别让自己太劳累。

6 ▶ 可以洗澡，但不能泡澡

洗澡不仅是新妈妈保持个人卫生必做的"功课"，还具有活血、行气、缓解身体疲劳、保持心情舒畅的作用。需要提醒新妈妈注意的是，洗澡可以，但不能泡澡，因为此阶段的会阴部各项器官并没有恢复到孕前状态，还有恶露排出，泡澡很可能使细菌进入体内造成上行感染，引发不必要的麻烦。

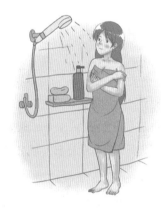

7 ▶ 如果恶露依然较多，要及时就医

通过观察恶露的质、量、颜色以及气味变化，可以了解子宫恢复是否正常。通常恶露持续排出的时间约为21天，短者可能为14天。如果产后第3周，新妈妈排出的恶露依然量多，应及时就医。

☆ 饮食调养经

喝肉汤时记得撇去浮油

为了让新妈妈的身体尽快康复，月子期免不了一些汤汤水水，很多老一辈观念认为好营养全在汤里面，于是要求新妈妈多喝汤。其实大量的汤饮很可能会引起产后水肿，而且汤上面的浮油含有大量脂肪，常常会堵塞乳腺，造成乳房胀痛，还会使新妈妈体重增加过多，不利于身材恢复，所以喝肉汤时要撇去浮油。

多吃滋阴、补血的食物

分娩让新妈妈消耗了大量的体力，产后身体虚弱，调养势在必行，而饮食调养是新妈妈身体恢复的重中之重。饮食调养不仅要讲究合理膳食，营养均衡，还要多吃一些滋阴、补血的食物，以供给足够的造血原料，尤其是蛋白质、维生素、铁等营养物质。蛋、豆制品、红枣、桂圆、动物肝脏等都是新妈妈需要常食用的食物。

可以开始吃催奶食物了

新生儿时期的宝宝发育很快，对妈妈乳汁的需求也越来越大，为了满足宝宝的胃口，需要新妈妈适当吃一些催奶食物，以保证充足的奶水。常见的催奶食物有鲫鱼、猪蹄、花生、木瓜等，新妈妈可以根据自己的口味喜好，喝些鲫鱼汤、猪蹄粥等，既能补充体内水分，还能促进乳汁分泌。

适当用药食两用的中药调理

药食同源，在日常饮食中有很多食物既可以作为食品食用，又可以当作药材治病，也是就药食两用的食物。例如百合、阿胶、红枣、桂圆等，正确合理地搭配饮食，会对新妈妈的身体康复起到意想不到的效果。

根据宝宝的大便性质调整饮食

新生宝宝的消化能力较弱，当母乳成分发生改变时，宝宝大便的性质也会随着发生改变，新妈妈可以根据宝宝的排便情况来调整自己的饮食结构。如果宝宝的大便呈绿色、量少且次数多说明宝宝没吃饱，妈妈可以多吃一些下奶食物；宝宝大便呈油状并有奶瓣样的物质，说明妈妈进食过多脂肪；宝宝腹胀明显，排气多且大便稀，呈黄水样，说明妈妈进食的豆制品较多，要加以控制。

时间	早餐	加餐	午餐	加餐	晚餐	加餐
第15天	红枣栗子粥 鸡蛋	豆包	鳗鱼饭 骨汤奶白菜	桃仁莲藕汤	西红柿炖牛腩 米饭	草莓牛奶粥
第16天	菠菜饼 丝瓜虾仁粥	鸡蛋玉米羹	板栗烧仔鸡 花卷	蒸雪梨	猪肉雪菜包 黄豆排骨汤	西红柿胡萝卜汁
第17天	黑芝麻花生粥 鸡蛋	菠菜饼	西葫芦饼 黄豆猪蹄汤	全麦面包	蛋炒饭 猪血山药汤	苋菜粥
第18天	芹菜肉末包 小米红枣粥	蛋黄紫菜饼	什锦面 清蒸大虾	苹果	猪肝烩饭 白果炖鸡	牛奶核桃粥
第19天	猪蹄粥 鹌鹑蛋	肉松面包	奶油炖菜 滋补乌鸡汤	紫菜虾皮汤	扬州炒饭 乌鱼通草汤	冬瓜蜂蜜汁
第20天	牛肉包菜包 牛奶	蒸红薯泥	海鲜炒饭 葱爆酸甜牛肉	橙子	腰果彩椒三文鱼粒 蛋炒饭	红枣花生紫米粥
第21天	紫米粥 芝麻烧饼	蒸蛋羹	猪肉豆角包 羊肉冬瓜汤	龙须面	炒馒头 海参豆腐煲	阿胶粥

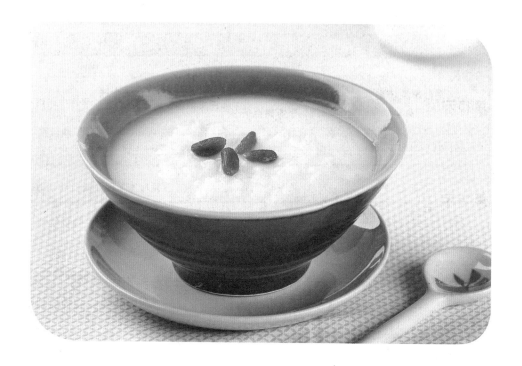

牛奶阿胶粥

原料

水发大米 180 克，阿胶少许，牛
奶 175 毫升

调料

白糖 4 克

做法

1　将阿胶放入小碟中，倒入少许清水，待用。

2　蒸锅置火上，用大火烧开，放入小碟，用中
火蒸约 10 分钟至阿胶溶化，取出待用。

3　砂锅中注水烧热，倒入洗净的大米，拌匀。

4　盖上盖，烧开后用小火煮约 30 分钟，至米
粒变软。

5　揭盖，倒入蒸好的阿胶，搅拌匀，加入备好
的牛奶，拌匀。

6　放入适量白糖，拌匀，用中火煮至溶化。

7　关火后盛出煮好的粥，装入碗中即可。

奶油炖菜

原料

去皮胡萝卜 80 克，春笋、西蓝花各 100 克，口蘑 50 克，去皮土豆 150 克，奶油、黄油各 5 克，面粉 35 克

调料

盐、胡椒粉各 1 克，料酒 5 毫升

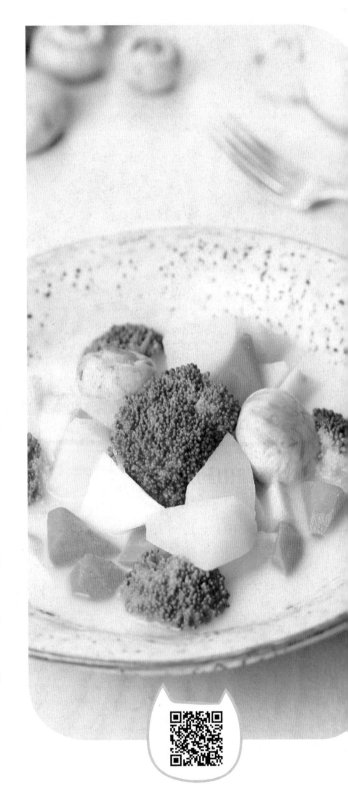

做法

1. 洗净的口蘑去柄；胡萝卜、春笋、土豆分别切滚刀块；西蓝花切小朵，备用。

2. 锅中注水烧开，倒入春笋块，加入料酒，拌匀，焯约 20 分钟至去除其苦涩味，捞出。

3. 另起锅，倒入黄油，拌匀至溶化，加入面粉，充分拌匀。

4. 注入 800 毫升左右的清水，烧热，倒入春笋、胡萝卜、口蘑、土豆，拌匀。

5. 加盖，用中火炖约 15 分钟至食材熟透；揭盖，放入西蓝花。

6. 加入盐、奶油，充分拌匀。

7. 加入胡椒粉，拌匀，关火后盛出即可。

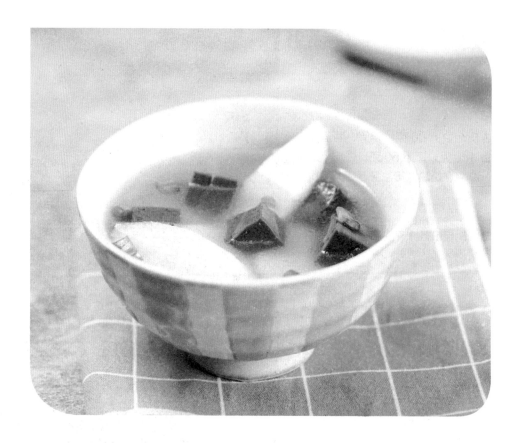

猪血山药汤

原料

猪血 270 克，山药 70 克，葱花
少许

调料

盐 2 克，胡椒粉少许

做法

1 洗净去皮的山药用斜刀切段，改切厚片；洗好的猪血切小块，备用。

2 锅中注水烧热，倒入猪血，拌匀，汆去污渍，捞出，沥干待用。

3 另起锅，注水烧开，倒入猪血、山药。

4 盖上盖，烧开后用中小火煮约 10 分钟至食材熟透。

5 揭开盖，加入少许盐，拌匀，关火后待用。

6 取一个汤碗，撒入少许胡椒粉，盛入锅中的汤料，点缀上葱花即可。

白果炖鸡

原料

光鸡 1 只，猪骨头 450 克，猪瘦肉 100 克，白果 120 克，葱、香菜各 15 克，姜 20 克，枸杞 10 克

调料

盐 4 克，胡椒粉少许

做法

1 猪瘦肉洗净，切块；姜拍扁。

2 锅中注水，放入猪骨头、鸡肉和猪瘦肉，加盖，大火煮开；揭盖，捞出食材，装盘待用。

3 砂煲置旺火上，加适量水，放入姜、葱，倒入猪骨头、鸡肉、瘦肉和白果。

4 加盖，烧开后转小火煲 2 小时。

5 揭盖，调入盐、胡椒粉，倒入枸杞。

6 挑去葱、姜，撒入香菜即可。

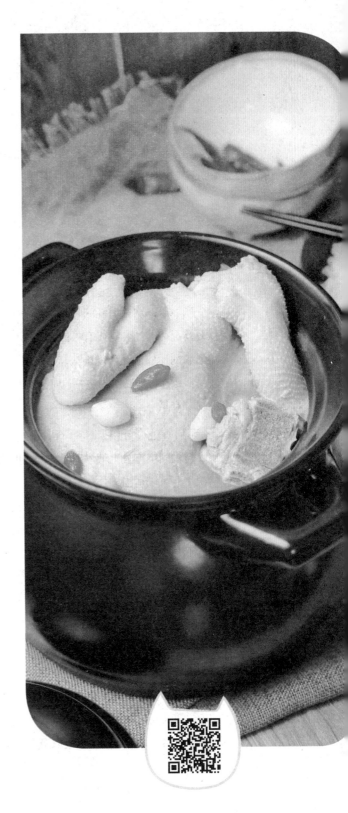

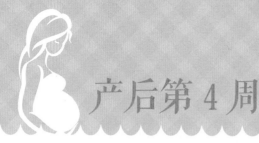

产后第 4 周

产后第 4 周，新妈妈会明显感觉自己身体的各项器官恢复了很多，为了提供更多的营养来帮助运转，尽快提升元气，日常护理依然不容忽视。

☆ 生活护理经

1 ▶ 非哺乳妈妈可能有月经了

产后第一次来月经的时间存在一定的个体差异，这主要看新妈妈的身体恢复情况。非哺乳妈妈有可能在这周就会来月经，这表明脑垂体对下丘脑分泌激素的反应已经恢复正常，卵巢内开始有新的卵泡生长、发育和成熟并进行排卵，在排卵后两周左右，即会有月经来潮。

2 ▶ 可以增加运动量，但不要勉强

转眼间宝宝马上就满月了，妈妈的身体也恢复得差不多，在医生许可的情况下，可以适当增加一些运动量，而且可以由局限在室内的轻活动转移到短时间的户外活动，例如饭后散步，还可以边散步边按摩腹部，利于消化和刺激身体新陈代谢。要根据自己的身体情况量力而行，不要勉强，运动量和幅度不要太大。

3 ▶ 可以正常洗浴了

到了本周，大部分新妈妈的恶露排出已经差不多结束了，可以进行正常的洗浴。不过，为了避免刚刚恢复的身体再次受到细菌侵袭，引起阴道感染，建议新妈妈采取淋浴的方式。阴道部位可以用干净的毛巾蘸取温水轻柔擦洗。

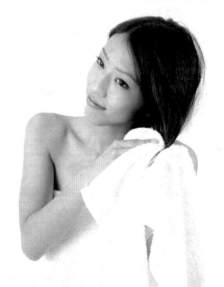

4 ▶ 别长时间玩手机，注意保护好眼睛

新妈妈在月子期适当玩手机、看电视，可以带来愉悦的心情，但要注意控制时间，尽量不超过 1 小时。月子期长时间用眼，眼部肌肉就会长时间处于紧张状态，很容易产生双眼疲劳、视力模糊，严重的还会导致视力下降、眼睛肿痛等不适，因此新妈妈要减少玩手机的时间。当眼睛出现酸胀感时要立刻停止用眼，闭目养神或者按摩一下眼部，以缓解用眼疲劳。

5 ▶ 身体差不多恢复了，但依然不能太劳累

和前段时间相比，经过将近一个月的产后调养，新妈妈的身体已经逐渐接近孕前水平。恶露排出大多已经结束，子宫颈在本周会恢复至正常大小，子宫内膜也在生长，各项组织器官都在慢慢恢复。但需要提醒新妈妈，不管是照顾宝宝还是增加活动量，都不能太过劳累，以免刚刚恢复的身体不堪"重负"，落下月子病。

6 ▶ 好好保护手腕，避免疼痛

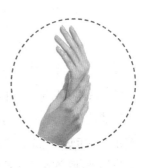

当了妈妈以后很容易出现手腕疼，尤其是大拇指底部肿痛，进行抓握等动作时不方便。这主要是因为照顾宝宝时手腕用力不当或过度，使其没有得到充分休息造成的。产后新妈妈关节打开，风寒侵入滞留在肌肉和关节处，也会加重手腕疼痛。新妈妈可以采取以下措施，帮助缓解不适：

◆在感到不适的初期，要小心避风寒。可以热敷手腕，以增加血液循环。

◆掌握正确的抱宝宝姿势，让其尽量靠近自己的身体，避免重量全集中在手腕部位。

◆减少手腕用力，不要使肌肉一直处于紧张状态，避免肌肉损伤。适当活动关节，增加腕部灵活性。

◆如果手指僵直，伸展不开，可将双臂抬高，让血液快速回流，缓解症状。

☆ 饮食调养经

饮食多样化，补充宝宝"粮仓"

随着宝宝一天天长大，他所需要的营养元素也越来越多，因此，哺乳妈妈需要坚持饮食多样化，并做好荤素、粗细搭配，对于之前养成的挑食、偏食等不良习惯，务必改掉，保证多种营养元素的供给，提高母乳的质量和数量，补充"粮仓"，从而让宝宝更加茁壮地成长。

哺乳妈妈要注意补钙

按100毫升母乳中含钙34毫克计算，乳汁分泌得越多，从新妈妈的体内流失的钙就越多。为了避免出现腰酸背痛、牙齿松动等缺钙现象，也为了乳汁的质量，哺乳妈妈补充含钙丰富的食物或者钙剂是十分重要的。牛奶、酸奶、虾皮以及深绿色蔬菜等食物都含有丰富的钙质，要多加食用，此外还要多晒太阳，紫外线能帮助人体合成维生素 D，有利于人体对钙的吸收。

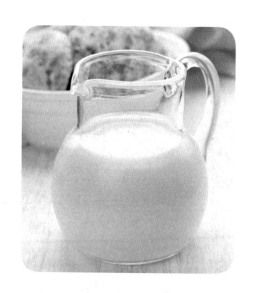

别吃得太油腻，否则自己长肉，宝宝易腹泻

产后体质调养离不开日常饮食，但不是吃得越丰盛越好，尤其是一些高油脂的食物，过于油腻不仅会影响新妈妈的食欲，加重肠胃消化负担，还很容易造成产后肥胖，就连奶水中的脂肪含量都会增高，会加重宝宝的消化负担，甚至导致腹泻、消化不良。因此新妈妈要均衡饮食，不要吃得太油腻。

饮食别太精细，适当吃点粗粮

精细白米、白面在制作过程中，会流失很多营养物质，如果长期食用，会造成营养素失衡。而粗粮中含有较多的膳食纤维，能有效预防新妈妈产后便秘。因此，新妈妈产后的饮食应在保证一定细粮的基础上，适当吃点粗粮，如五谷饭、糙米饭、红薯泥、玉米面等。

时间	早餐	加餐	午餐	加餐	晚餐	加餐
第22天	枣糕 紫薯粥	家常炒鸡蛋	牛肉饼 海米油菜	椰味红 薯粥	鸡丝面 肉末炒芹菜	牛奶
第23天	牛奶燕麦粥 鸡蛋	阿胶核桃仁 红枣羹	猪肝烩饭 海带豆腐汤	紫菜 包饭	家常饼 桃仁莲藕汤	三鲜馄饨
第24天	玉米粥 三鲜蒸饺	鸡蛋羹	南瓜糙米饭 胡萝卜牛蒡排 骨汤	苹果	蛋炒饭 山药腰片汤	核桃糕
第25天	阿胶粥 蛋黄紫菜饼	花生 红小豆汤	豆角肉末包 栗子黄鳝煲	橙子胡 萝卜汁	阳春面 清炒西葫芦	枣糕
第26天	蘑菇鸡肉粥 鸡蛋	黑芝麻糊	雪菜肉丝面 鲤鱼大枣汤	樱桃	香菇薏仁饭 清炖猪蹄	百合莲子羹
第27天	花生红枣小米粥 西红柿炒鸡蛋	玉米面发糕	什锦蘑菇面 黄豆猪蹄汤	奶汁烩 生菜	干贝灌汤饺 糖醋莲藕	红小豆粥
第28天	牛奶银耳小米粥 鸡蛋	鸡肝枸杞汤	核桃猪骨汤 海南鸡饭	香蕉	牛肉卤面 红腰豆鲫鱼汤	猪肝粥

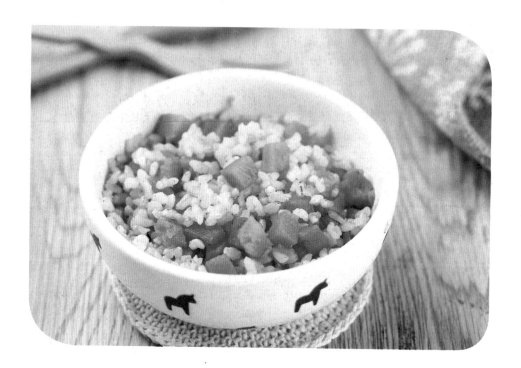

南瓜糙米饭

原料
南瓜丁 140 克，水发糙米 180 克
调料
盐少许

做法

1 取一蒸碗，放入洗净的糙米，倒入南瓜丁，搅散。

2 注入适量清水，加入少许盐，拌匀，待用。

3 蒸锅上火烧开，放入蒸碗。

4 盖上盖，用大火蒸约 35 分钟，至食材熟透。

5 关火后揭盖，待蒸汽散开，取出蒸碗，稍微冷却后即可食用。

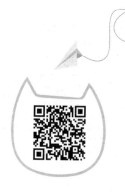

清炖猪蹄

原料
猪蹄块 400 克, 水发芸豆 100 克,
姜片少许
调料
盐 2 克, 胡椒粉 3 克

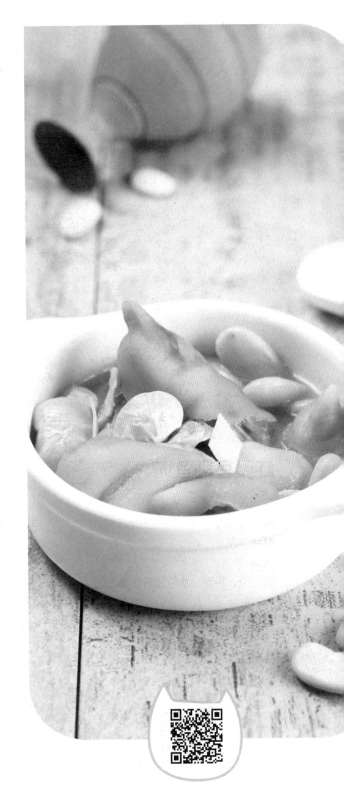

做法

1　锅中注入适量清水烧热，放入
　处理干净的猪蹄块，煮约 3 分
　钟至开，撇去浮沫。

2　放入姜片，倒入泡发的芸豆，
　搅拌均匀。

3　加盖，用大火煮开后转小火炖
　90 分钟至食材熟软。

4　揭盖，加入盐、胡椒粉，搅匀
　调味。

5　关火后盛出煮好的汤料，装碗
　即可。

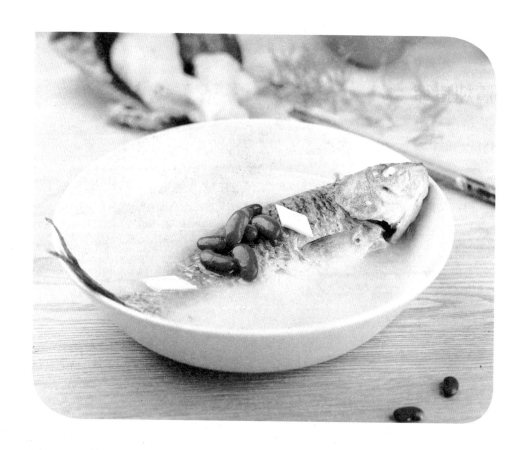

红腰豆鲫鱼汤

原料

鲫鱼 300 克，熟红腰豆 150 克，
姜片少许

调料

盐 2 克，料酒、食用油各适量

做法

1　用油起锅，放入处理好的鲫鱼。

2　注入适量清水。

3　倒入姜片、红腰豆，淋入料酒。

4　加盖，大火煮 17 分钟至食材熟透。

5　揭盖，加入盐，稍煮片刻至入味。

6　关火，将煮好的鲫鱼汤盛入碗中即可。

核桃花生猪骨汤

原料
花生 75 克，核桃仁 70 克，猪骨
块 275 克
调料
盐 2 克

做法

1 锅中注入适量清水烧开，放入
洗净的猪骨块，汆片刻。

2 关火后捞出汆好的猪骨块，沥
干水分，装入盘中，待用。

3 砂锅中注入适量清水烧开，倒
入猪骨块、花生、核桃仁，拌匀。

4 加盖，大火煮开后转小火煮 1
小时至熟。

5 揭盖，加入盐，搅拌片刻至入味。

6 关火后盛出煮好的汤，装入碗
中即可。

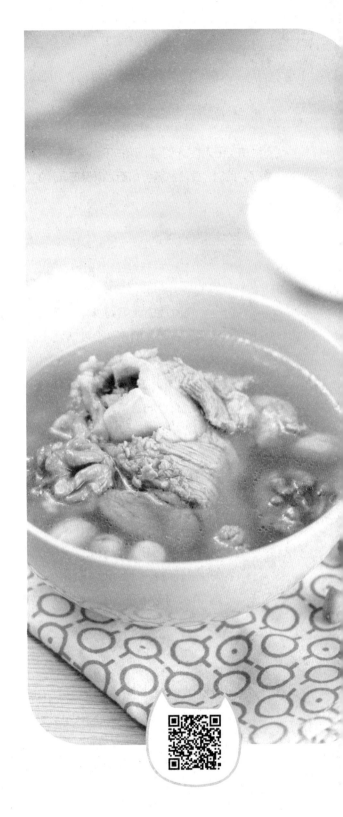

产后第 5 周

在自己和家人的精心照护下，宝宝在一天天茁壮地成长，新妈妈自己也恢复得差不多了。此时，要注意膳食均衡，以保证乳汁的营养。同时，适当增大活动量，避免肥胖。

☆ 生活护理经

1 ▶ 天气晴朗时多出门活动

现阶段的新妈妈身体已无大碍，在阳光明媚、温度适宜而且没有风的天气里，可以带上宝宝出门走动走动了。既可以舒缓自己的心情，还能让宝宝认识新世界，一举两得。

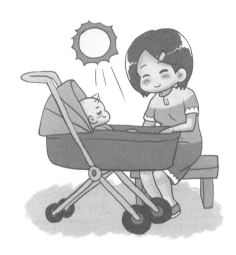

2 ▶ 宝宝奶量增大，妈妈别急着减肥

有些妈妈感觉自己身体已经恢复了，于是内心深处对于减肥的冲动越来越强烈，想要找回以前的好身材，但这个阶段的宝宝已经进入快速发育期，对于乳汁的需求也会进一步增加，为了满足宝宝，妈妈还是要继续做好"奶牛"的角色，不要着急减肥，宝宝吃饱吃好才能身体好。

3 ▶ 别盲目进行"满月发汗"

"满月发汗"，指的是产妇坐完月子后，通过蒸、捂等方式来使全身发汗。

"满月发汗"的目的是除寒，不是所有的新妈妈都有必要进行"满月发汗"，这是根据个人体质和实际情况而定的。如果新妈妈在坐月子期间身体没有受寒，恢复良好，就没必要；否则，会消耗气血和津液。如果新妈妈满月后仍然气血虚弱，也不适合进行"满月发汗"。

4 ▶ 基础的皮肤护理不可少

不少细心的新妈妈会发现，产后皮肤变得黯沉、松弛，出现了一系列皮肤问题。为了保养好皮肤，基础的皮肤护理必不可少。为此，新妈妈应坚持每天早晚洗脸，并做好皮肤保湿，除了注意多喝水以外，还可以适当涂抹产妇专用护肤品。

5 ▶ 别急着穿高跟鞋

专家建议，新妈妈产后不要着急穿高跟鞋，尤其是剖宫产妈妈。穿高跟鞋会使身体不自觉地向前倾，无形之中加重了骨盆的压力，骨盆内侧被迫内缩，必然会影响到子宫的正常恢复。而且过早穿高跟鞋，会对新妈妈的关节、韧带、肌腱等造成不同程度的损伤，对身体健康不利。

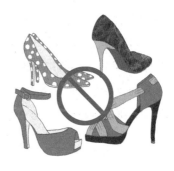

6 ▶ 适当增加运动量，坚持做产后恢复体操

本周，随着新妈妈身体的逐渐恢复，可以适当增加运动量了。同时，产后恢复体操也要坚持做。具体包括呼吸运动、提肛运动、臀部运动、腿部运动等，只要新妈妈的身体条件允许，可以一直锻炼，对恢复体形、找回身材很有帮助。

7 ▶ 好好对待自己，别有太大压力

想要给宝宝百分之百的爱和照护，是每个妈妈的初心，但没有谁天生就会做妈妈，都需要学习。新妈妈不要给自己施加太大的压力，更不要因此而郁郁寡欢。要学会自我调整与克制，为自己树立信心，避免过度担忧，做好当下，用积极乐观的心态面对宝宝。

☆ 饮食调养经

多吃含蛋白质丰富的食物，补充奶源

乳汁中含有大量的蛋白质，在哺乳期间，为了满足宝宝日益增长的营养需求，妈妈要多吃一些蛋白质含量丰富的食物，如鸡肉、蛋类、奶制品等，以提高乳汁的质和量，为宝宝补充足够的奶源。不过，也不是吃得越多越好，否则容易造成营养过剩，增加消化负担。

饭前先喝汤，更利于消化

为了尽可能地吸收月子餐的营养，建议新妈妈在进食时遵守一定的顺序，饭前先喝汤，再吃青菜、饭、肉，饭后半小时后再进食水果。月子餐本就比平时吃得多一点，所需要的消化胃液也更多，而饭后喝汤会冲淡消化食物所需的胃酸，所以新妈妈一定要饭前喝汤，不要边吃饭边喝汤或者吃汤泡饭，以免影响食物的正常消化。

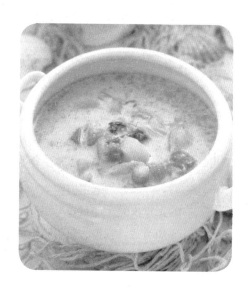

适当吃点盐，但别过量

一些老观念认为月子里不可以吃盐，认为放盐就会没奶，这是不科学的。盐中含有钠，如果新妈妈不摄入，会影响体内电解质的平衡，影响食欲，进而影响乳汁的分泌，阻碍宝宝的身体发育。但吃盐过量会增加肾脏的负担，还有可能使血压升高。因此新妈妈月子里可以适当吃盐，但别过量，做到科学地补充盐分。

多吃些补气、养血的食物

生完宝宝后新妈妈的身体非常虚弱，常常会疲倦无力、心悸气短，这些都是气血不足的表现，长此以往很容易影响新妈妈的身体恢复，补气养血就显得尤为重要。补气的食物有牛肉、黑豆、香菇、枸杞等，养血的食物有乌骨鸡、黑芝麻、猪肝、红豆等，新妈妈可以适当多吃一些。此外，运动也是调养气血必不可少的环节，如果新妈妈身体条件允许，可以练习瑜伽，协助体内气血运转，利于身体恢复。

时间	早餐	加餐	午餐	加餐	晚餐	加餐
第29天	小米鸡蛋粥 藕香肉饼	猪肝米丸子	山药牛腩煲 胡萝卜蝴蝶面	山药百合 莲子汤	鲜香菇烩丝瓜 豌豆肉末面	蜂蜜 玉米汁
第30天	红豆山药羹 豆浆 猪猪包	红枣奶	五香牛肉 板栗土鸡汤	百合 蒸南瓜	菠菜炒鸡蛋 砂锅鸭肉面	核桃姜汁 豆奶
第31天	小米粥 蒸饺	酿冬瓜	缤纷牛肉粒 鲜奶猪蹄汤	香菇 蒸红枣	粉蒸排骨 莲藕西蓝花菜饭	牛奶藕粉
第32天	彩蔬蒸蛋	猪肝瘦肉粥	鸡肉丝瓜汤 蜂蜜蒸木耳	猕猴桃 橙奶	柠香鲈鱼 酱冬瓜	西红柿柠 檬蜜茶
第33天	黑芝麻粥 山药酥	蒸蛋羹	牛奶炖牛肉 猪肝红薯粉	香蕉 三明治	芸豆赤小豆 鲜藕汤 糙米牛蒡饭	花生红枣 豆浆
第34天	椰奶蒸鸡蛋	红豆麦粥	黄花菜鲫鱼汤 莴笋炒平菇	栗子蛋糕	腰果时蔬炒鸡丁 虾饺	牛奶 紫薯泥
第35天	香菇大米粥 鸡蛋	玫瑰山药	腰果炒猪肚 小白菜拌牛肉末	党参 枸杞茶	小白菜拌牛肉末 台湾麻油鸡	芝麻糊

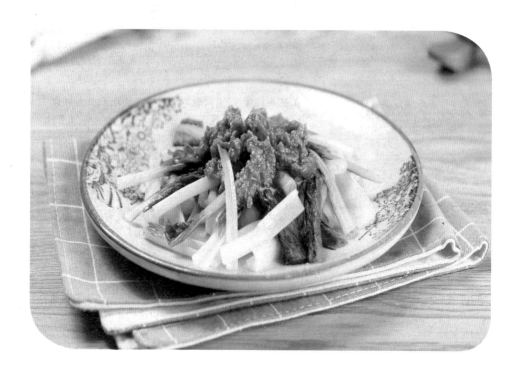

小白菜拌牛肉末

原料

牛肉 100 克，小白菜 160 克，高汤 100 毫升

调料

盐少许，白糖 3 克，番茄酱 15 克，料酒、水淀粉、食用油各适量

做法

1 将洗好的小白菜切段；洗净的牛肉切碎，剁成肉末。

2 锅中注水烧开，加适量食用油、盐，放入小白菜，焯 1 分钟，捞出小白菜，沥干待用。

3 用油起锅，倒入牛肉末，炒匀，淋入料酒，炒香，倒入适量高汤。

4 加入适量番茄酱、盐、白糖，拌匀调味。

5 倒入适量水淀粉，快速搅拌均匀。

6 将牛肉末盛在装好盘的小白菜上即可。

椰奶蒸鸡蛋

原料
鸡蛋 1 个，牛奶 150 毫升，椰子
粉适量

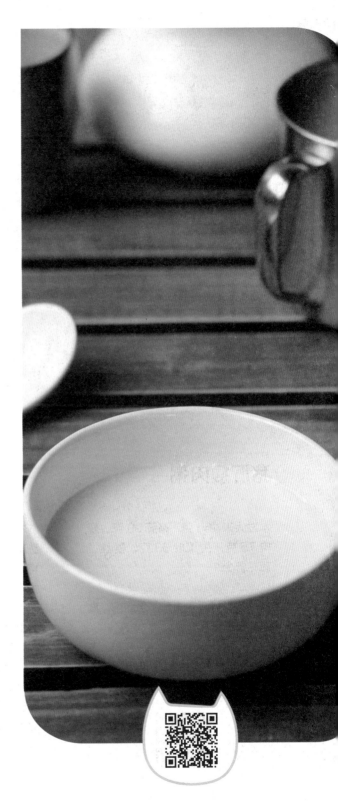

做法

1　将椰子粉倒入碗中。

2　倒入牛奶，搅匀。

3　将鸡蛋打入碗中，搅散。

4　把椰奶倒入蛋液中，搅匀。

5　将蛋奶液过滤，包上保鲜膜，

6　放入蒸锅，大火蒸 10 分钟即可。

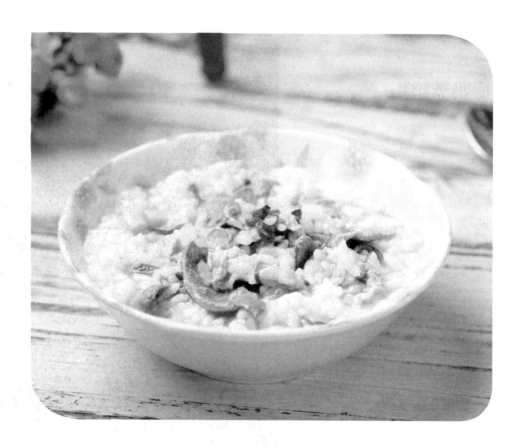

猪肝瘦肉粥

原料

水发大米 160 克，猪肝 90 克，瘦肉 75 克，生菜叶 30 克，姜丝、葱花各少许

调料

盐 2 克，料酒 4 毫升，水淀粉、食用油各适量

做法

1 洗净的瘦肉切成细丝，处理好的猪肝切片，洗净的生菜切成细丝，待用。

2 将猪肝装入碗中，加少许盐、料酒、水淀粉、食用油，腌渍 10 分钟，备用。

3 砂锅中注水烧热，放入洗净的大米，搅匀，盖上盖，用中火煮约 20 分钟至大米变软。

4 揭开盖，倒入瘦肉丝，搅匀，再盖上盖，用小火续煮 20 分钟至熟。

5 揭开盖，倒入腌好的猪肝，搅拌片刻，撒上姜丝，搅匀。

6 放入生菜丝，搅匀调味，关火后盛出装碗，撒上葱花即可。

芸豆赤小豆鲜藕汤

原料
莲藕300克，水发赤小豆、芸豆
各200克，姜片少许

调料
盐少许

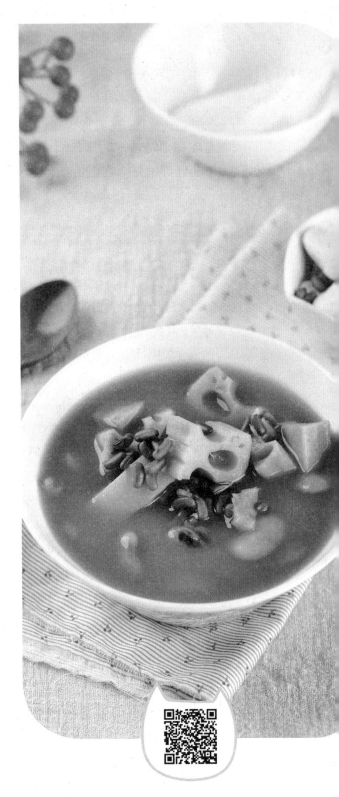

做法

1 洗净去皮的莲藕切成块，待用。
2 砂锅注入适量清水，大火烧热。
3 倒入莲藕、芸豆、赤小豆、姜片，
　搅拌片刻。
4 盖上锅盖，煮开后转小火煮2
　个小时至熟软。
5 掀开锅盖，加入少许盐，搅拌
　片刻。
6 将煮好的汤盛出，装入碗中即可。

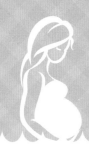

产后第 6 周

本周是月子期的最后一周了，调养体质、恢复身体的黄金阶段也已经接近尾声，新妈妈不要忽略最后的时光，将自己的身体完全恢复到孕前状态吧！

☆ 生活护理经

1 ▶ 月经来了，完全可以继续哺乳

产后月经的恢复时间没有明确的界定。有的新妈妈担心母乳和月经两者冲突，其实不然。乳汁由气血生化而成，上行是乳汁，下行是经血，由于人的气血有限，所以在来月经时，新妈妈的乳汁分泌可能会有所减少，但营养并不会改变。

2 ▶ 可以做瑜伽、游泳等轻松的运动

产后瑜伽不仅有助于新妈妈身体的康复，还能让体型变得修长、美丽，对新妈妈来说是一项不错的运动。游泳作为一种全身运动，不仅有减肥的效果，还能提高心肺功能，越来越多的新妈妈将游泳作为产后运动。需要提醒新妈妈注意的是，产后运动要在身体条件允许的前提下进行。

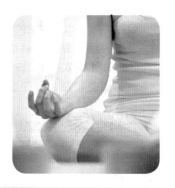

3 ▶ 可以恢复性生活，但要注意避孕

到了这一阶段，大多数新妈妈的产后恶露排出已经结束了，子宫颈口基本恢复了闭合的状态，宫颈和盆腔、阴道的伤口也基本愈合。从原则上来讲，可以恢复性生活了，但是要注意做好避孕措施。有的新妈妈认为可以等月经来潮之后再避孕，这是不科学的，因为在月经恢复之前，新妈妈就有可能排卵了，如果不注意避孕，就可能造成再次怀孕。

4 ▶ 产后 42 天的健康检查不可少

新妈妈在产后 42 天要进行检查，以确认自己的身体恢复情况。如果发现异常，可以及时治疗，以防留下后遗症。有些新妈妈觉得照顾宝宝就已经很消耗时间和精力了，自己忙到没时间做检查，这是不对的，只有拥有了健康的身体，才能更好地照顾宝宝。产后主要检查项目如下：

检查项目	检查内容
体重	主要检查新妈妈的营养摄入和身材恢复情况，为新妈妈提供营养和运动建议
血压	检查新妈妈的血压是否恢复正常，产后新妈妈的血压一般都会恢复到孕前水平，有妊娠高血压的妈妈尤其要重视此项检查
血常规和尿常规	检查新妈妈有无贫血的情况和产后是否发生尿路感染。孕期患有妊娠高血压综合征的新妈妈，要尤其重视此项检查，如果恢复不当，容易转为慢性高血压
伤口检查	顺产妈妈需检查会阴、产道的裂伤和骨盆底肌肉组织等的恢复情况；剖宫产妈妈要检查腹部、子宫等伤口的愈合情况
乳房检查	产后乳汁分泌会使乳房变得十分娇嫩，产后乳房检查的目的是预防乳腺炎、乳腺管堵塞等疾病
子宫检查	了解子宫的大小、有无脱垂等情况。根据子宫的恢复情况判断新妈妈的身体变化，一旦出现恢复较慢的情况，应及时查明原因，并进行治疗
盆底检查	主要检查骨盆底肛门组织紧张力的恢复情况。新妈妈可根据检查结果进行适当的盆底康复锻炼，以收缩盆底松弛的肌肉，恢复肌肉的张力和弹性

除以上检查外，新妈妈还可以向医生咨询母乳和人工喂养的方法、如何提高乳汁质量等问题。对于已经恢复性生活的新妈妈来说，也可以借此机会向医生咨询，了解并选择适合自己的避孕方式。

☆ 饮食调养经

饮食仍以清淡不油腻为主

虽然本周是月子期的最后一个阶段，但是新妈妈的饮食依然不能大意，应该以清淡不油腻为主。过于油腻的、过咸的或者重口味的食物，会加重新妈妈的肠胃负担，使她出现消化不良、腹泻等症状，而过多的盐分滞留体内，会让新妈妈的身体处于浮肿的状态，不利于产后恢复。例如，在喝汤的时候，为了避免过于油腻，可以将上层的油撇去之后再喝。

适当多吃菌菇类食物，增强抵抗力

处于恢复期的新妈妈体质较为虚弱，就连体抗力都大不如从前，为了让新妈妈尽快恢复身体，可以适当多吃一些菌菇类食物，如蘑菇、香菇、猴头菇、金针菇等。菌类食物富含高蛋白，铁、锌、钙等微量元素也较多，对增强身体素质十分有益。此外，菌菇类还含有人体必需的氨基酸，且比例合适，可以起到增强免疫力的作用。

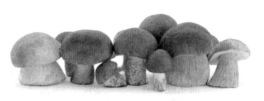

尽量不喝咖啡、不饮茶

在月子期，新妈妈不宜喝咖啡和茶。咖啡中含有咖啡因，会通过乳汁进入宝宝体内，引起中枢神经系统兴奋，还会产生不安的情绪，对宝宝的成长不利；而茶叶中的鞣酸具有收敛的作用，能抑制新妈妈的乳腺分泌乳汁，此外，鞣酸还会与食物中的铁结合，影响肠道吸收，导致产后贫血等，影响身体恢复。可见，无论是为了自身还是宝宝，新妈妈都应远离咖啡和茶。

开始调节饮食，但千万别节食

眼看月子期就要结束了，为了身体恢复和乳汁分泌而大口喝汤、大口吃肉的日子已经不适合了，盲目滋补只会让新妈妈身体发福。现阶段新妈妈可以调节饮食，例如将白米改为糙米，既能增加饱腹感，还能摄入粗纤维。但千万别节食，否则势必会影响乳汁的分泌，进而影响宝宝的健康。

时间	早餐	加餐	午餐	加餐	晚餐	加餐
第36天	牛奶面包粥	鳕鱼蒸鸡蛋	时蔬肉饼 西红柿烧牛肉	骨头汤	黑米杂粮饭 莜麦菜烧豆腐	枸杞核桃豆浆
第37天	玉米面糊	鸡蛋包豆腐	双菇炒鸭血 银耳猪肝汤	藕粉糊	淮山排骨汤 紫菜萝卜饭	牛奶
第38天	红枣 小米粥	虾米干贝蒸蛋羹	茄汁豆角焖鸡丁 西红柿豆芽汤	苹果胡萝卜泥	清蒸冬瓜生鱼片 冬瓜蛤蜊汤	玉米汁
第39天	红薯碎米粥	鸡蛋肉卷	口蘑蒸牛肉 猴头菇冬瓜薏米鸡汤	香蕉豆浆	海带鲜虾蛋汤 豆角炒香干	南瓜 小米糊
第40天	鸡蛋燕麦糊 猪肉白菜包	肉松鲜豆腐	蒜蓉莜麦菜 虾仁蒸豆腐	红豆豆浆	肉末木耳 茶树菇草鱼汤	紫薯牛奶豆浆
第41天	百合豆浆 鸡蛋羹	小米南瓜粥	三文鱼豆腐汤 茭白鸡丁	桂圆汤	上海青炒鸡片 猪血豆腐青菜汤	红枣奶
第42天	鹌鹑蛋 龙须面	奶香土豆泥	菠菜炒猪肝 生菜鱼肉	大枣蜂蜜柚子茶	黄花菜鸽子汤 茄汁蒸娃娃菜	荷叶玫瑰花茶

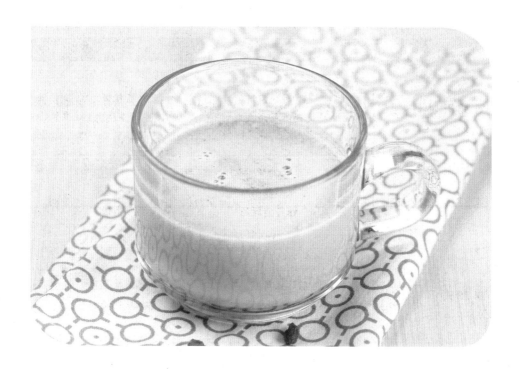

枸杞核桃豆浆

原料

水发黄豆 50 克，核桃仁、枸杞各 5 克

做法

1　将已浸泡 8 小时的黄豆倒入碗中，注入适量清水，用手搓洗干净，滤干待用。

2　将备好的枸杞、核桃仁、黄豆倒入豆浆机中，注入适量清水，至水位线即可。

3　盖上豆浆机机头，启动豆浆机，待豆浆机运转约 15 分钟，即成豆浆。

4　将豆浆机断电，取下机头。

5　把煮好的豆浆倒入滤网中，滤取豆浆。

6　将滤好的豆浆倒入碗中即可。

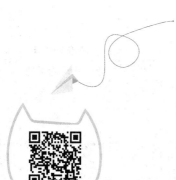

肉末木耳

原料

肉末70克，水发木耳35克，胡
萝卜40克

调料

盐少许，生抽、高汤、食用油各
适量

做法

1 将洗净的胡萝卜切片，再切成
丝，改切成粒。

2 把备好的水发木耳切丝，改切
成粒。

3 用油起锅，倒入肉末，搅松
散，炒至转色。

4 淋入少许生抽，拌炒香，倒入
胡萝卜，炒匀。

5 放入木耳，炒香，倒入适量高
汤，拌炒匀。

6 加入适量盐，将锅中食材炒匀
调味，关火后盛出即可。

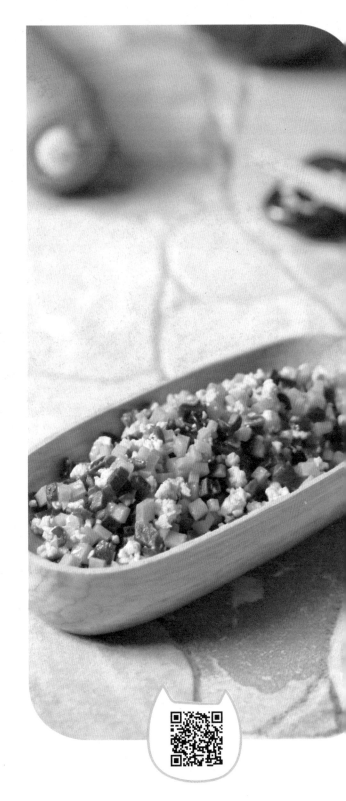

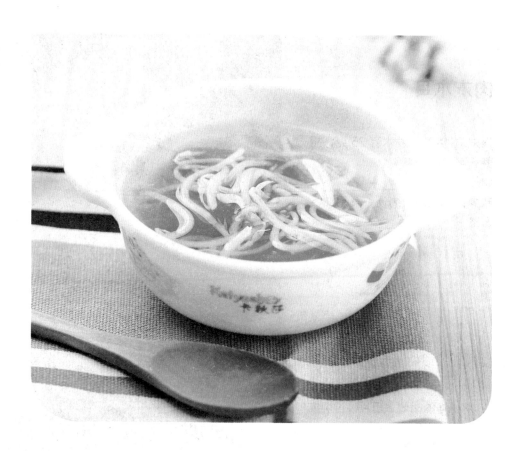

西红柿豆芽汤

原料
西红柿 50 克，绿豆芽 15 克
调料
盐 2 克

做法

1 洗净的西红柿切成瓣，待用。

2 砂锅中注入适量清水，用大火烧热。

3 倒入西红柿、绿豆芽，加入少许盐。

4 搅拌匀，略煮一会儿至食材入味。

5 关火后将煮好的汤料盛入碗中即可。

猴头菇冬瓜薏米鸡汤

原料

冬瓜 300 克，鸡肉块 200 克，猴头菇 30 克，芡实、薏米各 15 克，干贝少许

调料

料酒 8 毫升，盐 2 克

做法

1 锅中注入适量清水烧开，倒入备好的鸡肉块，搅散，煮 2 ~ 3 分钟，汆去血水。

2 捞出汆好的鸡肉，过一遍冷水，沥干备用。

3 锅中倒入适量清水烧开，倒入切好的猴头菇和洗好的干贝。

4 放入芡实、薏米、切好的冬瓜、汆好的鸡块，淋入少许料酒，搅拌片刻。

5 盖上盖，烧开后转中火煲煮 3 小时至食材熟透。

6 揭开盖，加入少许盐，搅拌至食材入味，关火后盛出即可。

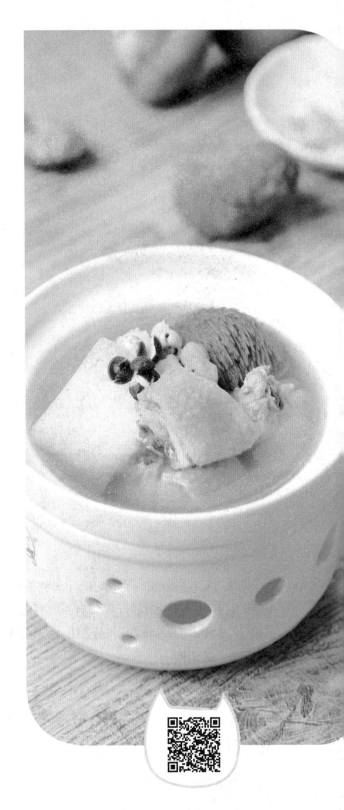

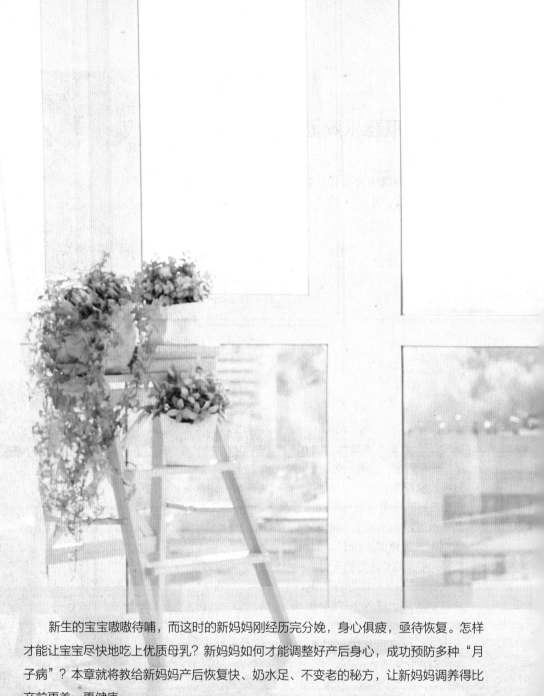

　　新生的宝宝嗷嗷待哺，而这时的新妈妈刚经历完分娩，身心俱疲，亟待恢复。怎样才能让宝宝尽快地吃上优质母乳？新妈妈如何才能调整好产后身心，成功预防多种"月子病"？本章就将教给新妈妈产后恢复快、奶水足、不变老的秘方，让新妈妈调养得比产前更美、更健康。

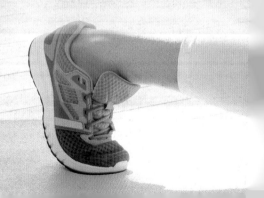

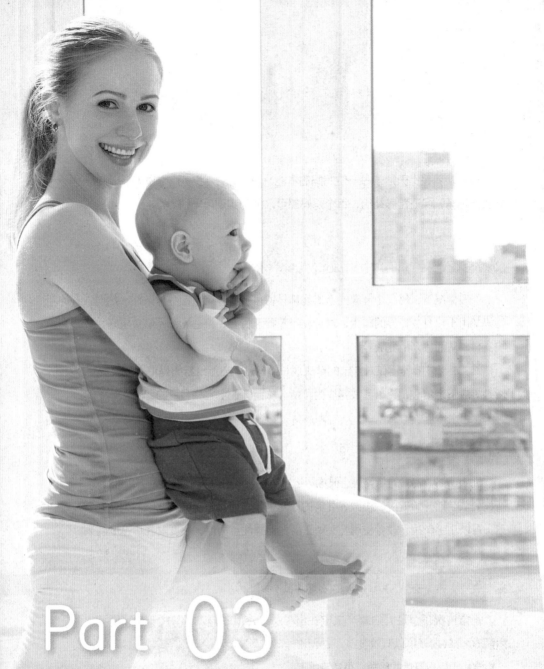

Part 03

辣妈当道！产后恢复快、奶水足

母乳喂养是上天赐予每一位妈妈的本能。只要做好了开奶、催奶和追奶的工作，保持心情舒畅，保证营养补给，每个妈妈都可以成功实现母乳喂养。

☆ 坚定母乳喂养的信心

一般情况下，每一个健康的新妈妈都具备母乳喂养宝宝的身体条件。然而，有的新妈妈却由于自身或外界的因素，对母乳喂养缺乏信心，担心乳汁不够宝宝吃，或害怕影响身材，从而放弃母乳喂养。

其实，母乳喂养不仅对宝宝的健康成长有好处，还能给新妈妈带来多重益处。因此，新妈妈应坚定信心，让母乳喂养成为可能，从而促进宝宝和自身的健康。

☆ 孕期乳头凹陷、扁平及时纠正

乳头凹陷、扁平的新妈妈，很难让宝宝含住乳头和乳晕，更别说吸出乳汁了。为此，新妈妈从孕期开始就应积极做好乳房的保健工作，如果出现乳头凹陷、扁平，要及时纠正。可以用手牵拉，或者使用乳头矫正器，但需注意力度，不要对乳房过度刺激。

☆ 早接触早吸吮，多接触多吸吮

正常情况下，足月的顺产宝宝在出生后 60 分钟内就可以吸吮乳头了；剖宫产宝宝由于妈妈身体的缘故，可适当推迟开奶时间，但也应秉持越早越好的原则。

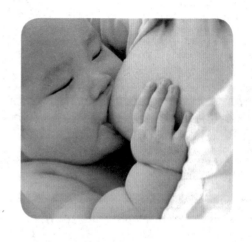

让宝宝早接触早吸吮、多接触多吸吮，对于新妈妈来说，能够促进产后身体更快恢复，对于宝宝而言，则能让他尽快喝到充足的母乳，促进身体健康和快速生长。

☆ 及时喝催乳汤，让奶水更充足

催乳汤是很多新妈妈产后催乳的首选，不过喝催乳汤的时间是有讲究的，应根据新妈妈的身体情况和乳汁的分泌量来定，不宜过早，也不宜过晚。过早喝催奶汤，乳汁下来过快、过多，新生儿一下吃不了那么多，容易造成浪费，还会使新妈妈乳腺管堵塞而出现乳房胀痛、乳汁淤积，引起乳腺炎等疾病；过晚喝催乳汤，则会使乳汁下来过慢、过少，也会使新妈妈因无奶而心情紧张，导致泌乳量进一步减少，形成恶性循环。

专家建议新妈妈从产后第 3 周正式开奶后喝催乳汤，如木瓜汤、鲤鱼汤、猪蹄汤等。如果新妈妈身体健壮、营养好、初乳分泌量较多，可适当推迟喝催乳汤的时间，喝的量也可相对减少；如新妈妈各方面情况都比较差，乳汁过少，可以喝得早一些、多一些，或采取按摩催奶等方法，促进乳汁的分泌。

☆ 奶水充足的秘诀——吃好、睡好、心情好

新妈妈产后要想奶水充足，只需要掌握吃好、睡好、心情好这三个要点，自然而然就会拥有充足且优质的奶水。

吃好	睡好	心情好
产后，新妈妈应根据自身的恢复情况循序渐进地进行食补，食补的重点是多吃营养丰富、可以增加产奶量的食物，如肉类、蛋类、豆制品类、鱼类等；同时，多吃易消化的汤菜。	充足的睡眠能保证泌乳素的分泌，让新妈妈奶水分泌得更多。因此，新妈妈产后一定要注意多休息，不要让自己过于劳累，每天至少应保证 8 小时的睡眠时间。	新妈妈如果心情不好，负面情绪就会通过大脑皮层影响垂体的活动，抑制催乳素的分泌，影响排乳反射，使乳汁分泌减少。因此，哺乳的新妈妈一定要保持好心情。

☆ 经常按摩乳房

产后经常按摩乳房可以促进乳房局部的血液循环，使乳腺保持畅通，防治多种乳腺疾病，还能促进雌激素的分泌，有利于产后恢复和维持良好的胸型。因此，建议新妈妈产后多按摩一下乳房。

按摩前的准备工作

在按摩之前，新妈妈需要先清洁和热敷乳房，才能达到良好的按摩功效。先洗净双手，用毛巾蘸取40～50℃的温水，清洗乳头和整个乳房，然后用润肤油软化乳头上的乳痂，注意动作要轻柔。清洁工作做好以后，再将湿热的长毛巾拧干，横向对折成"一"字形，敷在乳房上，围成圈，中间露出乳头。毛巾温度以自己感觉舒服为度。毛巾冷却后，重复上述操作，持续热敷5～10分钟，然后就可以开始按摩了。

按摩手法推荐

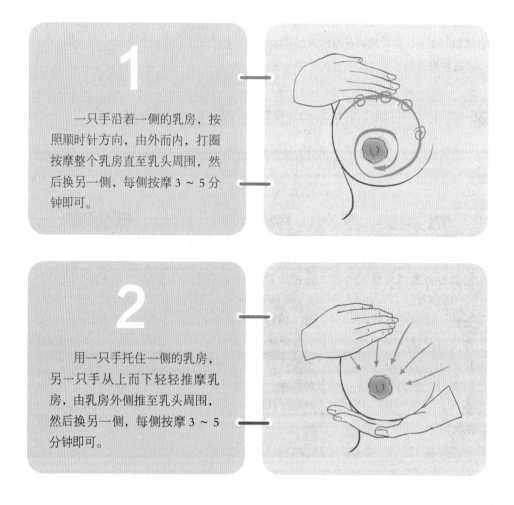

1 一只手沿着一侧的乳房，按照顺时针方向，由外而内，打圈按摩整个乳房直至乳头周围，然后换另一侧，每侧按摩3～5分钟即可。

2 用一只手托住一侧的乳房，另一只手从上而下轻轻推摩乳房，由乳房外侧推至乳头周围，然后换另一侧，每侧按摩3～5分钟即可。

3

以大拇指为一边，另外四指合拢为一边，虎口张开，从一侧胸部的外侧沿着箭头的方向往中央推，然后换另一侧，每侧推3～5分钟即可。

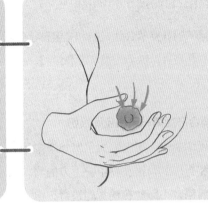

4

将一只手做成罩状，五指稍分开，用大拇指和食指从乳头周围向中间揉捏、提拉整个乳头，然后换另一侧，每侧做3～5分钟即可。

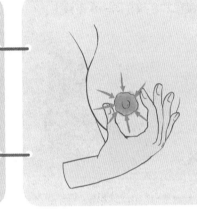

乳房按摩小叮咛

在为乳房做按摩时，新妈妈要注意以下几个方面的细节，这样才能保证按摩效果，让自己的乳房健康、美丽。

◆按摩之前，一定要清洁双手，并清洁按摩环境。

◆保证适宜的室内温度，以37℃为宜。

◆选择合适的按摩时间，例如沐浴之后、睡觉之前。

◆掌握合适的按摩频率，一般一天一次，一次半小时即可。

◆按摩时可以播放一些音乐，有益于放松身心。

◆按摩时不妨使用适量润滑油，如橄榄油，帮助润滑肌肤。

◆产后乳房组织比较脆弱，按摩手法一定要轻柔、缓慢。

☆ 掌握正确的哺乳姿势

正确的哺乳姿势会让妈妈和宝宝都感觉舒适，能让母乳喂养更顺利。下面介绍 4 个常见的哺乳姿势，供新妈妈参考和学习。

侧卧式

~ 适合产后第一天和夜间喂奶 ~

妈妈侧躺着，用上方的手臂将宝宝的腰部和臀部紧紧搂在怀中，下方的肩膀略微前倾，头部枕在枕头的边缘，宝宝侧卧，面向妈妈，头不要枕在妈妈的手臂上，嘴巴和乳头在同一水平线上。

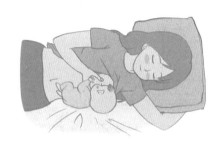

橄榄球式

~ 适合剖宫产和侧切的新妈妈 ~

妈妈把宝宝置于手臂下，头部靠近胸部，用前臂支撑宝宝的背，让其颈部和头枕在自己的手上，然后在宝宝头部下面垫上一个枕头，让宝宝的嘴能接触到乳头。

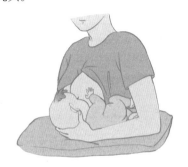

摇篮式

~ 普遍适用于新妈妈 ~

妈妈坐着，用一只手臂的肘关节内侧和手支撑住宝宝的头和身体，另一只手托着乳房，将乳头和大部分乳晕送到宝宝口中。

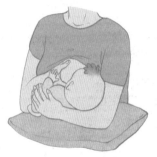

交叉摇篮式

~ 适用于早产或吃奶有困难的宝宝 ~

当宝宝吮吸左侧乳房时，妈妈用右手扶住宝宝的头颈处托住宝宝，帮助宝宝更好地吮吸。右侧采取同样的方法。

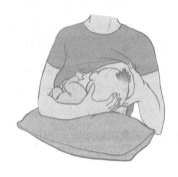

☆ 左右乳房要交替哺乳

产后妈妈在给宝宝哺乳时，一定要左右乳房交替进行，吸空一侧乳房后再换另一侧，下次哺乳时先后调换，这样可以使左、右乳房轮流被吸空。

乳汁的成分因出乳先后而有所不同。刚开始分泌的乳汁，脂肪含量低而蛋白质含量高。随着乳汁分泌的增多，脂肪含量逐渐增多，蛋白质含量逐渐减少。末段乳汁的脂肪含量比初段高 2 ~ 3 倍。两侧乳房轮流吸空，既可保证新生儿吸到最后一部分含脂肪较多的乳汁，又可促进乳腺继续分泌更多的乳汁，也不会让乳房产生硬块、不对称等问题。如果宝宝只吃其中一侧乳房的乳汁，时间长了，会造成偏头、斜颈、斜视，甚至宝宝的小脸蛋也会一边大一边小，后脑勺一边凸一边凹。

可见，左右乳房交替哺乳，对妈妈和宝宝都是有益的。

☆ 喂完奶后要清空乳房

每次喂完奶后，新妈妈要及时清空乳房内宝宝没有吸完的乳汁，这样既可以促进乳汁的再分泌，又能防止乳汁淤积过多，导致乳房发胀、出现硬块，甚至引发乳腺炎。

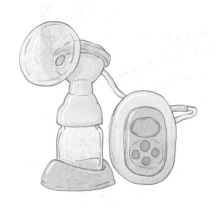

可以用手将多余的乳汁挤出来，也可以用吸奶器。一般推荐使用电动吸奶器，方便又省力。

☆ 避开影响乳汁分泌的因素

影响乳汁分泌的因素有很多，哺乳的新妈妈要尽量避开这些，为宝宝提供源源不断的优质母乳。

◆食物：如韭菜、麦芽、人参等回乳食物以及营养不良。

◆情绪：如焦虑、悲伤、紧张、不安等不良情绪。

◆睡眠：如过分疲劳和睡眠不足等。

◆哺乳：如每日的哺乳次数过少，宝宝的吮吸力度不够，或没有吸空乳汁等。

◆药物：如抗甲状腺药、阿托品、乙菧酚等。

◆身体状况：如生病，健康状态不好。

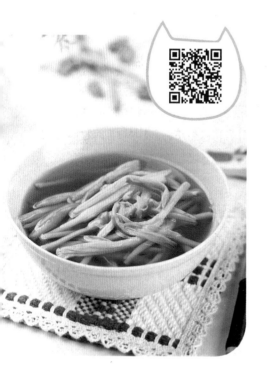

金针汤

原料

水发黄花菜 150 克

调料

红糖 20 克

做法

1　锅中注入适量清水烧热，放入洗净的黄花菜，搅散。

2　盖上盖，烧开后转小火煮约 20 分钟，至食材熟透。

3　揭盖，搅拌几下。

4　关火后将煮好的食材盛出，装在碗中。

5　食用时加入红糖拌匀即可。

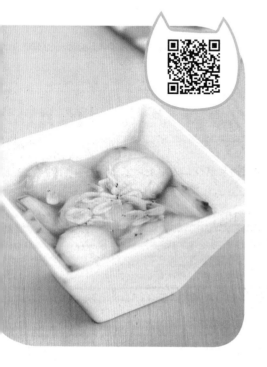

丝瓜虾皮汤

原料

去皮丝瓜 180 克，虾皮 40 克

调料

盐 2 克，芝麻油 5 毫升，食用油适量

做法

1　洗净去皮的丝瓜切段，改切成片，待用。

2　用油起锅，倒入丝瓜，炒匀。

3　注入适量清水，煮约 2 分钟至沸腾。

4　放入虾皮，加入盐，稍煮片刻至入味。

5　关火后盛出煮好的汤，装入碗中，淋上芝麻油即可。

花生鲫鱼汤

原料
鲫鱼 250 克，花生米 120 克，姜片、葱段各少许
调料
盐 2 克，食用油适量

做法

1 用油起锅，放入处理好的鲫鱼，用小火煎至两面断生。
2 注入适量清水，放入姜片、葱段、花生米。
3 盖上盖，烧开后用小火煮约 25 分钟至熟。
4 揭开盖，加入少许盐，拌匀，煮至食材入味。
5 关火后盛出煮好的汤料即可。

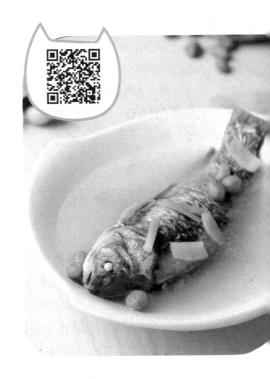

鲜奶猪蹄汤

原料
猪蹄 200 克，红枣 10 克，牛奶 80 毫升，高汤适量
调料
料酒 5 毫升

做法

1 锅中注水烧开，放入洗净切好的猪蹄，煮约 5 分钟，氽去血水。
2 加少许料酒，去腥提味。
3 捞出氽好的猪蹄，过冷水，待用。
4 砂锅注入高汤烧开，放入猪蹄和红枣，拌匀。
5 盖上锅盖，用大火煮约 15 分钟，转小火煮约 1 小时，至食材软烂。
6 打开锅盖，倒入牛奶，拌匀，稍煮片刻，至汤水沸腾，关火后盛出即可。

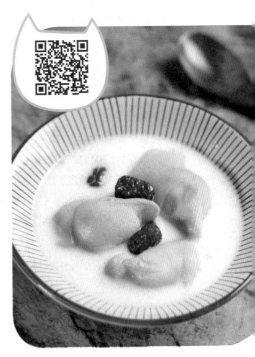

谁说生完孩子一定胖

很多人普遍认为，女人生完孩子后一定会变得臃肿不堪。其实，这个观点是片面的。坐月子是女性一生中调理体质的关键期，如果调理得当，不仅不会胖，甚至会比以前更瘦、更美！

☆ 月子期，运动量力而行

正常情况下，宝宝出生以后，新妈妈的体重会比怀孕前重5千克左右，这些增加的重量主要来源于增大的乳房、子宫和部分增加的脂肪。坐月子期间，很多妈妈往往会急于求成，随意加大运动量，其实这并不好。对于妈妈自身来说，可能会影响自身身体的恢复，造成子宫脱垂、尿失禁和排便困难等严重后果；对于宝宝来说，过量运动会影响母乳的质量，从而间接地影响宝宝的健康。因此，月子期运动应量力而行。建议新妈妈在产科医生的指导下，结合自己的身体制订适合自己的瘦身方案。

另外需要提醒新妈妈的是，如果有以下任何情况之一，暂时不适合做产后运动，应等身体康复以后再进行锻炼。

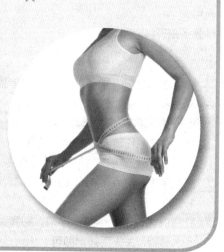

★ 暂时不宜进行产后运动的"黑名单" ★

◆产妇体虚、发热者。
◆剖宫产者。
◆会阴撕裂严重者。
◆产褥感染者。
◆血压持续升高者。
◆有严重的心、肝、肺、肾疾病者。
◆贫血者。
◆产后有严重的并发症者。

☆ 不要强制节食减肥，不吃减肥药

产后，有一部分新妈妈想要快点瘦下来，于是采取强制节食或吃减肥药等方法，这是非常不明智的。

刚生产完的新妈妈，身体还没有完全恢复到孕前的状态，对于哺乳妈妈来说，还要担负繁重的哺育任务，需要补充多种营养。产后强制节食，不仅会导致新妈妈的身体恢复速度减慢，严重的还有可能引发多种产后并发症，还会影响乳汁分泌的质和量，从而间接影响宝宝的成长发育。所以，不建议新妈妈强制节食减肥。

所谓"是药三分毒"，减肥药也不例外。特别是对于哺乳期的新妈妈来说，如果产后吃减肥药减肥，药物中的大部分成分都会从乳汁里排出，这样就等于宝宝也跟着服用了大量药物。而新生婴儿的肝脏解毒功能差，大剂量药物易引起宝宝肝脏受损，造成肝功能异常。所以，产后减肥服用减肥药是不可取的。

☆ 贫血时忌瘦身

患有产后贫血的新妈妈，产后暂时不宜减肥。贫血本身会伴有面色苍白、全身乏力、食欲不振等症状，身体极为虚弱，给新妈妈的健康埋下了隐患。如果此时还坚持执行瘦身计划的话，势必会影响产后的身体状态，延长产后康复的时间。

如果新妈妈患上了产后贫血，首先应该做的就是补气血和调养身体，应尽量多吃一些具有补血功效的食物，如红枣、猪肝、菠菜、红糖、黑木耳、桂圆、瘦肉、黑豆、黑芝麻等。如果有必要的话，还可以在医生的指导下服用一些补血的药物。等身体康复以后，再根据自身的情况选择合适的减肥方式。

☆ 新妈妈产后 3 阶段美体计划

一般建议新妈妈将产后的瘦身美体分为三阶段进行，分别是产后第 1 个月、产后 2～3 个月和产后 4～6 个月。在不同的阶段，有不同的美体重点，下面我们一起来了解一下。

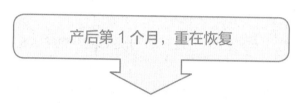

产后第 1 个月是新妈妈恢复身体元气，调理身体各器官机能的重要时期。胸部、腹部、腿部、子宫、盆底肌肉等都需要一定的时间才能恢复到孕前的状态。因此，此时的运动重点在于使气血畅通，促进恶露排出，以助产后恢复。

本月的运动可以从床上较轻的运动开始，比如，在身体状况允许的情况下，新妈妈可以坐起来活动下四肢，做做床上产褥操或肛门收缩锻炼等。随后，可以下床做一些简单的运动，如散步，促进末梢部位的血液循环。产后第 2 周，新妈妈可以适度按摩腹部，促进体内恶露的排出。顺产的新妈妈可以开始做一些产后恢复操，锻炼子宫和会阴部位的肌肉力量；剖宫产的新妈妈则要视情况多休息一段时间。产后第 3～4 周，此时新妈妈还不适合进行全面、系统的瘦身锻炼，不过，顺产的新妈妈可以持续上周的锻炼，恢复骨盆，锻炼腰部肌肉，并重点关注胸部、颈部、盆底、腰肌等部位的锻炼。

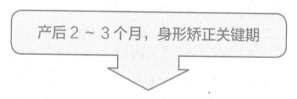

产后的第 2 个月，大多数新妈妈的身体已经完成了初步的恢复，此时进入了身形矫正关键期，可以开始进行全面、系统的瘦身锻炼了。同时应注意饮食结构的改善和调整，通过减少饮食量，提高食物的质，辅助瘦身。

适合该阶段的健身运动项目主要有健身操、游泳、慢跑、简单的脚踏车练习，以及用拉力器锻炼上体的肌肉等，新妈妈可以根据自身的条件灵活选择。

这里需要提醒新妈妈的是，如果产后需要哺乳，在此期间身体各部位的关节可能会由于激素的作用而变得松弛，直到身体恢复正常的生理功能为止。因此，无论选择哪种运动方式，新妈妈都应尽量避免会给关节增加压力的锻炼方式，如举重训练、跳、跑、爬楼梯、打网球等。

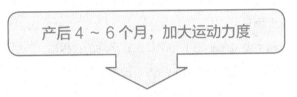

产后4～6个月，加大运动力度

从产后第4个月开始，新妈妈体内的各项系统功能基本可以达到正常状态，身体能够承受正常的运动量和运动强度了。无论是顺产还是剖宫产新妈妈，抓住这一时期，制订自己的健身计划，严格执行，并适度加大运动力度，不但可以加快身体的复原，还可以提高自身的体能，锻炼出更加健美的体态，增强新妈妈应对各种事情的自信心。不过，哺乳妈妈在加大运动量时，仍需循序渐进。

在产后第6个月，新妈妈必须进行减重锻炼，以免脂肪真正成型，造成后续减肥困难。可以选择登山、游泳、快走、骑脚踏车、有氧健身舞蹈、练瑜伽等全身性的运动，帮助减少赘肉，更好地塑型减脂。

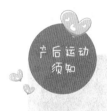

产后运动须知

无论新妈妈处于产后的哪个阶段，选择什么样的运动方式，都要注意以下几个方面：
◆随时关注自身的身体反应，并根据这一反应增减运动量。
◆运动时宜穿宽松、有弹性的衣服，并注意空气流通。
◆运动时建议配合深呼吸，缓慢进行，以增加耐力。
◆运动后应及时补充体内流失的水分，可以小口喝些温开水。
◆哺乳妈妈如果进行了大量的运动，不可马上喂奶。
◆如果运动过程中出现出血等特殊情况，一定要及时处理，切不可大意和勉强自己。

☆ 产后运动慢慢来，忌过早、过快瘦身

产后运动讲究循序渐进，忌急于求成，过早、过快瘦身。产后42天是新妈妈的月子期，也是身体调整和恢复的关键时期，这一时期的重点是关注身体的变化，做好各方面的调养，而不是急于瘦身。

一般的健美运动主要侧重于躯干和四肢，在运动的过程中，腹肌紧张增加腹压，会使盆腔内的韧带、肌肉承受来自上方的压力，加剧松弛的状态。过早、长时间的健美运动使盆腔韧带发生严重松弛后，会导致子宫、膀胱、直肠突向阴道，严重损害妈妈身体健康。

因此，产后新妈妈不要急于瘦身，应在产科医生的指导下，结合自己的身体制订适合自己的瘦身方案。

☆ 饮食搭配运动，瘦身更容易

能量的摄入与消耗是影响人体体重的主要因素，如果新妈妈的能量摄取过多而消耗不足，就可能引起产后肥胖，加大产后瘦身的难度系数。为此，我们建议产后新妈妈采取饮食搭配运动的瘦身计划。通常情况下，为了满足哺乳和身体恢复的需要，新妈妈在产后的饮食量相较于孕前会有所增加，如果能在坚持产后运动的同时，合理摄取身体所需的能量，就可以取得良好的瘦身效果。

新妈妈在月子期应注重保持饮食的多样化，以保证均衡的营养。例如，每天所摄取的食物应包括谷物类、蔬果类、肉类、蛋奶类等，但每种食物摄食量不宜过多，这样可以做到减重不减奶；月子期的饮食宜少量多餐，即总量不变，一天吃6餐，每餐7分饱。这样既满足了营养的需求，又可增加饱腹感，不会让新妈妈摄食过多。而且这种饮食方式不利于脂肪的囤积。另外，新妈妈可以在日常饮食中增加粗杂粮和新鲜蔬果的摄取量，多吃红肉，少吃白肉，以减少脂肪的摄入。

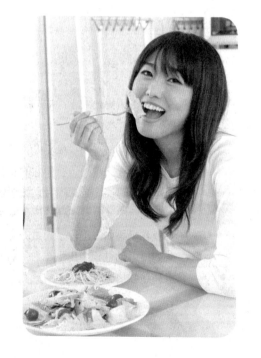

☆ 坚持哺乳，在不经意中瘦下来

母乳喂养是当今社会的一种潮流，它和新妈妈的体形变化是息息相关的。很多新妈妈认为，母乳喂养会导致自己的胸部下垂、身材走样，其实这是不科学的。对于产后新妈妈来说，母乳喂养是天然、科学、健康的减肥方法。正确的母乳喂养，可以达到一定的瘦身效果。

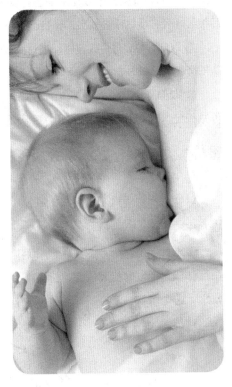

经过十月怀胎营养储备的新妈妈，体内储存了大量的热量和脂肪。母乳营养丰富，这些营养都是妈妈体内的热量转化而成的。也就是说，新妈妈每天泌乳都是在消耗自身的热量，这也是母乳喂养能够让妈妈变瘦的原因。坚持每天哺乳，可以加速体内的新陈代谢，额外消耗热量，其中一半的热量来自食物，另外一半则来自孕期堆积在身体的脂肪。消耗热量的顺序依次是腹部、腿部、臀部和脸部。由此可知，采取母乳喂养方式，腹部皮下脂肪首先会得到消耗。

新生宝宝大概每次吃奶30～50毫升，按每3个小时吃一次计算，新妈妈每天泌乳量在300毫升左右，这需要消耗约180千卡的热量，相当于有氧运动30分钟。不仅如此，随着新生儿的长大，对乳汁的需求量也不断增大，这就成了一种自然而然的减肥方式。

此外，母乳喂养中宝宝的吮吸，能刺激新妈妈的大脑垂体，分泌一些有利于身心健康的激素，刺激子宫收缩，帮助子宫恢复，进而促进新妈妈的身体健康。再加上产后新妈妈难免要在照顾宝宝上付出大量的时间和精力，时间久了，自然会逐渐瘦下来。

这里需要提醒各位新妈妈的是，保证母乳质和量的关键在于母体摄入营养的多样化和均衡搭配。因此，哺乳期虽然不需要刻意减肥，但也要坚持科学的饮食习惯，避免摄入过多高脂肪、高热量的食物，只有这样，才能既促进乳汁的分泌，又不至于摄入多余的热量，加大产后减肥的难度。

☆ 顺产妈妈产后 1 周内康复体操

顺产的新妈妈由于身体恢复快，产后第二天就可以下床适量活动，产后 1 周内可以做做康复体操，有益于恢复元气。

呼吸运动

❶ 取仰卧位，将手放在胸前进行胸式呼吸：先慢慢深吸一口气，使胸部隆起，然后缓缓吐气，反复呼吸 6 次，让自己全身放松。

❷ 取仰卧位，将手放在腹部进行腹式呼吸：深深吸一口气，然后缓缓吐气，吸气时，腹部隆起；吐气时，腹部会下降，如此反复呼吸 10 次。

❸ 取仰卧位，一手置于腹部，另一手放在肋部，缓缓抬起头部，接着双手互换，再做一次。抬头呼吸的要领在于深呼吸后停顿，然后抬头后缓缓吐气，双手各做 5 次。

抬臂运动

❶ 取仰卧位，将两臂伸展，和肩膀保持水平，手心朝上。

❷ 将手臂抬起，于胸前双掌合十，特别注意手肘不能弯曲，如此反复做 10 次。

腰部运动

❶ 取仰卧位，两手垫于头下，双膝弯曲成直角。

❷ 吸气的同时挺起腰部，持续保持此状态，然后在吐气的同时慢慢将腰部放下，如此反复做 10 次。

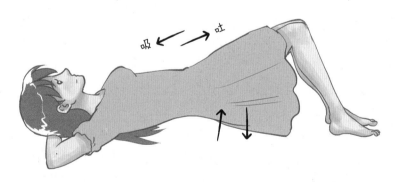

下半身运动

❶ 取仰卧位，将左膝曲起，并抬起右腿，将右脚掌贴放在右膝盖上，深吸一口气，然后缓缓吐出，将抬起的右腿尽量向腹部靠近，然后慢慢把腿放下，置于地面。

❷ 将右腿再次用力向上抬起并伸直，同时深吸一口气，把腿放下，缓缓将气吐出，左右腿交替运动，分别做 5 次。

☆ 剖宫产妈妈初期恢复操

剖宫产后，新妈妈通常需要先卧床静养 1 周，在产后 10 天左右可以开始锻炼简单的初期恢复操，一是可以改善身体疲劳感；二是促进身体的恢复。

深呼吸运动

❶ 取仰卧位，两手贴着大腿，慢慢吐气。再吸气，同时将手臂向上抬高至与肩膀呈一条直线。

❷ 两手继续上抬至头顶，两掌相合，暂时闭气。再缓缓吐气，同时把手移动到头部上方，作膜拜姿势。

❸ 两掌相扣，慢慢往下移动，并尽可能下压，同时吐气，吐完气之后，双手松开，恢复原姿势。

伸展运动

❶ 取仰卧位，两掌相对，放在胸上。

❷ 右腿保持原姿势，将左脚尽可能伸直向上抬，左右交替进行。

腰腹运动

❶ 新妈妈取仰卧位，辅助者用右手扶住产妇的颈下方，将她的头抬起，做这一动作时新妈妈暂时闭气，再缓缓吐气。

❷ 辅助者慢慢扶起新妈妈的上半身，新妈妈在这个过程中保持吐气。

❸ 新妈妈整个上半身完全坐直，休息几秒钟。接着一边吸气，一边慢慢由坐姿恢复原始姿势。

敲脚踝运动

❶ 取仰卧位，双脚叠放，用上方的脚轻敲下方的脚。

❷ 双脚叠放，脚尖用力伸直，然后双脚互换，分别做几次。

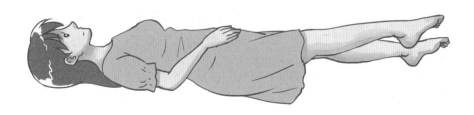

☆ 想瘦哪里"动"哪里，产后瘦身逐一击破

产后，新妈妈身体的各个部位都有可能长肉、变胖，下面精心挑选了针对各部位的瘦身法，让你想瘦哪里瘦哪里，摇身一变成辣妈！

铲斗式瘦脸

产后练习铲斗式，能加快新妈妈头面部的血液循环，从而改善面部水肿、肌肉松弛等，起到瘦脸的功效，此外，还能使面色红润、头脑清醒。

❶ 取站姿，双脚分开与肩同宽，双臂自然垂于体侧。吸气，双臂高举过头顶，肘部伸直，双手自手腕自然下垂。

❷ 呼气，上身向前弯曲，用双脚踩住双手掌的前部，保持数秒钟，身体还原至初始位置即可。

云雀式瘦手臂

手臂是产后新妈妈活动比较多的一个身体部位，抱宝宝、喂奶等，都需要有力的手臂支撑，经常练习云雀式，能够充分地拉伸手臂肌肉，消除大臂多余的脂肪。

❶ 取坐姿，双膝分开，将其中一只膝盖弯曲，脚掌靠近同侧的臀部，另一只脚贴在大腿根部。吸气，上半身转向左膝方向，头、颈向上伸展，双手臂伸直，支撑在地面上。

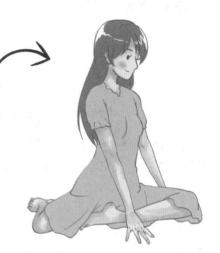

❷ 呼气，身体向前弯曲，伸展双臂，掌心相对，胸部贴向左膝，保持 3 ~ 5 个呼吸，然后交换双腿练习即可。

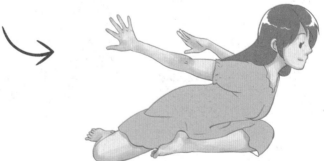

温馨提示

如果新妈妈的手臂力量不够的话，可以借助瑜伽带调节双手之间的距离。练习过程中上半身应尽量向下压，让胸部贴近膝盖。

129

船式瘦腹

腹部往往是产后身体变化比较大的部位，松弛的肌肉和孕期堆积的脂肪让整个肚子变得松松软软的，经常练习船式，能收紧腹部，锻炼核心力量。

❶ 取仰卧位，双腿并拢伸直，双臂放在头部两侧，掌心向上，放松身体。

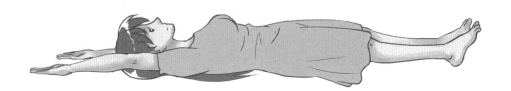

❷ 吸气，用腹部力量带动头部、上身、双臂同时抬起，双臂向前伸展，掌心相对，双腿伸直，并拢上提，与地面成45°，保持数秒钟，呼气，回到仰卧的姿势即可。

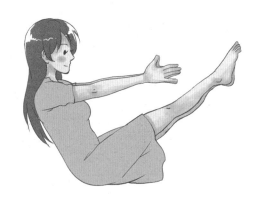

温馨提示

船式练习过程中要注意维持身体的平衡，可以将眼睛固定于某一点，更有助于集中注意力。如果无法伸直双腿，可以借助瑜伽带。

眼镜蛇扭转式瘦腰

孕期，孕妈妈的腰腹部很容易积累赘肉，让整个人看起来都很臃肿，影响美观。产后多做眼镜蛇扭转式，有利于锻炼和舒展腰部的肌肉，让腰围更小。

❶ 取俯卧位，双腿打开，双手掌放在胸旁两侧，双臂弯曲，使上臂与地面平行，头部向上微微抬起。

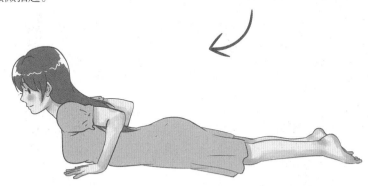

❷ 吸气，用双臂的力量撑起上半身，腰背挺直，呼气时头和上半身同时向左后方扭转，眼睛看向脚后跟的方向，注意手臂不要弯曲。呼气，换另一侧练习即可。

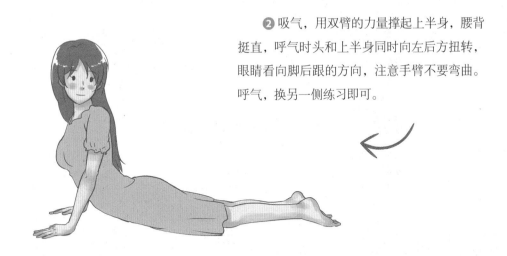

温馨提示

头部转向哪个方向，上半身也要向那个方向略微转动，在转的过程中，手臂尽量保持伸直，并收紧腰腹部的肌肉力量，才能起到更好的锻炼效果。

幻椅式提臀

分娩会让新妈妈的臀部变大、变扁，要想在产后尽快恢复翘臀，不妨多练习一下幻椅式，能有效防止臀部下垂，还能修正腿型。

❶ 取站姿，双手合十，大拇指相扣，吸气，双臂向上夹紧双耳，腰背挺直，目视前方。

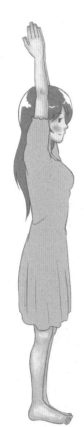

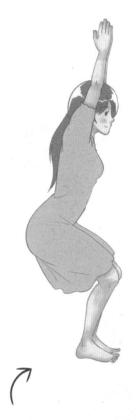

❷ 呼气，屈膝，放低躯干，保持自然呼吸 30 秒钟，身体慢慢还原至初始站姿即可。

温馨提示

在做这个动作的过程中，屈膝时很多新妈妈往往会把膝盖超过自己的脚尖，导致膝盖受到损伤，一定要注意避免。

仰卧扭转式瘦腿

腿部是影响女性外表的重要因素之一，产后，要想改善大小腿的不良体态，新妈妈可以多练习仰卧扭转式，每天练一练，助你再现产前诱人美腿！

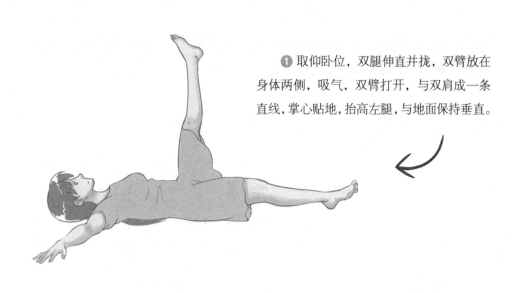

❶ 取仰卧位，双腿伸直并拢，双臂放在身体两侧，吸气，双臂打开，与双肩成一条直线，掌心贴地，抬高左腿，与地面保持垂直。

❷ 呼气，左腿向右侧压，用右手抓住左脚脚趾，头转向左侧，保持数秒钟后还原，换另一条腿练习即可。

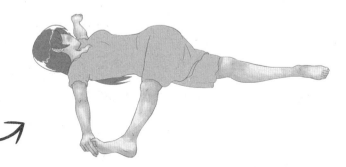

温馨提示

在练习过程中，要注意将双腿绷直，膝盖不要弯曲，双肩不要离开地面，背部不要拱起，以免影响锻炼效果。

魅力妈妈产后身体保养术

产后身体的康复与保养是成为魅力妈妈必不可少的一环。无论是头发、皮肤、子宫、阴道，还是身体的其他部位，都需要新妈妈悉心呵护。

☆ 月子期的肌肤养护重点

产后，新妈妈的肌肤或多或少都会出现一些变化，包括长斑、长痘、干燥、肤色暗沉等，针对这些容易出现的肌肤问题，在产后的不同阶段，我们提供了不同的养护方案。

产后第 1 个月
补水与基础护理

产后肌肤的保养离不开水分的补给，尤其是在产后的第 1 个月，新妈妈每天都要多喝水、多排汗，促进肌肤的新陈代谢，延缓细胞因缺水引起的老化。此外，皮肤的基础护理也要做好。洗脸、轻拍、涂抹基础护肤品，每个步骤新妈妈都要仔细做完，而且动作要轻柔，以免损伤产后肌肤。

产后第 2 个月
保湿、去角质

这个月新妈妈肌肤保养的重点是保湿和去角质。首先，要做好肌肤的深层补水，中、干性肤质的新妈妈可以选用较为滋润的霜类保养品；油性肤质者则可以选用乳液类保养品。去角质可以选择洗脸后，涂抹天然角质乳或角质霜，鼻周、额头、下巴这 3 个部位的角质较多，可以重点涂抹。注意，去角质时要依皮肤生长方向脱，不可太用力。

产后第 3 个月
美白、祛斑

产后第 3 个月，新妈妈可以重点美白和祛斑了。可以购买适合自己肤质的功能性修复护肤品，也可以定期敷面膜，还可以重点摄入一些含维生素 C、维生素 E 和胶原蛋白的食物，如银耳、猪脚、柠檬等，由内而外进行调养。

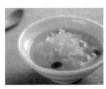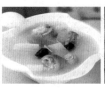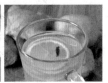

☆ 肌肤补水，不做"干"妈妈

不管是什么性质的皮肤，产后都容易处于缺水的状态，肌肤一缺水，各种干燥、敏感、皱纹等问题便会接踵而至，让新妈妈不知所措。要想不做"干"妈妈，该如何正确地给肌肤补水呢？

选择适合自己的基础护肤品

选择适合自己的护肤品非常重要，这些护肤品主要包括面霜、水、乳液、底妆、喷雾等。护肤品选得好，可以让肌肤保持年轻态；护肤品选不好，不仅起不到好的保养效果，甚至可能引发过敏、长痘等不良反应。一般来说，油性皮肤应选用清爽的水质保湿产品；干性皮肤应选用偏油质的保湿产品。除此之外，还可以定期使用保湿面膜，增强肌肤的保湿能力。

日常多饮水

以凉开水效果为佳，因为沸水经自然冷却至 20 ~ 25℃时，溶解在水中的气体会较煮沸前减少 1/2，水的内聚力增大，分子间隙趋于紧密，表面张力增强，与人体细胞内的水分子结构非常接近，具有很高的生物亲和力，容易渗透到皮肤组织内部，有利于补充皮肤中水分的不足。

饮食增强储水能力

肌肤的储水功能主要依赖于由无机盐所构成的晶体渗透压和蛋白质所构成的胶体渗透压，所以除了多饮水，还应注意配置合理的饮食营养结构，需多补充含骨胶原、黏多糖、卵磷脂、维生素、矿物质丰富的食物，以改善皮肤的营养，增强皮肤的储水能力。

做好沐浴及浴后护理

沐浴是一种良好的全身护肤美容手段，也是给肌肤补水的重要步骤。一般宜将水温控制在 37℃以下，时间不宜超出 20 分钟。如若水温过高、时间过长，易使皮肤表面类脂物溶解，导致水分挥发。浴后可以用植物精油进行全身的皮肤按摩，将皮肤表面的水分密闭起来，还能消除神经的紧张，促进血液和淋巴循环，使肌肤充满活力。

☆ 巧用面膜，保湿、祛斑

对于敷面膜，很多新妈妈一方面会觉得没时间、懒得做；另一方面也担心市面上购买的面膜含有对宝宝和自身不好的化学物质，影响身心健康。其实，适当地敷面膜对产后皮肤的改善是有很大好处的，只是重点在于选择什么样的面膜。新妈妈不妨试着在家自制天然面膜，美容又安全，而且成本低，一举多得。下面介绍几款具有保湿和祛斑功效的面膜，新妈妈可以试着做一下。

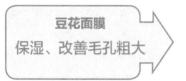

豆花面膜
保湿、改善毛孔粗大

将一小块豆腐放在碗中，捣成泥，加入 1 匙蜜糖和少量面粉，搅成糊状，敷于脸上约 15 分钟，用清水洗净即可。

芦荟面膜
高度保湿、补水

将芦荟洗净榨汁，倒入容器内，加入蛋清、牛奶，搅拌成糊状，待洁面后敷于脸上，15 分钟后洗净即可。

冬瓜瓤面膜
祛除皮肤色斑

将冬瓜取出瓜瓤，连同冬瓜籽一起放入锅中，小火煎煮 1 小时后去渣，取汁，加入适量面粉熬成糊，放凉后敷脸即可。

白芷绿豆面膜
美白淡斑、抗菌消炎

取适量绿豆粉和白芷粉混合，加入少许蜂蜜或酸奶，敷在脸上，15 分钟后洗净即可。

番茄玫瑰面膜
防皱美白、淡斑

将一个番茄压烂，取汁，加入适量蜂蜜，滴入 1 滴玫瑰精油，再加入少许面粉，调成糊状，涂在脸上，15 分钟左右取下，用温水洗净即可。

自制面膜虽然简单方便，不添加有害物质，但是容易散失水分、变硬，以及受到污染、滋生细菌，而且不太方便存放。所以建议新妈妈现做现用，控制每次制作的量不要太多，能一次用完即可。

除了自制面膜外，新妈妈也可以到护肤品专卖店去购买适合自己肤质的面膜，但是一定要充分了解其成分和功效，确保安全性。

☆ 保持良好的生活习惯可祛斑

祛斑不仅要内调外治，还要注意平时的生活习惯，如饮食习惯、休息时间等。对于新妈妈来说，产后保持良好的生活习惯，可有效减少长斑。

做好日常防晒

防晒是保养的第一步，阳光中的紫外线对皮肤的伤害具有积累性，刚开始日光照射引起的黄褐斑是浅表的，并不难治，但如果这些斑没有在短时间内得到代谢，形成深层次斑后就很难祛除了。因此，新妈妈日常生活中一定要做好防晒工作，出门前记得涂好防晒霜，戴遮阳帽或打遮阳伞。

调整作息时间

生活紧张，作息无规律性，会导致自身皮肤的抵抗力下降、内分泌失调、体内自由基活化，增加黑色素的异常分泌，从而形成黄褐斑等顽固斑点。此外，无规律的作息时间也会扰乱肌肤的正常新陈代谢。因此，产后保持规律的作息很重要。

选择合适的护肤品

很多护肤品中含有过量的汞和重金属成分，容易令肌肤产生斑点。因此，新妈妈一定要选择适合自己的、安全的护肤品。

注重饮食内调

饮食与皮肤密切相关，产后，新妈妈宜多吃有益于预防色斑的食物，如西红柿、橘子、柠檬及猕猴桃等。这些食物中含有的维生素 C 能有效抑制皮肤内多巴醌的氧化作用，使皮肤中深色氧化型色素转化为还原型浅色素，干扰黑色素的形成，预防色素沉淀，减少色斑的形成。

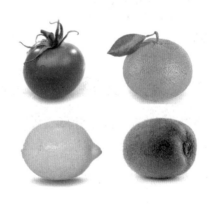

不要盲目减肥

盲目减肥会影响体内的营养代谢，甚至导致月经紊乱，影响皮肤健康。产后新妈妈瘦身需量力而行，且宜等月子期过完以后再执行瘦身计划。

保持平和的心境

产后保持平和的心境对肌肤的保养至关重要。新妈妈一定要减轻自己的心理压力，保持愉快的心情，减少长斑等皮肤问题的出现。

☆ 脸部巧按摩，促进肌肤复原

新妈妈每天进行适量的脸部按摩，借助手部的温度及科学的按压手法，能促进面部的血液循环，增强肌肤新陈代谢的能力，帮助吸收营养。此外，还能舒缓面部疲劳，对产后肌肤复原十分有益。

Step1

用食指、中指和无名指，以眉心为基点，向太阳穴方向划大圈按摩，扩散至整个额头。皮肤有向上拉扯的感觉，顺势按摩太阳穴。

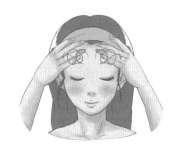

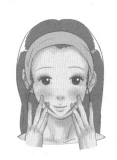

Step2

用中指指腹轻轻向下，顺直按摩鼻子两侧，左右两侧各按摩 3 次。再中指指腹紧贴鼻沟，一点一点儿地上下移动，大约 6 次。

Step3

用双手中指和无名指的指腹，从下唇正中心滑向左右嘴角，迅速向上提拉、按摩，大约 3 次。

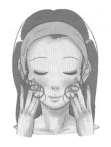

Step4

以下巴为中心，用中指和无名指的指腹，向左右耳方向划圈按摩。手指大幅移动按摩全脸，大约 3 次。

Step5

用双手的食指、中指和无名指点按、轻推两侧的太阳穴，力道以自己感觉舒服为度，按压6次。

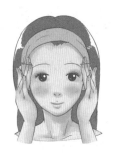

Step6

闭上双眼，以眼角为基点，用中指和无名指指腹覆盖整个眼部，轻柔地划向外侧，画圈按摩，大约 3 次。

Step7

以下巴为基点，用双手五个手指的指腹由下而上轻轻拍打、按摩整个面部的肌肤，至额头处，大约 3 次。

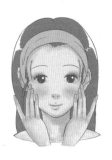

Step8

将双手的食指、中指和无名指并拢，由嘴唇的下方向唇部上方，分别画半个圆圈，按摩 6 次。

温馨提示

脸部按摩可以在睡前进行，按摩时可以使用适量按摩霜或精油，力度要轻柔，以免拉伤面部皮下纤维。按摩结束后，要将面部冲洗干净，然后按正常程序进行晚间的皮肤护理。

☆ 产后洗发、梳发、护发小窍门

产后头发的保养也是新妈妈需要重点关注的一个方面。想要让自己的魅力从"头"开始，焕然新生，就要掌握洗发、梳发、护发的窍门。

正确清洗头发

很多老观念认为，产后不能洗头发，其实这是不科学的。一般我们建议新妈妈在产后1周再洗头，并注意以下细节：

- ◆选用适合自身发质的、功效温和的洗发水。
- ◆顺头发自然下垂姿势洗发，动作轻柔，不要用力搓擦头发。
- ◆冲洗头发时，要控制水柱不要过强，使水流顺着头发的方向轻轻冲洗即可。
- ◆建议使用配套的护发素，必要时加用滋润素。
- ◆洗头时宜保持合适的室温，以防着凉感冒。
- ◆洗完头发后要立即把头发擦干、吹干，以免湿气随着头皮进入体内。

掌握干发技巧

刚洗完的湿头发应先用毛巾按压拍干，压拍至头发不滴水的半干状态，再用电吹风的低挡风稍吹干，然后让头发自然晾干即可。千万不要用毛巾反复搓擦，以免损伤发质。

科学梳理头发

梳理头发宜选用宽齿木质梳或角质梳，不要使用塑料梳，因为这类梳子容易产生静电。梳头时一只手拿梳子，另一只手握住头发的中段位置，先从发尾开始，将发尾打结的头发梳开，这样才不会将头发根部扯下。再由发根向发尾梳理，从而防止头发因外伤而断裂。

尽量不染发、烫发

染发和烫发是非常伤头发的行为，不仅会损伤发质、加重脱发，对于哺乳的妈妈来说，还可能引起自身和宝宝的过敏反应，让宝宝的身体发育受到影响。如果选用了不良染发剂，其含有的化学物质随着头发进入妈妈和宝宝的皮肤，还可能导致皮肤癌、乳腺癌等疾病。因此，新妈妈应尽量不染发、烫发，哺乳妈妈更应如此。

自制天然洗发护发产品

啤酒、鸡蛋、黄豆、西红柿……这些材料简单易得，却能在人的巧手下发挥巨大的头发保养功效。新妈妈如果有时间的话，可以参照下面的内容自己在家做一做哦。

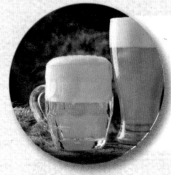

啤酒洗发

取啤酒、洗发水各1杯。将啤酒倒入锅中，用中火加热至沸腾，待啤酒浓缩到原来的1/4量时盛出，与备好的洗发水混合在一起，搅匀后洗发即可。能有效改善发质，修复受损的发丝，使头发更具光泽。

蛋清洗发

准备鸡蛋1个，洗发水适量。将鸡蛋打开，分离蛋清和蛋黄，取蛋清打至起泡，加入适量洗发水，搅拌均匀，洗头发即可。长期坚持，能增强发根的韧性，促进产后毛发再生。

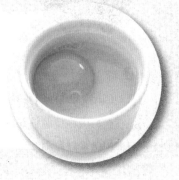

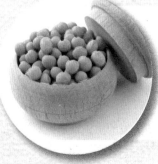

黄豆护发

准备黄豆50克，将其洗净，倒入锅中，加入适量纯净水煮沸，转小火，续煮至剩下一杯后晾温，滤渣取汁。洗完头发后，用黄豆水冲洗一次头发即可。可以改善产后脱发，并给头皮止痒。

西红柿护发

备好西红柿1个，面粉适量。将西红柿洗净，放入榨汁机中打成糊，加入面粉拌匀。洗完头发后，用毛巾把头发稍微擦干，将其抹在头发上，并适当按摩，然后用温水洗净即可。长期使用，可令发丝明亮有光泽。

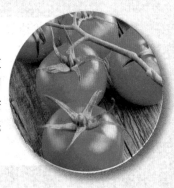

☆ 新妈妈这样做，头发掉得少

产后头发大量或异常脱落，是很多新妈妈都会有的现象，这是体内激素重新调整所引起的，大多属于生理现象，在产后 6 ~ 9 个月会自行恢复，不需要特殊治疗。但是新妈妈可以掌握一些方法，减少脱发。

多吃生发食物

营养均衡是头发生长的保障。要想减少脱发，饮食必不可少，新妈妈可以重点摄入一些富含蛋白质、维生素 A、锌、铁等物质的食物，如牛奶、瘦肉、动物肝脏、鸡蛋、核桃、黑芝麻、黑豆、紫米等，强健发根，促进发丝再生。

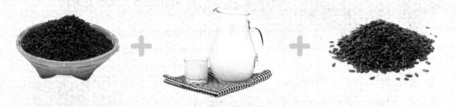

保持心情舒畅

乐观的情绪和舒畅的心情对于减少头发脱落、呵护秀发生长起着不可忽视的作用。新妈妈在产后应尽量调整好自己的情绪，保证足够的休息。不要为不必要的事情烦恼，促进身体快速恢复和头发健康生长。

早晚各梳一次头

梳头可以刺激头皮的血液循环，使头发长得更好、更坚韧。新妈妈可以每天早晚各梳一次头，注意不可用太大的力气，要顺着头皮轻轻梳理。另外，梳子要经常清洗，以免头发上的脏物长时间保留，滋生细菌。

做头部按摩

适度进行头部按摩能加速新妈妈脑部的血液循环，促进头发的生长，是护发养发的新妙招。

◆十指合拢，将指尖按在太阳穴上，分别顺时针和逆时针打圈 10 次。

◆双手指腹从眉心开始，向两侧轻柔按压到太阳穴，重复 10 次。

◆双手放在耳朵两侧，手指放在脑后，手指尽量靠拢，接着轻轻拍打后脑勺来放松头皮。

◆手指穿进头发，手掌握拳紧闭，轻轻拉扯头发。动作持续到整个头皮都被拉扯过为止。

◆十指微屈做徒手梳头的动作，由额前往脑后梳，可重复多次做。

☆ 对付妊娠纹，新妈妈有妙招

产后妊娠纹是一个普遍存在的产后肌肤问题，给新妈妈带来了很多困扰。对付妊娠纹，新妈妈可以从以下四个妙招入手。

运动赶走妊娠纹

运动能增强新妈妈的身体活力，让皮肤的延展性得到改善，从而增加皮肤弹性，减少妊娠纹的产生。一般来说，妊娠纹主要出现在女性的腹壁上，也可能出现在大腿内外侧、臀部、胸部、后腰部及手臂等处，以初产妇最为明显。因此，建议新妈妈在产后重点锻炼这几个部位，将局部脂肪转化为肌肉，淡化妊娠纹。

按摩消除妊娠纹

如果想通过按摩消除妊娠纹，建议新妈妈借助精油。按摩前，可先将双手放入温水中浸泡1分钟，然后分腹部、大腿、胸部等不同的部位进行按摩。如果能每天坚持按摩几分钟，妊娠纹就会逐渐淡化了。另外，注意按摩的力道不要太大，尤其是腹部的按摩，以免影响新妈妈伤口的愈合和身体的复原。

饮食吃走妊娠纹

妊娠纹的预防大于治疗。因此，从怀孕时起，孕妈妈就应注意避免摄入过多的甜食、油炸食品、奶油、乳酪等富含脂肪的食物，以免使体重骤增、脂肪囤积下半身，妊娠纹横生。坐月子期间，可以多吃些富含优质胶原蛋白的食物，增加细胞膜的通透性，促进新陈代谢，从而让皮肤更有弹性，改善妊娠纹。

巧用妊娠纹修复膏

妊娠纹修复膏是专为产后女性设计的，为减少和修复妊娠纹而使用的护肤品。能给予肌肤充分的滋润，保持肌肤弹性与光滑，让新妈妈保持健康自然的状态。产后，新妈妈可以去母婴专卖店或孕妇化妆品专卖店购买适合自己肤质的妊娠纹修复膏。在使用时，建议配合按摩一起，吸收效果更好。

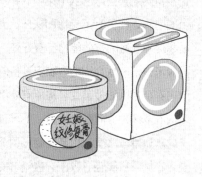

☆ 胸部保养术，防止乳房萎缩、下垂

孕期女性的乳腺组织和脂肪储备会有所增加，如果分娩后不好好保养，哺乳方式不正确，再加上长时间抱孩子等，很容易造成胸部缩水、下垂。因此，学习和掌握胸部的保养很重要。

重视乳房的日常护理

新妈妈在产后的日常生活中要重视乳房的日常护理工作，无论是走、坐、站，都要保持挺胸收腹；睡觉时尽量采取仰卧或侧卧的睡姿，并脱掉内衣，让胸部得到休息；哺乳的妈妈要采取正确的哺乳姿势，并穿合适的内衣等。

多吃丰胸食物

黄豆、花生、杏仁、核桃、芝麻、猪脚等都是很好的丰胸食物，其中，种子类食物中，种子的衣膜可以促进性腺发育，对预防乳房萎缩和下垂有益。新妈妈，尤其是需要哺乳的，不妨多吃一些。

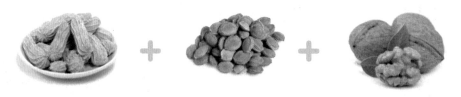

热敷和按摩

中医认为，膻中穴、乳根穴和天溪穴对乳房的发育具有重要的作用。新妈妈可以自己平时在家按一按，也可以去美容院做。在按摩之前，最好先用热毛巾热敷 3 ~ 5 分钟，能促进乳房的血液循环，达到更好的丰胸、美胸功效。

穿内衣调理

很多新妈妈怀孕后喜欢不穿内衣，殊不知这样会加剧乳房的下垂和萎缩。坚持穿适合自己的内衣，乳房有了支撑和扶托，乳房血液循环通畅，对促进乳汁的分泌、减少胸部下垂和提高乳房的抗病能力都有好处，也能保护乳头不受擦伤。

一般来说，一款合适的内衣应具备以下几个方面的要点：

◆内衣型号以能覆盖住乳房所有外沿为宜。

◆内衣罩杯部分间距要适中，不可过远或过近。

◆内衣肩带应略宽，松紧度要可调节。

◆内衣材质应质轻、吸汗、透气、安全，尽量选择纯棉的。

◆选择既能保证稳定性又不具压迫感的内衣，如软性钢丝内衣。

做美胸运动

产后坚持做美胸运动，能使胸部的肌肉发达有力，更有张力和韧性，从而增强对乳房的支撑作用，预防产后胸部下垂、改善胸型。

屈腿舒展式

取站姿，吸气，左腿向内屈膝，右腿站立；两臂慢举至头顶并拉直，手掌心相对，感觉胸部有明显的拉升效果。随着呼气将手臂慢慢向两侧展开，同时左腿伸直，双脚打开，换另一侧练习。

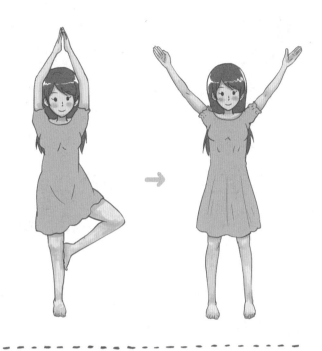

鱼式

取仰卧位，双臂自然贴放在身体两侧的地面上，掌心朝下，一边吸气，一边弓起背部，将头顶轻轻放在地面上。双臂、双腿伸直并拢，向上抬起，与地面成45°，保持7~8秒钟。呼气，身体慢慢还原。

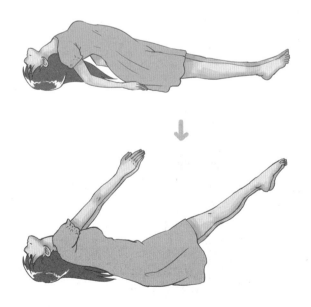

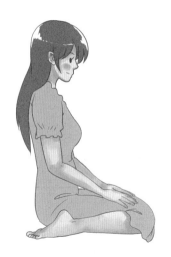

　　取跪坐位,臀部坐在两脚之间的地上。呼气,身体向后,双臂手肘弯曲,大臂与地面保持垂直,逐步将后脑勺、背部放在地面上,双臂伸展过头,小臂在头顶上方交叠,保持自然呼吸数秒钟,身体慢慢还原。

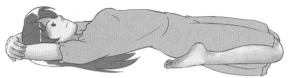

坐山式

　　取坐位,把右脚脚背搭放在左大腿根部,左脚放在右大腿上,呈莲花坐坐姿。吸气,双臂高举过头顶,十指相交,掌心朝上。呼气,低头,下巴触碰锁骨,背部挺直,保持片刻,身体慢慢还原。

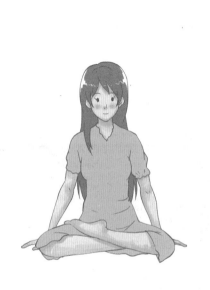

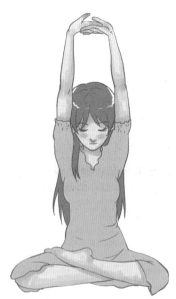

☆ 产后打响"子宫保卫战"

产后子宫的各对韧带都呈松弛状态，随着子宫肌细胞和肌纤维逐渐收缩，子宫会慢慢变小，经过 6 ~ 8 周的时间恢复到原来的大小。子宫颈也会呈现松弛、充血、水肿的状态，一般 1 周后会恢复正常形状，4 周后恢复到正常大小。

打响"子宫保卫战"，新妈妈需要从多方面保养自己的子宫，促进子宫复旧。例如，分娩后尽早让宝宝吸吮母乳，刺激子宫的收缩和恢复；产后第 1 周服用生化汤，帮助子宫恢复到孕前状态；在产后两周开始做运动，锻炼盆底肌肉和腹部的肌肉力量。

脚踩踏板运动

新妈妈取坐位，脚踝部用力，将两脚向上弯，再向下弯。该运动随时随地都可以练习，可防止腿部肿胀，促进子宫收缩，并改善下半身的血液循环。

锻炼腹肌运动

呼气时收紧腹部的肌肉，维持数秒钟后放松，再反复练习几次。每天尽可能多做，能帮助消除溢尿行为；如果孕妇分娩时外阴有缝合，做此练习还可帮助促进伤口愈合。

收缩腹部运动

新妈妈仰卧下来，用两个枕头撑住头及两肩，两腿弯曲并稍稍分开，两臂在腹部上面交叉。随着呼气，抬起头及两肩，并用两手手掌分别轻压腹部的两侧，好像把腹部的两侧紧压在一起一样。持续数秒钟，然后放松全身，能促进子宫的收缩和复旧。

☆ 拯救阴道松弛的窍门

产后由于激素的影响，新妈妈的阴道普遍会变得松弛，尤其是对于顺产的妈妈来说，宝宝经阴道娩出，阴道壁被撑开，导致肌肉松弛，张力减低，严重影响产后性生活的质量。那么，该如何拯救松弛的阴道呢？下面介绍两个可以提高阴道周围肌肉张力的小动作。

屏住小便：在小便过程中，有意识地屏住小便几秒钟，稍停后再继续排尿。

收缩阴道：仰卧，将一个手指轻轻插入阴道，然后收缩阴道，持续 3 秒钟，放松。

产后"性"福生活指南

产后，随着新妈妈身体的恢复，性器官的功能也慢慢回到了孕前的水平，可以重新开始过性生活了。这里有产后"性"福生活的指南，供新妈妈和新爸爸参考。

☆ 恶露未净时不能开始性生活

女性分娩后，随着子宫内膜的脱落，会有一部分血液、坏死子宫膜等组织经阴道排出，这就是恶露。恶露一般在产后 4 ~ 6 周排净，总量为 250 ~ 500 毫升。在恶露排出期间，新妈妈不能开始性生活。

产后排恶露的过程中，新妈妈的身体各器官也在逐渐恢复，包括性器官。正常情况下，首先恢复的是外阴，需要 1 天左右；产后 6 周子宫才能恢复到孕前大小；子宫腔内胎盘附着部位的子宫内膜则需要 4 ~ 6 周才能恢复。如果恶露尚未排净，身体没有恢复完全，过早开始产后性生活，将会造成一系列不良影响。

◆影响子宫内膜的愈合，延长恶露时间。

◆引起细菌感染，导致子宫内膜炎、子宫内膜异位、阴道炎、输卵管炎等疾病。

◆导致疼痛，甚至造成阴道、会阴撕裂。

◆有会阴侧切的新妈妈可能会导致伤口疼痛、出血，影响伤口愈合。

◆使性生活不和谐，影响夫妻感情。

☆ 产后可以恢复性生活的时机

专家建议新妈妈在产后 6 ~ 8 周恢复性生活，不过，这个时机也是因人而异的。新妈妈应在产后 42 天去医院进行全面的检查，若生殖系统检查合格，医生判断具备进行性生活的身体素质，方可进行性生活；如果检查结果表明新妈妈的生殖系统复旧不完全，则还要等一段时间。

另外，一些有过剖宫术、产钳术、会阴侧切、宫颈缝合或产褥期疾病等特殊情况的新妈妈，应根据自身情况，将性生活的时间推后。

☆ 对恢复性生活有帮助的运动

产后要想又快又好地恢复性生活，新妈妈可以借助适量有针对性的运动。下面推荐两个简单有效的运动，帮助新妈妈提升产后的"性"福生活指数。

腿部运动

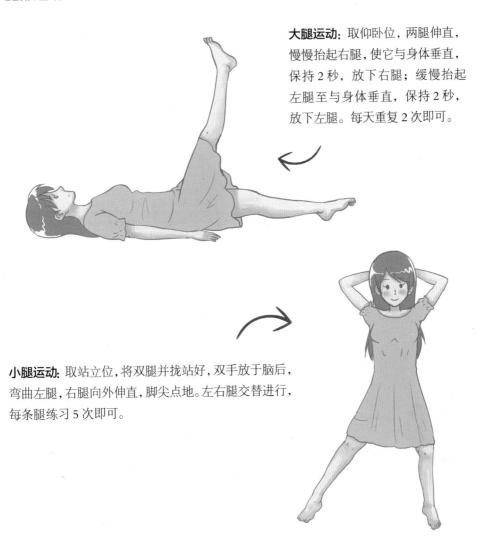

大腿运动：取仰卧位，两腿伸直，慢慢抬起右腿，使它与身体垂直，保持2秒，放下右腿；缓慢抬起左腿至与身体垂直，保持2秒，放下左腿。每天重复2次即可。

小腿运动：取站立位，将双腿并拢站好，双手放于脑后，弯曲左腿，右腿向外伸直，脚尖点地。左右腿交替进行，每条腿练习5次即可。

仰卧起坐

半仰卧起坐：取仰卧位，双膝弯曲，双手抱在头后，先深吸一口气，呼气的同时收缩腹肌，抬起头部和双肩，后背下部仍然平放在地上，再慢慢躺下。重复 5 ~ 10 次即可。

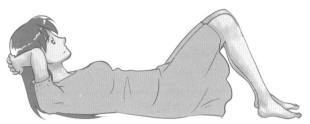

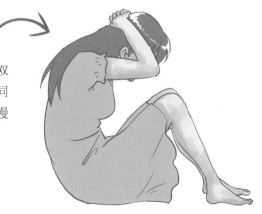

全仰卧起坐：取仰卧位，双膝弯曲，双手抱在头后，先深吸一口气，呼气的同时收缩腹肌，抬起整个上半身，再慢慢躺下。重复 5 ~ 10 次即可。

温馨提示

　　剖宫产妈妈在月子期不能做此练习，顺产妈妈则要等到产后第三周再做。开始练习时，可以每天练 5 次，待体力增强后，可慢慢增至每天 20 次。

☆ 产后为何要避孕?

新妈妈可以过产后性生活后一定要做好避孕措施，否则，一旦造成计划外怀孕及人工流产，势必会影响新妈妈的身心健康。

随着国家二胎政策的开放，越来越多的人也开始计划生二胎。医学上建议女性在生完第一胎后，隔3年再生下一胎，这样身体才能得到充分的休养，孕育二胎宝宝的环境才能调整到良好的状态。如果新妈妈的年龄很大，再次怀孕面临高龄妊娠的风险，那么至少也要间隔一年以上再怀孕。

☆ 新妈妈安全避孕法推荐

怀孕是指精子与卵子结合后，形成的受精卵种植在子宫内膜而发育成长的过程。采取一些措施使两者无法结合，就能起到避孕的作用。常见的产后安全避孕法主要有以下5种:

◆**使用避孕套**。以男用避孕套为普遍，方法简单，避孕成功率高。

◆**放置宫内节育器，俗称"上环"**。顺产者宜在产后3个月放置，剖宫产者推迟3个月。

◆**口服避孕药**。不建议产后哺乳的新妈妈使用，因为大多数避孕药都含有雌激素。

◆**外用避孕药**。如避孕药膜、避孕药片、避孕栓、避孕膏等，使用方法较为烦琐。

◆**产后绝育**。包括女性输卵管结扎术和男性输精管结扎术，此方法安全、永久。

☆ 产后第一次亲密接触温馨提示

产后第一次亲密接触是产后性生活的开始，也是极为重要的一次。下面的温馨提示内容，可以让新妈妈和新爸爸的产后第一次更尽"性"。

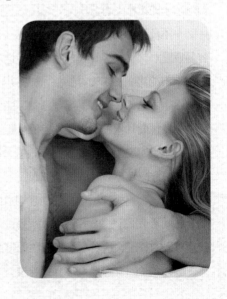

◆推荐采取立位和坐位的性交姿势，并采取避孕措施，减少受孕机会。

◆新爸爸在性爱过程中应温柔、缓慢，延长前戏的时间，多一些爱抚和交流。

◆性生活前后要用清水洗净生殖器官，注意保持个人卫生，以免引起细菌感染。

◆遇到阴道出血、分泌物异常等紧急情况，应停止性生活，及时就医。

不做 "抑郁" 妈妈

　　产后抑郁症不仅影响新妈妈自身的恢复，对家庭和睦和宝宝的健康成长也会带来危害。因此，新妈妈要积极做好产后心理保健，不让自己成为 "抑郁" 妈妈。

☆ 生完孩子后，你 "变" 了吗？

　　宝宝出生后，新妈妈角色的突然转换、产后身体上的不适、夜以继日的哺乳任务、家人关注度的转移，体内激素水平的急剧调整、变化等很多因素综合，容易导致新妈妈出现一系列的情绪改变，如情绪低落、情绪反复、焦虑、恐惧等。研究表明，产后消极、抑郁的情绪，会使新妈妈身体抵抗力变弱、食欲不佳、睡眠不足、丧失对生活的积极性、人际关系变得紧张，甚至可能出现自杀倾向。

☆ 产后 "坏" 情绪会 "传" 给宝宝

　　新妈妈的不良情绪不仅危害自身健康，还会给新生宝宝带来健康隐患，甚至影响宝宝的认知和情绪发育。

　　◆拒绝照管婴儿，厌恶孩子或害怕接触孩子，甚至出现一些可怕的想法，伤害孩子，影响孩子的正常发育。

　　◆不良情绪会抑制催乳素的分泌，让新妈妈乳汁减少；而且情绪不佳的新妈妈大多容易疲乏、饮食和睡眠欠佳等，可能造成不愿意给婴儿哺乳，导致母乳喂养出现障碍。

　　◆不能建立正常的母婴关系，婴儿的心理发育也会受到影响，孩子出生后前 3 个月容易出现情绪紧张、易疲惫、行为动作发育不良，而且增加罹患多动症的风险。

　　◆孩子出现胆小懦弱、过分敏感、易焦虑、性格孤僻、社会适应性不强等的概率加大。

　　因此，新妈妈产后一定要注意调适好自己的情绪，尤其在哺乳期内，一定要保持好心情。平时要多抱抱和抚摸自己的孩子，这种目光和肌肤的接触，可以促进母婴感情交融，孩子的身心发育都会更健康。

☆ 正确认识产后抑郁症

产后抑郁症是指女性在分娩后出现的，以心境显著而持久的低落与忧郁为基本临床表现，并伴有一系列的思维和行为异常的情感性精神障碍疾病。多于产后 2 周发病，于产后 4 ～ 6 周症状明显，部分新妈妈也可持续 1 ～ 2 年。所以，在孩子刚出生的几个月里，新妈妈要留意自己的情绪状态，谨防产后抑郁症的出现。

产后抑郁症的常见症状

	心理特征		生理特征
思想	悲观、消极，思维联想缓慢，反应迟钝，难以集中注意力或做决策，记忆力减退等	**睡眠**	觉得疲乏但入睡困难，做噩梦或中途醒了再难入睡等
情绪	情绪低落，经常闷闷不乐，没有热情，兴趣丧失，容易焦虑，对孩子没有爱意，觉得未来没有希望等	**食欲**	不想吃饭，甚至无饥饿感，有时候又总是忍不住多吃
行为	不与人交往，不想上班，不愿外出或整日卧床，蓬头垢面，吃饭、洗澡需要别人催促，生活需求降低	**精力**	感觉精疲力竭、无所适从，不能照顾自己或孩子，性行为兴趣丧失等

由于每个人的情况不同，产后抑郁症的表现也会有所差别。多数新妈妈产后抑郁症状并不十分明显，不易被人觉察，也不会严重影响其照顾自己和孩子。经过一段时间，症状可自行缓解或消失。少数新妈妈在产后抑郁症发生的初期可能有失眠、烦躁、情绪不稳、食欲不振等，以后发展成对新生儿过分担心，易激怒、猜疑。随着病情的加重，则可能出现思维紊乱，并伴有各种幻觉，甚至出现一些更为严重的状态，包括突然产生自残或伤害孩子的想法等。这种情况下，新妈妈通常无法照顾好自己，也无法照顾好孩子。

产后抑郁症对新妈妈和宝宝的危害较大，但也不必因此而忧心忡忡，只要新妈妈坚定信心，积极找到引发产后抑郁的不良因素，加以调整并适时寻求医生的帮助，产后抑郁是可以被治愈的。

☆ 产后低落情绪从何而来？

生了宝宝高兴不起来，反而情绪低落，这是什么原因造成的呢？人的情绪受生理状况、周围环境、天气、性格等因素的影响，对新妈妈来说也不例外。

生理因素

妊娠后期，孕妈妈体内的雌激素、黄体酮显著增高；分娩后，激素水平迅速下降，导致新妈妈脑内和内分泌组织的儿茶酚胺减少，从而影响高级脑活动，产生情绪低落。另外，新妈妈在产后易出现产褥期不适，如未能及时治疗，病情迁延或加重，也会给新妈妈的身心造成巨大的压力，引发产后情绪问题。

蛋壳心理

"蛋壳心理"的主要特征是脆弱、抗挫折能力较差，有这种心理的新妈妈一旦遇到困难和挫折，其应对能力也会比较弱。如果分娩过程中有创伤经历，产后遇到的不顺心事较多，往往一时间很难接受和自行纾解，因而容易产生焦虑或抑郁的情绪。

缺乏家人的理解与支持

研究证明，如果女性感觉自己在怀孕期间或在产后缺乏有意义的支持，那么，她们将更容易出现不良情绪。新妈妈刚生产完的一段时间内，往往会感到身体异常虚弱，还要负担起照顾宝宝的重任，如果家人，特别是爱人不理解或者忽视新妈妈，会给新妈妈造成心理不平衡感和无助感，如不能及时改善，会对新妈妈的心理造成极大的伤害。

无法适应角色转换

在孕期，准妈妈通常是大家关注和关心的主角，享受着家人的宠爱；产后，家人的注意力可能都会集中转移到新生宝宝身上，这种落差让很多新妈都有失落感。此外，如果新妈妈缺乏育儿知识或没有做好迎接宝宝的准备，也可能导致情绪焦虑或紧张。

缺乏重塑自我的信心

女性在产后难免出现蝴蝶斑、皮肤松弛、腹部游泳圈、乳房下垂等外形问题，这对于平时特别在意身材和容貌的新妈妈而言，无疑是一个打击。如果产后没有及时恢复体形，新妈妈就容易引起自责和感到压力，陷入罹患产后抑郁症和焦虑症的风险中。

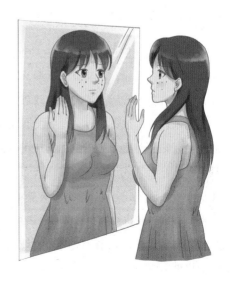

☆ 测一测你离"产后抑郁"有多远

很多人一旦产后出现情绪不佳时，就担心自己患了产后抑郁症。是否患有产后抑郁，不能仅凭新妈妈自我感觉和日常症状来判断，而是需要利用专业的情绪量表进行测试，并由专业医生进行诊断。

爱丁堡产后抑郁量表（EPDS）是应用较为广泛的自评量表，可作为产后抑郁症的粗略诊断依据。该表格包括10项内容，分别涉及心境、乐趣、自责、焦虑、恐惧、失眠、应对能力、悲伤、哭泣和自伤等多个方面。根据症状的严重程度，每项内容分4级评分（0分、1分、2分、3分）。

爱丁堡产后抑郁量表（EPDS）

项目	从不	偶尔	经常	总是
我能看到事物有趣的一面，并笑得开心	3	2	1	0
我对未来保持乐观的态度	3	2	1	0
当事情出错时，我会不必要地责备自己	0	1	2	3
我毫无缘由地感到焦虑或担心	3	2	1	0
我无缘无故地感到恐惧或惊慌	0	1	2	3
很多事情冲着我来，使我感觉透不过气	0	1	2	3
我因心情不好而影响睡眠	0	1	2	3
我感到难过和悲伤	0	1	2	3
我因心情不好而哭泣	0	1	2	3
我有过伤害自己的想法	0	1	2	3

测试分数：_____

测试结果的得分范围为0～30分，若得分高于13分，则有可能患有不同程度的产后抑郁，新妈妈应引起重视。

需要注意的是，该表格的测试结果不能直接作为诊断抑郁症的标准，而是识别那些需要进一步进行临床和精神评估的女性。如果得分高于13分，应由医生进行详细的诊断评估。

☆ 如何远离产后不良情绪？

如何摆脱产后不良情绪的困扰，让生活恢复原有的和谐、幸福，不仅需要新妈妈自身努力，也需要家人的关心和支持。

正视产后情绪问题

产后出现短暂的情绪低落是正常的，不等于患上了产后抑郁。这种情绪低落通常会随着体内激素水平的逐渐恢复而自行缓解。如果持续两周以上并有加重的趋势，新妈妈应引起重视，积极寻找引起不良情绪的根源并努力调整。

自我调节是关键

新妈妈要保持精神愉快，不钻牛角尖，以乐观的心态处理孩子的养育问题和家庭纠纷。平时，也可以暂时请长辈或月嫂带孩子，去做自己感兴趣的事。学会将消极想法通过倾诉、哭泣等方式向家人和朋友表达出来，让亲友帮助排解。

与宝宝建立积极的互动

良好的亲子关系对促进母婴双方的身心健康、改善产后不良情绪有着积极作用。新妈妈应尽量坚持母乳喂养。哺乳不仅能带给宝宝更好的营养，还能通过母子之间的肌肤接触、目光交流以及倾听触摸的过程，产生温暖情绪和情感共鸣。此外，平时多和宝宝说说话，会让他产生愉悦的情绪反应，妈妈的心理上也会获得极大的满足感。

家人的理解和支持很重要

温馨的家庭环境和家人的理解与支持能让新妈妈感到舒适和安全，减少抑郁和焦虑的情绪。家人尤其是丈夫，应多体谅新妈妈产后由于生理和心理上的改变而出现的情绪异常，避免与其争吵；要及时察觉新妈妈的情绪变化，并鼓励她倾吐内心的烦闷；也不要因为宝宝的到来而冷落新妈妈，要多陪伴新妈妈，安排好她的饮食和生活起居，尽量多承担育儿任务，让新妈妈感受到自己在家人心目中的地位，帮助其树立信心。

必要时寻求心理和药物治疗

当沮丧情绪持续存在或加重时，新妈妈不能一味地放任不管，而应尽快寻求专业人士的帮助，进行药物和心理方面的治疗和疏导，控制不良情绪的发展。

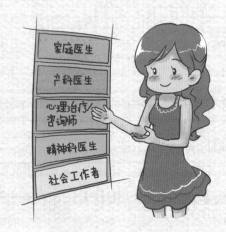

家庭医生
产科医生
心理治疗/咨询师
精神科医生
社会工作者

☆ 新妈妈产后心理减压法

产后育儿和自我恢复造成的身心压力往往容易导致新妈妈抑郁、焦虑，这时新妈妈要学着采取正确的措施缓解压力，以远离不良情绪的困扰。

正视产后不适

新妈妈在完成分娩后，身体的生殖系统、消化系统、泌尿系统、内分泌系统等会出现一系列生理变化，还可能遇到伤口疼痛、腹部疼痛、乳房胀痛等产后小麻烦，这些都是正常现象，经过一段时间的调养，再在生活中好好护理就能得到恢复。

注意饮食营养

营养专家称，当人缺乏营养时，大脑就无法获得某些微量元素，而这些微量元素对大脑产生神经递质至关重要。所以，吃对了食物可以安抚情绪，保持心情愉悦。新妈妈要吃营养丰富而又清淡的食物，让自己的身体得到恢复的同时，心灵也获得调养。

适度增加运动

新妈妈可以带着愉悦的心情做适量家务劳动或产后瑜伽等锻炼，这不仅能帮助身体尽快恢复，也能使自己的注意力不再集中在烦心事上，让心里的压力和烦闷在运动过程中得到释放。

珍惜睡眠机会

睡眠不足能使新妈妈的情绪出现波动，所以新妈妈要学会创造条件，让自己睡觉，有时候即便只是半小时的闭目养神，也能给自己带来愉快的心情。

注意自我调适

新妈妈采取一些特定的方法自我调适，可以帮助缓解压力，摆脱消极情绪。

深呼吸：通过鼻子深深地吸气，慢慢由 1 数到 4，设想着新鲜的空气进入自己的肺里，充满了每一个细胞，然后通过嘴慢慢地呼气，再由 4 数到 1。

随思想漫步：闭上双眼，想象自己躺在一片柔软的沙滩上，温暖的海风徐徐拂面，海浪拍打出动听的乐章，当收回思绪时，相信心情已经得到了放松。

与自己对话：当自己处于焦躁状态时，停下手边的事，默默地对自己重复"冷静""放松"，情绪会在潜移默化中恢复平静。

听点音乐：听点美妙的音乐对某些人来说是忘记烦恼、感受快乐的捷径。

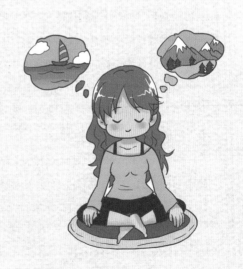

远离产后"月子病"

月子期，也是女性身体较为虚弱的时候，非常容易受到疾病的侵扰。新妈妈要注意身体护理，远离那些烦人的"月子病"。

☆ 产后贫血

有些新妈妈在生产完后，身体变得尤为虚弱，并出现面色苍白、全身乏力、食欲不振、头晕心悸等，这些都是贫血常见的症状。

产后贫血一般有两方面的原因：一是妊娠期间就有贫血症状，但未能得到及时改善，分娩后不同程度的失血使贫血程度加重；二是分娩时出血过多，从而引起失血性贫血。

贫血不具有遗传性，但对于纯母乳喂养的宝宝来说，如果妈妈贫血严重，母乳喂养容易使宝宝营养不良，抵抗力下降，进而引发腹泻及感染性疾病，对宝宝的健康尤为不利。

★ 防治要点 ★

尽管贫血的病因不同、预后各异，但合理的饮食在贫血防治过程中起着重要的作用，新妈妈可以通过调整饮食来预防和改善贫血。

◆在没有病理性问题的情况下，可以多吃一些补血的食物，如猪肉、牛肉、阿胶、红枣、枸杞、桂圆等比较温和的食物，有助于产后能量的摄取和铁的补充。

◆摄取足够的维生素C，促进身体对铁的吸收，提高利用率。维生素C的主要来源是各种新鲜的蔬菜和水果。

◆如果产后贫血较为严重，且通过饮食调节改善作用不明显，可以在医生的指导下适量服用铁剂，迅速生血补血。

◆一些食物，如茶、咖啡、苋菜、鲜笋等，补铁期间不宜食用，因为它们会在体内结合成不易溶解的盐类，妨碍铁元素的吸收。

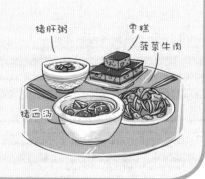

猪肝粥

枣糕

菠菜牛肉

猪血汤

☆ 产褥感染

产褥感染是指分娩时及产褥期生殖道受病原体感染，引起局部和全身的炎性变化。一般发病在产后 1 ～ 10 天，如不及时治疗，会诱发子宫腔内感染、阴道感染等，并有并发败血症的可能。由于感染发生的部位不同，产褥感染表现出来的症状也不同。

急性外阴、阴道、宫颈炎：表现为局部灼热、坠痛、肿胀，可出现尿痛、尿频、尿急。

剖宫产腹部切口、子宫切口感染：多发生于术后 3 ～ 5 天，表现为局部红肿、触痛、组织侵入有明显硬结，并有浑浊液体渗出，体温升高，可达 38℃以上。

宫腔内炎症：于产后三四天开始出现低热、下腹疼痛及压痛、恶露增多且有臭味。

盆腔腹膜炎及弥漫性腹膜炎：通常表现为高热、寒战、恶心、呕吐、腹胀、下腹剧痛，用手压下腹壁时疼痛难忍。

血栓性静脉炎：病变在盆腔内的静脉血管，常发生在产后或术后 7 ～ 10 天，患者通常有寒战、高热反应，反复发作，持续数周。

脓毒血症及败血症：由细菌进入血液循环引起，临床表现为发热、严重毒血症状、皮疹瘀点、肝脾肿大和白细胞数增高等。

★ **防治要点** ★

分娩后，新妈妈一旦发现有产褥感染的临床症状，要及时就医，合理用药。

◆怀孕期间，注意锻炼身体，增强免疫力，如发生呼吸道、泌尿道、阴道等处的炎症，应在分娩前及时治疗，以免这些疾病成为产后感染的诱因。

◆分娩时，如出现胎膜早破、产程延长、剖宫产，应及时进行抗感染治疗。

◆多摄入富含维生素C的蔬果，少吃辛辣食物，戒烟禁酒等，促进伤口恢复。

◆新妈妈在身体允许的情况下，应尽早下床，促进排便和排尿，预防感染。

◆保证会阴部卫生。勤换卫生棉垫，每次大小便后用温水冲洗会阴部。如果是剖宫产，平时应该保持伤口的干燥，在产后 5 ～ 7 天才可以淋浴。

◆产后同房日期应在产后 42 天以后。如果产后 42 天仍有血性恶露，初次同房日还得延期至恶露全部干净以后 2 天。

☆ 产后恶露不净

产后，新妈妈的阴道里会流出一些分泌物，其中有血液、坏死的蜕膜组织及宫颈黏液等，这就是恶露。恶露一般在产后 4 ~ 6 周排净，平均总量为 250 ~ 500 毫升。如果产后 6 周后，仍有较多恶露排出，称之为产后恶露不净。

新妈妈产后若休息不好，或平素体弱多病，或生产时间过长，就会导致宫缩乏力，恶露不净。因产妇子宫畸形、子宫肌瘤，或手术操作者技术不熟练，致使部分妊娠组织物残留于宫腔内，也会导致恶露不净，还有出血量时多时少，内夹血块，并伴有阵阵腹痛。另外，如果新妈妈产后不注意清洁卫生，容易引发宫腔感染，使恶露有臭味。

新妈妈产后出现恶露不净、延长情况的，会引发局部或是全身性的感染，情况严重的患者甚至会引发败血症。恶露的延长，对新妈妈切口的愈合也不利，可能会加重伤口感染。产后新妈妈如果存在产后恶露不净的情况，应及时到医院就诊治疗。

★ 防治要点 ★

产后恶露不净，预防很关键。

◆产后可以吃一些能促进恶露排出的食物，如山楂、阿胶、红糖等。尽量少吃温热性的食物，如羊肉、狗肉等，也不能饮酒，以免引发炎症。

◆在生产完后，当新妈妈的体力得到一定的恢复，一般在第 2 天就要进行子宫按摩，把手放在肚脐周围，做顺时针环形按摩，以此刺激子宫收缩，帮助恶露排出。

◆保持阴道清洁。产后因为不断有恶露排出，新妈妈使用的卫生垫应及时更换。刚开始约 1 小时换 1 次，之后 2 ~ 3 小时换 1 次即可。更换卫生垫的同时，经常性地用温水对外阴部进行清洗，勤换内裤，以预防外阴部的感染。

◆进行一些产后运动，例如进行腹式深呼吸，以及在产后一周躺在硬床上进行抬腿、提臀，或膝胸卧式运动，也可以促进恶露的顺利排出。

◆宝宝吸吮妈妈乳头能够刺激母亲分泌催产素，从而引起宫缩，促进恶露排出。为了防止产后恶露不净，新妈妈应尽量采取母乳喂养。

☆ 产后腰腿痛

产后腰腿痛是产后新妈妈大多都会遇到的问题，主要表现在产后腰、臀和腰骶部日夜疼痛，部分患者伴有一侧腿痛，双下肢沉重、酸软等症状。在咳嗽、打喷嚏、大便时，腹压增加，疼痛可能会加剧。

产妇怀孕期间，腹部变大，体重增加，变大的腹部向前突起，身体重心随之改变，腰背部的负重加大，所以孕妇的腰背部和腿部常常感到酸痛。到了产后，这种疼痛一时还不能消失，因此新妈妈仍有腰腿痛的感觉。加上分娩时子宫的阵缩和神经的牵张反射会导致腰骶部及双腿酸痛，且现在产妇分娩多采用"仰卧截石位"，在产床上时间较长，不能自由活动，消耗掉许多的体力和热量，致使腰部和腿部酸痛加剧。另外，坐月子期间，有的产妇不注意科学的休养方法，活动锻炼不得法；有的产妇则过早地参与劳动；有的经常弯腰照顾宝宝；还有的产妇产后睡弹簧床，这都不利于腰腿部的恢复。

★ 防治要点 ★

如果属于怀孕和分娩引起的产后腰腿痛，一般在产后1周后疼痛就会减轻。如果疼痛始终不见减轻，就要让医生进行专业的诊断，及时治疗。

◆注意保暖。产后宜穿高腰长裤、袜子和棉拖鞋，即使天热，也不宜穿露脐装或光脚丫；不要用冷水洗手、洗脚、洗澡。

◆在坐位时可将枕头、坐垫一类的柔软物垫在背部和腘窝下，以减轻腰腿部的负荷，使自己更舒适。

◆根据身体情况经常活动腰部，使腰肌得以舒展。如果感到腰部不适，可按摩、热敷疼痛处或洗热水澡，促进血液循环，改善腰部不适感。

◆劳逸结合，尽量避免久站或久坐，适时让腰部、腿部得到休息。

◆给宝宝喂奶时，可以在腰部垫靠垫和用脚凳抬高腿部，身体也可以间断性地做头往后仰、颈部绕环的动作。喂奶结束后，可以在床上做腰部绕环动作，舒展舒展四肢，让身体放松。

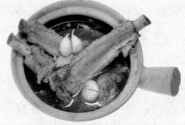

◆注意补充营养，尤其是钙、磷等骨骼必需的成分，以免因产后缺钙而导致腰腿痛。

☆ 产后尿潴留

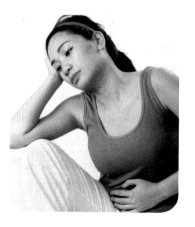

一般来说，新妈妈在顺产后 4 ~ 6 小时内就可以自己小便了，但有些新妈妈在产后长时间（7 小时以上）膀胱充盈（膀胱残余尿量大于 100 毫升），而不能自解小便，这种现象被称为产后尿潴留。

产后尿潴留多是新妈妈产程比较长，膀胱长时间受压而致膀胱和尿道黏膜充血、水肿，以及膀胱肌肉收缩功能减低引起的。另外，膀胱对排尿反向敏感性降低，会阴伤口的疼痛，精神紧张，不习惯于卧床排尿等也可能造成产后尿潴留。

有的新妈妈由于在分娩过程中体力消耗过大，在产后又未能及时补充饮食和水分，所以在产后的一段时间内可能会因为尿量过少而未排尿。这种情况下，新妈妈的膀胱是空的，不会存在膀胱饱胀的现象，这不是产后尿潴留，只需要补充水分即可。

★ 防治要点 ★

出现产后尿潴留，不仅会给新妈妈带来痛苦和尴尬，也会增加产后出血及泌尿系统感染的概率，新妈妈应慎重对待。

◆孕期不憋尿，多运动，加强腹肌锻炼，可在一定程度上预防产后尿潴留的发生。

◆产后妈妈要多喝水、多喝汤，增加尿量，既可以预防尿潴留，又能清洁尿道。已经发生了尿潴留的妈妈，则应该少喝汤水，尽量减少膀胱负担。

◆产后妈妈如厕时可以打开一旁的水龙头，听听流水声，利用条件反射破坏排尿抑制，产生尿意，促进排尿发生。

◆在盆内放入50℃左右热水，然后蹲在水盆上，让热气充分熏蒸会阴部，每次5 ~ 10分钟，有利于排尿。但要注意避免烫伤。

◆如果新妈妈的身体条件允许，在排尿前，可以将装有60℃左右热水的热水袋装入布套，放在下腹部膀胱处，边热敷边以逆时针方向轻柔按摩位于脐与耻骨联合中点处的利尿穴，并间歇向耻骨联合方向推压，能促进排尿。

◆如果产后尿潴留情况严重，且各种诱导排尿法均无效，必要时可置入导尿管，以帮助排尿。

☆ 产后尿失禁

产后，一些新妈妈可能会遇到这样的尴尬，偶尔咳嗽、大笑，甚至打个哈欠，就会有少许尿液漏出，让人不胜烦恼。这种尿液无法用意识控制、不由自主地漏出的现象，被称为产后尿失禁。

产后尿失禁常表现为每天排尿次数过多，通常在8次以上，但总感觉排尿不净；夜尿频繁，难以忍受尿意；大笑、咳嗽、打喷嚏、弯腰及运动时，尿液常会不由自主地流出。产后尿失禁依症状表现可分为轻度、中度、重度三种。

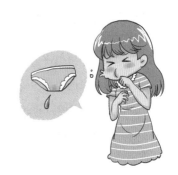

➡ **轻度**：一般情况下不会出现尿失禁，只在咳嗽、打喷嚏等腹压突然增加时发生，不必使用尿布垫。

➡ **中度**：在快步行走等日常活动时就会发生尿失禁，一般需要使用尿布垫。

➡ **重度**：在站立位时即发生尿失禁，严重影响新妈妈的生活和社交，必须使用尿布垫。

产后尿失禁是由于分娩时，胎儿先露部分对新妈妈的盆底韧带及肌肉的过度扩张，特别是使支持膀胱底及上2/3尿道的组织松弛所致。如不及时治疗，病情很可能会恶化。

★ 防治要点 ★

为了避免尴尬的尿失禁，新妈妈可从以下几点做起：

◆孕期应控制体重增加，避免产伤、产程延长等产科因素，同时适当做一些锻炼会阴部位肌肉力量的运动，有助于预防产后尿失禁。

◆分娩时，配合助产士正确用力，不到子宫口开全就不要过早用力，当会阴切开或有裂伤时，要配合医生及时修补。

◆产后2～3天及时排尿，以免尿液积存过量，给膀胱造成严重的伤害。

◆产后避免穿过于紧身的衣物，尤其是下半身，以免增加骨盆的负担。

◆发生尿失禁时，还是要适量摄入水分，但在外出前、睡前2小时，需减少水分的摄取，以减轻漏尿的困扰。

◆分娩2周后新妈妈可以有意识地进行缩肛练习，以锻炼盆底肌的收缩功能，预防、减少尿失禁的发生。

☆ 产后便秘

新妈妈产后饮食如常，但大便数日不行或排便时干燥疼痛，难以解出者，称为产后便秘，或称产后大便难，是常见的产后病之一。

产后便秘的出现，主要是由于产后腹部肌肉和盆底组织松弛，导致排便力量减弱。加上产妇体质虚弱，不能依靠腹压来协助排便，粪便在肠道过度滞留，水分过度吸收而致便秘。另外，产后数天活动减少，肠蠕动减弱，也是影响排便的原因之一。

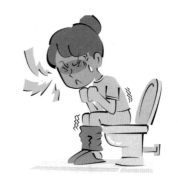

部分新妈妈由于畏惧产道裂伤、会阴侧切伤口的疼痛，也可造成排便抑制。有些新妈妈由于担心尿失禁而刻意少喝水、减少多汁食物的摄取，也会导致产后便秘。

产后便秘对新妈妈的不良影响，除了表现在日常排便困难外，还会成为一些病症的诱因，如急性粪便阻塞肠道、腹胀、下腹疼痛、痔疮等，还会增加罹患大肠癌的可能性。

★ 防治要点 ★

产后便秘不容小觑，新妈妈一定要做好防治和护理。

◆饮食搭配要合理，荤素结合，多喝汤、多饮水，多吃含膳食纤维的食物，如新鲜的蔬菜和水果；少吃辣椒等燥热刺激性的食物，忌饮酒、喝浓茶、喝咖啡。

◆产后新妈妈应适当地活动，不能长时间卧床。产后前2天应勤翻身，之后待身体逐步恢复，可适当下床走动。

◆练习提肛运动，锻炼盆底肌肉的力量，促进肛门血液回流，增加排便力。方法主要是做忍大便的动作，将肛门向上提，吸气、肚脐内收，再呼气，然后放松，早晚各做1次，每次30下。

◆每晚临睡前用单手掌心按照顺时针方向进行腹部按摩，促进肠胃蠕动。

◆生活中注意劳逸结合，保证高质量的睡眠，养成定时排便的好习惯。

◆平时应保持精神愉快、心情舒畅，以开朗明快的心情面对问题，多听音乐放松心情。

◆如果产后便秘较为严重，无法自行改善和纠正，应在医生的指导下及时合理用药。

☆ 产后痔疮

痔疮是指人体直肠末端黏膜下和肛管皮肤下静脉丛发生扩张和屈曲所形成的静脉团块，是一种十分常见的疾病，受妊娠、分娩的影响，产后新妈妈易患痔疮。

很多新妈妈在妊娠期间便已患有痔疮，怀孕时增大的子宫压迫直肠，盆腔静脉回流不畅，容易导致形成痔疮。分娩时因为过于用力或会阴撕裂，加重静脉回流障碍，很可能会引发痔疮和使原有痔疮加重。产后，由于新妈妈多采取卧位，活动少，排便无力，加上盆腔肌肉及肛门周围肌肉过分紧绷，会阴伤口疼痛令新妈妈不敢用力排便，使粪便在肠道中滞留时间过久变得高度硬结，发生便秘，也极易诱发痔疮。

★ **防治要点** ★

新妈妈一旦患上产后痔疮，不但会造成身体上的不适，还会增加精神上的负担。因此，预防产后痔疮很有必要。

◆产后多喝水，增加肠道的水分，促进肠胃蠕动，可以每天早上喝一杯温开水，冲刷肠道，帮助排便；忌辣椒、胡椒、酒、咖啡、浓茶等刺激性食物和饮品。

◆多吃绿叶蔬菜、根茎类蔬菜、水果和五谷杂粮等高纤维食物，促进排便，减少直肠末端血管受到的腹压。

◆产后尽早下床活动，避免久站久坐，以免粪便在肠道内停留时间太久引起便秘，诱发产后痔疮。

◆做提肛运动，促进肛门括约肌收缩，加快局部血液循环。

◆生活要规律，每天定时排便，保持大便通畅，还要勤换内裤、勤洗肛门，并保持外阴清洁、干燥。

☆ 产后乳房胀痛

许多新妈妈都会经历产后乳房胀痛的痛苦：双乳胀满，出现硬结，感觉疼痛，有的胀痛感会延至腋窝部位。出现乳房胀痛时，新妈妈在婴儿吸吮时往往会因为疼痛、手臂活动不便而不愿喂奶。

新妈妈出现乳房胀痛的原因有很多，主要是由于乳房分泌的乳汁不能及时排出致乳房过度充盈及乳腺管阻塞所致。产后，大多数妈妈都会有初乳分泌，而大量的乳汁分泌一般在产后两三天。乳汁分泌太多而宝宝吃不完，或乳头扁平、乳头凹陷使宝宝难以吸出乳汁，如果不能及时排出，乳汁就会滞留在乳腺管内，时间一长就容易结块而发生堵塞。此时会出现明显的乳腺胀痛，乳腺表面温度升高，有时还会看见充盈的静脉。

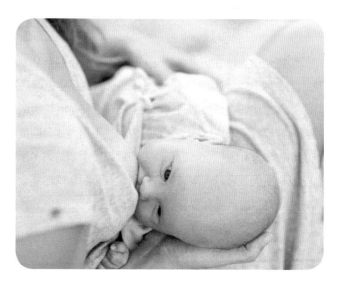

★ 防治要点 ★

为减轻产后乳房胀痛，新妈妈可以试试下面这些方法：

◆产后不要急于催乳。由于宝宝食量有限，加之新妈妈乳腺还未完全通畅，如果过早催乳，可能导致乳汁分泌过多而堵塞乳腺，引起胀痛。

◆产后 2 ～ 7 天如果喂哺不当，极易造成乳腺管阻塞、乳汁淤滞，故哺乳次数应该频繁些，产妇下奶后一昼夜应哺乳 8 ～ 12 次。

◆给宝宝哺乳后，如果乳房内有没吸完的乳汁，应及时挤出，使双侧乳房排空。这样既能减少乳房胀痛，又可以促进乳汁的再次分泌。

◆可使用热敷的方式来缓解乳房胀痛。在热敷时，要注意保持适宜的温度，避免烫伤，并避开乳头与乳晕这两处的皮肤。

◆乳房出现胀痛时，可用双手将乳汁挤出。即洗净双手，握住整个乳房，均匀用力，轻轻从乳房四周向乳头方向进行按摩挤压。

◆用油木梳背部，由乳房四周向乳头方向刮摩，一天 2 ～ 3 次，也可有效缓解乳房胀痛。

◆戴合适的胸罩，将乳房托起，有利于乳房的血液循环，从而减轻疼痛。

◆如果通过以上方法均无法改善乳房胀痛的症状，且新妈妈的体温持续超过 38.5℃，乳房局部有红肿，伴有头痛，就应该警惕急性乳腺炎的可能，应尽早就医。

☆ 产后乳头皲裂

乳头皲裂是常见的产后不适之一，轻者仅乳头表面出现裂口，重者局部渗出黄色的液体，甚至会渗血。乳头皲裂常在哺乳第1周发生，初产妇较为多见，有些二胎妈妈的乳头皮肤娇嫩，在为二宝哺乳时也会出现。

导致产后乳头皲裂的原因主要有三个方面：

➡ **乳头内陷或扁平**：新妈妈有乳头内陷或乳头扁平的情况，并且在孕期没有处理好，宝宝吸吮乳头比较困难，长时间用力吸咬，就会使乳头发生损伤和皲裂。

➡ **乳头清洁方法不当**：乳头表皮非常薄嫩，有些新妈妈为了保持乳房部位的干净，常用肥皂甚至酒精来擦洗乳头，导致乳头表皮被擦破，引起皲裂。

➡ **哺乳方法不正确**：部分新妈妈在哺乳时，宝宝只含住乳头，使得乳头受力过大而皲裂。

★ 防治要点 ★

乳头皲裂重在预防，新妈妈可以从多个方面入手。

◆对于乳头扁平或内陷的准妈妈，从孕中期就要每天牵拉乳头数次，帮助乳头向外突起。

◆每次喂奶时间不要过长，一般以15～20分钟为宜，也不要让宝宝含着乳头睡觉，以免乳头长时间浸泡在唾液中而易皲裂。

◆采取正确的哺乳方式。哺乳时要"胸贴胸、腹贴腹、宝宝下颌贴乳房"；当宝宝吸吮时，让他含住整个乳头还有大部分乳晕。

◆每日至少用温水清洗乳房两次，不要用碱性的肥皂或沐浴露清洁乳房及周围皮肤。

◆每次哺喂结束后，新妈妈可蘸取少量乳汁，轻轻涂抹在乳头与乳晕的部位，对乳房肌肤具有较好的保护效果。

◆对于已经皲裂的乳头，可先用晾温的开水洗净乳头，接着涂以10%鱼肝油铋剂或者复方安息香软膏酊，也可将等量的黄柏粉、白芷粉用香油或蜂蜜调匀涂于患处。如果乳头皲裂较为严重，应停止喂奶24～48小时，妈妈可将乳汁挤出至奶瓶中喂宝宝。

☆ 产后乳腺炎

产后乳腺炎是月子期常见的一种疾病，俗称"奶疖"，多为急性，常发生于产后3～4周的哺乳期妇女，尤其是初产妇。产后乳腺炎不仅会妨碍母乳喂养，而且还会影响新妈妈的健康。

产后乳腺炎主要由病菌通过乳头皮肤的破损处入侵所致。初产妇在哺乳时，通常会出现不同程度的乳头皲裂，这就给病菌的入侵提供了有利条件。另外，宝宝如果含着乳头睡觉，口腔中的细菌也容易直接侵入乳管而导致乳腺发炎。如果哺乳妈妈有乳汁淤积的情况，就更有利于侵入病菌的生长繁殖，极易发生乳腺炎。

患乳腺炎后，新妈妈会突然感到恶寒、发热、乳房结块、局部红肿和疼痛，有时还会伴随全身不适、食欲欠佳、胸闷烦躁等症状。如果能及时用清热解毒的中药治疗，并保持乳腺通畅，病情会很快得到控制。如治疗不及时或不治疗，病情会逐渐加重，局部疼痛剧烈，呈刺痛、跳痛，持续高热不退，导致局部化脓，甚至导致脓毒败血症。

由于乳腺炎只感染乳房组织，与乳汁无关，因此，炎症不会传染给宝宝，可以继续哺乳。若是只有局部红肿，妈妈可在喂奶前先热敷红肿部位，并且将硬块揉散，哺喂后再冰敷；若是乳头已经感染、破皮，可用奶水加以擦拭，或涂抹医师开具的药膏。为防止宝宝吃到药膏，可以选择哺喂后再上药，或是哺喂前先以清水清洁乳头。如果出现乳房脓肿并做了切开引流，可用健侧乳房哺乳，并将病侧乳房的乳汁挤出后丢弃，待乳腺脓肿痊愈后再重新哺乳。

★ 防治要点 ★

掌握正确的方法可以帮助新妈妈们有效预防和处理产后乳腺炎。

◆保证乳腺通畅是关键。除了让宝宝多吮吸外，产后新妈妈还可以通过挤压、按摩或吸奶器吸奶等方式疏通乳腺。如果采用挤压方法通乳，由于乳房的硬块很难处理，可先冷敷再温敷乳房后，再开始挤奶。

◆避免摄入过多高蛋白和高脂肪食物，以免分泌的乳汁过多，导致乳腺堵塞，引发乳腺炎。

◆多喝水，保证乳汁的畅通，是预防产后乳腺炎的有效手段。

◆哺乳后及时用清水清洗乳头，如果有乳头内陷，可经常提拉、挤捏，进行矫正。

☆ 产后失眠

分娩后，新妈妈立即投入到照顾宝宝的艰巨任务中，身心都承受着很大的压力，感觉特别劳累，而真的能躺下休息时，却可能遭遇失眠的困扰。

引起新妈妈失眠的原因较多。一是在分娩后的几天，新妈妈被产后伤口的疼痛所影响，引起失眠；二是乳房胀痛和乳头皲裂的疼痛使妈妈难以入眠；三是由于缺乏照顾新生儿的经验，很多新妈妈可能处于紧张或焦虑的情绪中而无法安睡。除此之外，晚餐过饱，睡前饮水多、玩手机等不良的生活习惯也会引起新妈妈失眠。

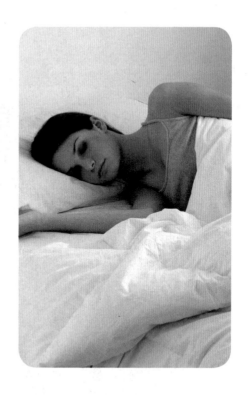

★ 防治要点 ★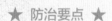

保证充足且优质的睡眠是科学坐月子的重要内容之一，面对失眠，新妈妈应如何防治呢？

◆睡前放松，不要忙这忙那，不要胡思乱想，静静地坐下来，听听舒缓的音乐，排除各种杂念。

◆调整好作息时间。妈妈如果夜里因为照顾宝宝而睡不好，可以在白天小睡一会儿。

◆尽量在睡前2小时完成进食，同时少喝含有咖啡因的饮料和浓茶，睡前可喝一杯热牛奶安神。

◆月子期间，新妈妈不要一直处于围着宝宝转的状态中，过于单调的生活会让妈妈心情压抑而造成或加重失眠。

◆如果失眠症状严重，经调节无效，应及时求助于医生。

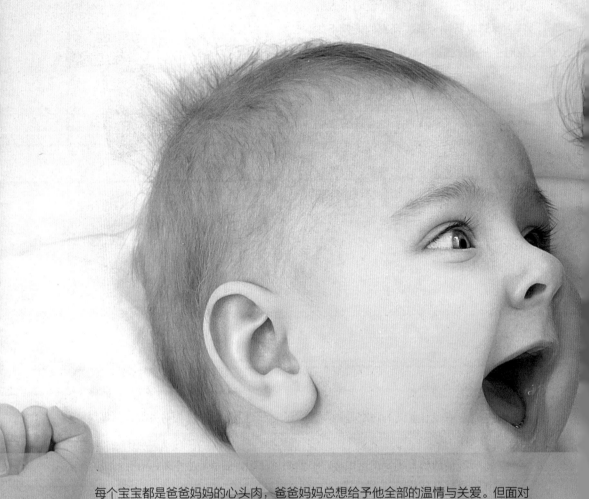

　　每个宝宝都是爸爸妈妈的心头肉，爸爸妈妈总想给予他全部的温情与关爱。但面对如此稚嫩的小生命，没有育儿经验的新手爸妈们护理起来往往手忙脚乱。本章从新生儿生理特点、日常护理、喂养方案、健康护理和早期教育等方面，帮助新手爸妈及其家人轻松应对新生儿护理过程中的种种问题。

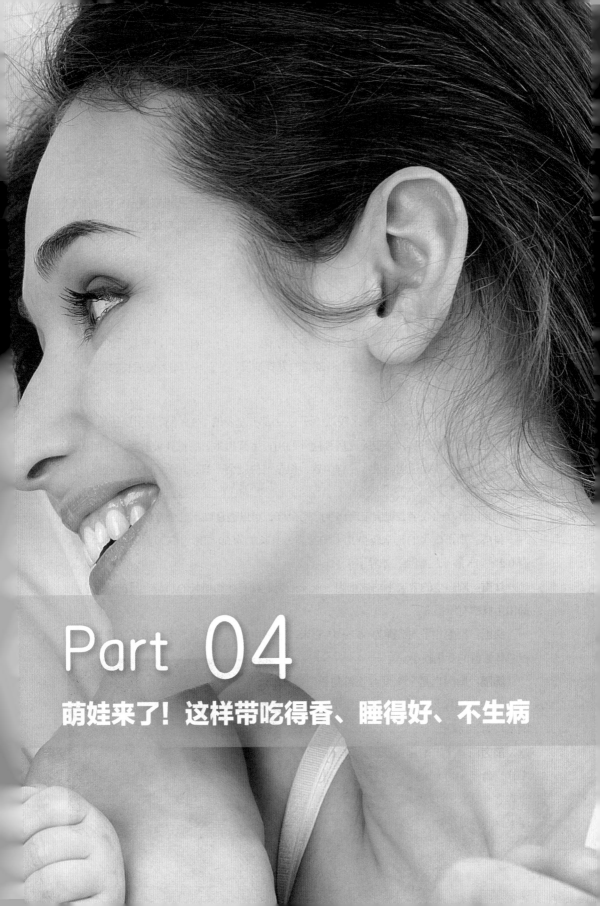

Part 04

萌娃来了！这样带吃得香、睡得好、不生病

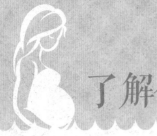

了解你的宝宝

看着怀抱中的小宝贝，心里除了幸福的喜悦，还有好多惊讶和难以置信：这幼嫩的小家伙有着那么多与自己想象中不一样的地方！而当你把小宝贝的身体情况了解清楚之后，就会发出释然的感叹：哦，小宝宝原来是这样的呀！

☆ 新生儿的体格与发育标准

新生儿的体格和发育有一定的标准，它们就像一面镜子一样，可以直接反映宝宝的健康状况。新手爸妈要细心观察宝宝各部位的发育情况，悉心呵护小天使成长的每一步。

刚出生时

刚刚出生时的婴儿，相貌都比较"丑陋"，头部占全身的1/3。不管是男婴还是女婴，受妈妈体内激素的影响，宝宝的乳房都向外凸出；宝宝出生后脐带要被剪断，并捆扎残留的部分，脐带就像透明的果冻一样柔软，但是很快就会干瘪，几天后，脐带就会自行脱落。

如果以直观的数字表现宝宝刚出生时的模样，可以通过以下几个方面了解：

身高： 刚刚出生的正常新生儿平均身高（身长）为50厘米左右，男宝宝和女宝宝有0.2～0.5厘米的差别，差异不大。

体重： 刚出生的宝宝平均体重为3～4千克，且有继续增长的趋势，目前，巨大儿的出生概率有所提高。

头围： 新生儿平均头围为33～35厘米，在出生后头半年内，头围增长速度较快，但总体数值的变化较小。

胸围： 胸围也是宝宝发育正常与否的一个参考指标，一般刚出生的宝宝胸围平均为32厘米。

前囟门： 宝宝刚刚出生时，前囟门平软，斜径平均为1.5～2.5厘米，当然也存在一定的个体差异，只要在1～3厘米之间都算正常。

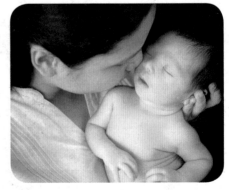

出生后第 1 周

出现脐带脱落、排胎便、生理性体重减轻等特殊生理现象，然后进入平稳发展期。新生儿可以感知到视线范围内的影像，但由于视神经尚未成熟，还不会跟着做出眨眼反应；听觉灵敏，在出生 24 小时后，声响刺激 1 ～ 2 次后就能引起他的反应，会将头部转向发出声音的地方，出生不到 3 天，就会表现出对妈妈声音的偏爱；出生 1 周的宝宝会发出哭声和"啊啊、嗯嗯"的细语声；这一周，宝宝胳膊和双腿还没有完全伸展开，蜷缩着身体，当他感觉到很大的声音或突然的动作时会自动拱起背来，伸开手臂和腿，但这些动作多属无意识和不协调的。

出生后第 2 周

大多数宝宝的体重开始回升，到本周末一般可恢复到出生时的体重；宝宝会出现有生以来的第一次微笑，能用哭声寻求帮助，被人抱着或看到人脸时会安静下来；如果用两手托着宝宝腋下使其胸部前倾地站起，脚底接触床面，宝宝会出现自发的踏步反射；本周宝宝能看清眼前20～25厘米范围内的东西，开始懂得注视人脸，甚至模仿大人的表情；母乳喂养的宝宝，即使不喂奶时，也会经常寻找妈妈的乳房和乳头。

出生后第 3 周

这一周，宝宝各种条件反射都已建立，能够短暂地和爸爸妈妈对视；大部分宝宝在此时会伸出手臂、双腿玩耍，有的宝宝还会在俯卧时出现短暂性抬头；宝宝现在还不会有意识地去触摸物体，但喜欢妈妈温柔地抚触和按摩，这会让他的内心充满安全感。这时的宝宝开始表现出不同的性格特征，有的爱哭好动，不易照料；有的则文静乖巧，哭闹较少。这是由宝宝不同的神经和气质类型决定的，爸爸妈妈要努力适应。

出生后第 4 周

满月时的宝宝身高平均会增加 3 ～ 5 厘米，体重增加 1 千克左右，前囟仍未闭合，但尺寸变化不大；已经初步形成了自己的睡眠、吃奶和排便习惯，有的宝宝夜里已经能睡 4 ～ 6 小时的长觉了；在感觉和心智发展方面，满月时的宝宝已经可以辨别妈妈的声音和气味，还能记住几秒钟内重复出现的东西；到第 4 周末的时候，宝宝可以听到 50 厘米以内的声音，看清近距离的人或物，目光也会随着眼前的物体进行水平的移动了。

☆ 认识新生儿的身体

大大的头，四等身身体，握着拳头的小手，以及短小、蜷缩的四肢等，是新生儿的身体特征，下面我们将分部位进行讲述，让你更直观地认识新生儿。

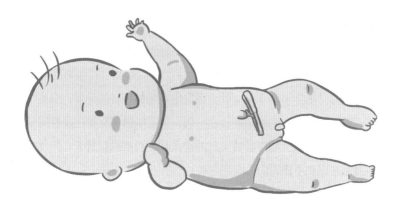

头、囟门

新生儿的头部比较大，约占身体长度的四分之一。一般来说，自然分娩的新生儿的头，开始都是又窄又长又瘪的，因为从妈妈的产道里出来时会有一定程度的挤压变形，头顶中央的部分很软；剖宫产的新生儿变形程度较轻。有的新生儿几乎没有头发，也有的头发浓密、蓬乱。新生儿头发的颜色也有差异，有黑色，也有棕色。接近百日的时候，婴儿开始掉胎发，周岁时会长出真正的头发。有时新妈妈会看到宝宝的头上出现像头皮屑一样的东西，这是胎脂，很快就会消失。

当宝宝在睡觉或吃奶时，细心的妈妈会发觉到，宝宝的头顶有一凹陷处，会随着呼吸一起一伏，这便是宝宝的囟门。宝宝的囟门分为前后两处，头顶前部的叫前囟门，呈菱形，心脏跳动时这个部位也会随着轻微搏动；后面的为后囟门，比前囟门小很多。一般后囟门在宝宝出生后 2 ~ 3 个月就自然闭合了，而前囟门则要等到宝宝 1 ~ 1.5 岁才能自然闭合。

眼睛

因为对光很敏感，新生儿常常眯着眼睛，且大部分时间都在睡觉。新生儿的眼珠一般是黑色或棕色的，有的还会出现暂时性充血，刚出生时只能看到红色，视物距离仅为 25 厘米，出生 2 ~ 4 周，眼睛开始能对准焦点。

鼻子

新生儿五官尚不清晰，鼻子扁平，鼻腔比较窄，鼻黏膜较软并且有血管，容易导致鼻塞，部分婴儿在鼻尖部位有粟粒疹。

嘴巴

新生儿的嘴唇和舌头的感觉渐渐发达，味觉会在出生2周后迅速发育，包括甜、苦、酸等。偶尔嘴里会起水疱，不用治疗也会消失。

耳朵

婴儿刚出生时耳朵是皱巴巴的，过不了多久自己会展开，还可能左右不对称，很快会恢复正常。刚出生的宝宝耳朵只会对较大的声音做出细微的反应。

胸部

新生儿胸部会有一些膨胀，有的还会流出像母乳一样的分泌物，这是其在子宫中受到妈妈分泌的激素影响导致的。如果把手放在其胸前，能感受到他心跳很快。

腹部、肚脐

新生儿出生后，要在其腹部4～5厘米处剪断脐带，然后在2～3厘米处用手术线系住剩下的脐带。一开始脐带是湿润的，出生后1～2周，脐带就会慢慢变干、变黑，自然脱落。

手、脚

新生儿的手一般处于有力的状态，向上握着拳头，如果用手指触摸，会握得更紧。睡着以后，拳头会自然松开。在妈妈的肚子里时，胎儿的指甲就开始生长发育了。新生儿的指甲都会比较长，像纸张一样薄，但是非常尖锐，需及时修剪。

新生宝宝的脚底皱纹较多，因为腿是弯曲的，所以脚心向里，且都是平足，如果发现宝宝的脚像成年人一样为弓形，那么可能是神经或肌肉组织出现了问题。当宝宝开始走路后，脚底就会慢慢向成年人的方向变化。

腿部

腹股沟关节张得很大，因为膝盖弯曲，所以新生儿双腿的样子有点儿像青蛙。即使把宝宝的双腿用手拉直，它马上又会恢复弯曲的状态。

生殖器

男宝宝的睾丸和外阴有点肿，呈现膨胀的状态，因出生时分泌大量激素，所以生殖器会变大，但1周内就会恢复正常；女宝宝由于在胎儿期受母体雌激素的影响，所以阴唇会肿胀，随着体内雌激素水平的下降，在6～8周内肿胀会逐渐消失。

皮肤

刚出生的婴儿全身会覆盖一层白色膜的光润胎脂，皮肤呈微红色，摸上去凉凉的，看上去皱皱的，手和脚因体温变化很大，一般呈青色。早产儿长出的软软的绒毛会在出生1～2周后消失。

☆ 这些生理现象爸妈别担心

宝宝在出生之前，在妈妈的子宫内生活，温暖的羊水包围着自己；出生后，慢慢适应外界的生活。在这一过程中，往往会伴随其特有的生理现象，这是正常的，妈妈不必担心。

生理性体重下降

宝宝出生后2～4天内往往有体重下降的现象，叫"生理性体重下降"，这是正常的现象，主要是因为新生儿出生以后睡得多、吃得少，或不能立即进食，或因吸吮能力弱，母亲乳汁分泌少而导致进食量少，再加上胎粪和小便排出，皮肤、呼吸蒸发水分，造成暂时性的体重下降。到第3～4天，新生儿体重的减少量可累积达出生时体重的6%～9%。

随着新妈妈奶量的增加，新生儿吃奶量逐渐增多，机体对外界的适应性逐渐增强，宝宝的体重会逐渐增加。如果新生儿在出生后10天体重仍然继续下降，3周还未恢复到出生时的正常体重，父母就要抓紧时间寻找原因了。一般来说，造成新生儿体重不增加的原因有两个：一是其自身患有疾病；二是喂养不当。

生理性黄疸

75%～85%的新生儿在生后第二天开始皮肤发黄，逐渐加深，在1周左右黄疸尤其明显，以后慢慢消退，大多在2～3周内黄疸完全消失，这种现象称为生理性黄疸，不需要特殊治疗。如果黄疸出现在出生后第一天或3周后还不消退，或退后又出现，那就应立即去医院诊治。

有"胎记"和皮肤红斑

正常新生儿的腰骶部、臀部和背部等处可见大小不等、形态不规则、不高出表皮的大块青灰色"胎记"，这是由于特殊的色素细胞沉积形成的，大多会在宝宝长到4岁左右时慢慢消失，有的宝宝会稍有延迟，这是亚洲人特有的现象，父母不必过于担心。

有的新生儿出生后第一天皮肤会出现发红的现象，并伴有针尖大小的红色斑点，这可能是由于冷而干燥的外界环境及毒素的影响而引起的，一般在持续一两天后会逐渐消退，并出现脱屑，以足底、足心及皮肤皱褶处为多见，脱屑完毕后，皮肤会呈现自然的粉红色。

"惊跳"反应

新生儿睡着后偶尔会有局部的肌肉抽动现象，尤其是手指或脚趾会轻轻地颤动，这是由于神经系统发育不成熟所致。

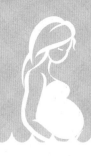

新生儿的喂养

如果你是第一次做妈妈，关于怎么给宝宝喂奶、冲奶粉等问题，多少会有些手足无措吧，无妨，让金牌月嫂和育儿专家一起手把手教会你。

☆ 母乳是新生儿的理想食物

妈妈的乳汁是新生儿的理想食物，每一位母亲都应尽自己所能，用优质的母乳哺喂宝宝。

◆初乳中含有丰富的抗体、免疫活性等物质，可增加婴儿抵抗疾病的能力，还有助于泻胎便，促使黄疸消退。

◆母乳中含有丰富的蛋白质、乳糖以及脂肪酸等有益成分，有助于促进宝宝免疫系统的成熟，且对宝宝大脑和智力发育有促进作用。

◆和非母乳喂养的宝宝相比，母乳喂养的宝宝发生过敏、消化不良、便秘、腹泻、感染性疾病等的概率较低。

◆坚持更长时间的纯母乳喂养，宝宝成年后患代谢性疾病，如肥胖、高血压、高血脂、糖尿病、冠心病的概率明显下降。

◆母乳温度、吸乳速度合适，能满足宝宝"口欲期"口腔的敏感需求。

◆母亲哺乳时妈妈的环抱形成了类似子宫里的环境，让宝宝有一种安全感。

母乳喂养不仅对宝宝的健康成长有好处，还有助于新妈妈产后恢复和预防多种乳腺疾病。而且母乳天然、方便、卫生、经济，可以在一定程度上减轻家庭育儿的压力。每一位妈妈都应尽自己最大的能力坚持母乳喂养。当母乳喂养遇到困难时，新妈妈更应坚定信心，让母乳喂养成为可能。

☆ 产后 60 分钟内让宝宝吸母乳

新生儿出生后 60 分钟内应尽早与母亲进行皮肤接触，接触时间不少于 30 分钟。一般，在接触和爱抚的过程中，新生儿就会自发地吸吮妈妈的乳头，也称为"早吸吮"。早吸吮和频繁多次的吸吮可以刺激泌乳反射，进而有助于新妈妈乳汁的分泌，促进母乳喂养的成功，并使新生儿尽早吃到初乳。同时，吸吮的过程还可以帮助新生儿胃肠道正常菌群的建立。

如果产后不马上让宝宝和妈妈接触，妈妈的乳头就得不到有效的刺激，乳汁不能排出，就会严重影响泌乳。所以说，宝宝是否能及时吮吸乳头，是决定妈妈乳汁分泌的关键，这也是很多医院主张产妇分娩后母婴同室的原因所在。

☆ 按需授乳，宝宝想吃就喂

对于新生宝宝来说，哺乳时应按需授乳。一般来说，大多数新生宝宝每天需要哺乳的次数为8～12次，平均每两三个小时就要吃一次奶。有的宝宝吃奶的次数会超过这个范围，但这并不代表宝宝是不正常的。因为这一阶段的宝宝胃容量小，但生长快，需要很多的能量和营养，而母乳是这些能量和营养的唯一来源，再加上刚出生不久的宝宝尚未建立自己的吸奶频率，所以，只要宝宝需要，妈妈都要给他喂奶。经过一段时间的喂养后，宝宝会自然而然地形成喝奶的规律。

对于新生儿来说，按需授乳除了能让他得到充足的营养供给之外，还会激发其心理上的快感，让宝宝的身心得到滋养；对于哺乳妈妈而言，按需授乳是促进乳汁分泌的有效措施，能通过增加宝宝吸吮的次数，增加乳汁的分泌量，并延长母乳分泌的时间。

所以，无论是对于新生儿还是新妈妈，按需授乳都是极为有利且有必要的。新妈妈应遵循这一原则，为宝宝提供源源不断的优质母乳。

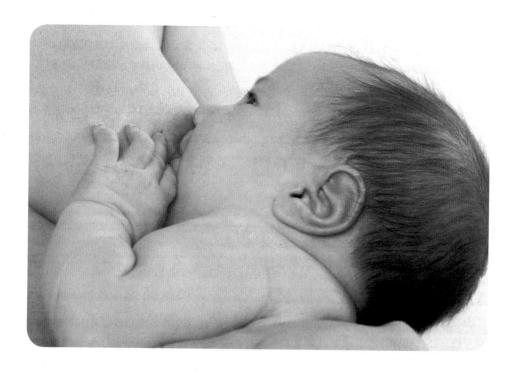

☆ 学会判断乳汁是否够宝宝吃

在体验了初为人母的喜悦之情后，许多年轻妈妈深知母乳喂养对自身的好处和对宝宝身心发育的重要性，也非常渴望能成功地给自己的宝宝进行母乳喂养。但由于缺乏经验，往往不知道如何判断自己的奶水是否充足，可以通过观察以下6个方面进行初步的判断。

观察婴儿吸吮的动作	婴儿慢而深地吸吮，可看见或听到吞咽的动作或声音，表明他吃到奶了。
观察婴儿的体重增长	新生儿出生后 2 ~ 3 天体重会有所下降，这是生理性体重下降，但出生后 7 ~ 10 天体重应恢复至出生体重，此后体重持续增加，满月时体重增长至 600 克及以上。如果宝宝的体重增长过慢，说明母乳可能不够。
观察婴儿排尿的次数和颜色	新妈妈"下奶"后，婴儿每日排尿 6 次以上，尿色淡且味道轻，说明摄入了足够的母乳。可能有的妈妈会说，宝宝穿着尿布无法判断每日的排尿次数，此时可以看尿布是不是经常性沾湿，不算大便，每天至少需要更换3 ~ 6次，表明母乳量足够。
观察婴儿排便的次数及颜色	宝宝出生后每天排胎便数次，3 ~ 4 天后大便颜色从墨绿色逐渐变为棕色或黄色，说明摄入了足够的母乳。
观察婴儿的满意程度	一般来说，如果母乳充足，宝宝 10 ~ 20 分钟就可以吃饱。当他吃饱的时候，通常会自己放开乳房，表情满足且有睡意，或是能一个人安静地玩耍一段时间。
注意妈妈乳房的感觉	哺喂前乳房饱满，哺喂后变软，说明婴儿吃到了母乳。如果哺喂过程中乳房一直充盈饱满，说明婴儿吸吮无效。

☆ 母乳不足更要坚持喂，不要轻易放弃

几乎每个妈妈都会担心自己的奶水不够，宝宝吃不饱，于是想当然地给宝宝加了配方奶。甚至一些妈妈先给宝宝喂配方奶，然后再喂母乳，引起乳头错觉，宝宝会更加不努力吸母乳。

妈妈的泌乳系统是很奇妙的，宝宝把乳房吸得越多、越空，乳汁下次分泌得就越多，因为脑垂体接收到的信号是"需要更大的产量"。比如，有些妈妈起先因为身体虚弱、下奶慢等导致乳汁分泌不足，不得已进行混合喂养。但随着身体的恢复，乳量可能会增加，只要让宝宝吸吮的次数足够多，最终实现全母乳喂养也并非不可能。相反，如果宝宝每次都吸得少，那么妈妈大脑就会自动认为乳汁"供大于求"，以后就会少分泌些，形成恶性循环，导致乳汁越来越少。

所以，妈妈乳汁分泌不足时更要坚持喂，不要轻易放弃，只有这样才会"越吃越多"。

☆ 母乳实在不足，也别盲目坚持

有些妈妈明知自己存在奶水不足的情况，采取了多种调理方法也不见效；或母乳喂养期间，宝宝的体重增长极为缓慢；或因自己的身体情况不能进行全母乳喂养；或宝宝因身体情况不能完全吸收到母乳的营养等，依然盲目"崇拜"母乳喂养，觉得只有母乳才是适合孩子吃的，即使孩子吃不饱也不给孩子加配方奶。这种行为和观念是不可取的。

母乳喂养确实好处多多，也是育儿专家提倡的喂养方式。但是，乳汁分泌的多少存在一定的个体差异，喂养效果也不尽相同。如果强行母乳喂养，而不考虑到孩子的生长发育状况，很容易导致孩子营养不良，甚至发育迟缓。其实，无论何种喂养方式，适合自己孩子的才是好的。

当然，如果选择了配方奶喂养，或是母乳与配方奶混合喂养，妈妈不要为此感到遗憾，也不要心存内疚，觉得自己是个不合格的妈妈。出生在现代的宝宝是很幸运的，尽管不能吃妈妈的奶，但还有配方奶，一样能让宝宝健康成长。

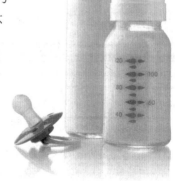

☆ 关于混合喂养与人工喂养

虽说母乳是婴儿理想的天然营养食品，然而并不是所有宝宝都那么幸运，能够享受纯母乳喂养，那些不能实现纯母乳喂养的妈妈只能采取其他喂养方式。

混合喂养

有些新妈妈由于母乳分泌不足或其他原因不能完全母乳喂养时，可选择母乳和配方奶混合喂养的方式。混合喂养虽然不如母乳喂养好，但在一定程度上能保证母亲的乳房按时受到婴儿吸吮的刺激，从而维持乳汁的正常分泌。有的妈妈甚至能够在一段时间的混合喂养宝宝后，恢复纯母乳喂养。

混合喂养最初的一段时间，新妈妈一定要观察宝宝的食欲与母乳分泌的情况，以掌握每次需喂配方奶的量，原则上以让宝宝吃饱，无消化异常、腹泻、吐奶等情况为标准。混合喂养很容易发生的情况就是放弃母乳喂养。对此，新妈妈一定要坚持给宝宝喂母乳，使乳房按时受到刺激，保持乳汁的分泌。母乳是越吸越多的，如果妈妈认为母乳不足而减少喂养次数，会使母乳越来越少。

人工喂养

新妈妈因为某些疾病或特殊情况，不能喂母乳时，只能选择配方奶代替母乳喂养婴儿，即为人工喂养。完全人工喂养的宝宝容易发生便秘或腹泻，还易患呼吸道感染。另外，人工喂养的宝宝得到的母爱相对较少。世界卫生组织号召全世界的母亲要尽量用母乳喂养婴儿，奶水不足也要用混合喂养，将人工喂养限制到最低限度，才更有利于人类的健康。

需要提醒新妈妈注意的是，即使是人工喂养，妈妈也要尽量亲自喂宝宝，要经常让宝宝闻到妈妈的味道，感受妈妈的关爱，增进亲子感情，这样才有利于宝宝的心理健康及其发育。

温馨提示

暂时不能喂母乳时应维持奶量

新妈妈如果只是暂时或一段时间内不能喂母乳，应保持每天让宝宝吸奶或自己挤奶的频率，以维持乳汁的分泌，在条件允许后继续喂母乳。

☆ 给新生宝宝选择合适的配方奶

配方奶粉是以母乳中的营养配比作为参考标准制作出来的奶粉，其口感与母乳相近，比母乳略甜，宝宝一般都比较容易接受。不过，市场上的配方奶粉种类繁多，新手爸妈该如何给自家宝贝选择合适的配方奶呢？

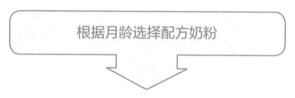

根据月龄选择配方奶粉

不同年龄段的宝宝因生理特点不同，对蛋白质、脂肪、碳水化合物、维生素和矿物质等营养素的需求也不同，选择对应段数的奶粉才能满足宝宝各发育阶段的营养需求。目前市场上配方奶粉常规的分段法是：一段，适合 0 ~ 6 个月的婴儿；二段，适合 6 ~ 12 个月的婴儿；三段，适合 1 ~ 3 岁的幼儿。但不同品牌奶粉分段也会有细微的差异，家长在选购时，要看清楚奶粉罐上的段数标注，特别是从国外代购奶粉时，更应仔细查看。

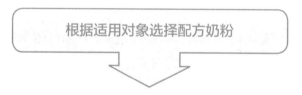

根据适用对象选择配方奶粉

一般来说，大多数宝宝喝的都是普通配方奶粉，常以牛奶或羊奶为原料制作。早产儿和低出生体重儿可以选择专门为他们设计的配方奶粉。由于生理的特殊性，有的宝宝需要食用经过特殊加工处理的配方奶粉，如乳糖不耐的宝宝可选择无乳糖配方的奶粉；如果宝宝对牛奶过敏，则可选择包装上标明了"低过敏"和"水解蛋白质"的低过敏奶粉；如果宝宝患有苯丙酮尿症要禁止母乳喂养，改用不含苯丙氨酸的特质奶粉或低苯丙氨酸的水解蛋白质喂养，并适当提前添加辅食的时间；被诊断为缺铁的宝宝，则可选择强化铁配方奶粉。此类配方奶粉需经儿科医生、营养师指导和建议后，才可食用。

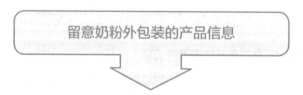

留意奶粉外包装的产品信息

正规厂家生产的产品应该包装完整无损、图案清晰、印刷质量高，还应标有商标、生产日期、净含量、生产厂名、生产批号、营养成分表、执行标准、食用方法、商品条码等。选购时要特别关注保存期限和产品生产许可证编号。

☆ 学会正确冲调配方奶

配方奶的冲调也是有讲究的，爸爸妈妈应尽量按照说明书上的来，并根据宝宝的接受情况慢慢调整，直至找到适合宝宝的喂养规律。

按照说明书冲调奶粉

一般来说，建议用奶粉自带的定量勺来舀奶粉，水也要按照奶粉包装上的说明来加。这样冲出来的奶水浓度才适合宝宝。

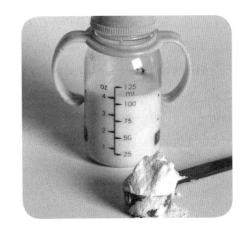

根据奶粉罐上的说明，一般是先加水后加奶粉，多数是30毫升水加一平勺奶粉，最后按加水后的奶量（约35毫升）记录宝宝的实际摄入量。当然，也有不同的配法，使用前应详细阅读奶粉罐上的说明。

另外，冲调奶粉尽量使用纯净水，不要用矿泉水，因为奶粉冲调过程中不需添加额外的矿物质，尤其是6月龄内的小宝宝。冲调奶粉的水温不应超过60℃，以40℃为宜。如果没有特殊情况，奶粉中不额外加糖、药或其他物品。

舀完奶粉在勺子口刮一下

用配方奶粉喂养宝宝比较容易犯的错误就是调制地相对过稠。很多家长都会不自觉地多加些奶粉，但增稠的奶粉容易导致婴儿肥胖，也会增加宝宝身体代谢的负担；由于宝宝肠胃功能较弱，还容易出现便秘等消化不良的症状。但奶粉也不能冲调得太稀，太稀了营养元素比例会下降，特别是蛋白质含量，会引起宝宝营养不良。

那么，怎么才能保证加入的奶粉量不多不少呢？一个小技巧可以帮助到新手爸妈，那就是：舀了奶粉后，在勺子口刮一下，达到一平勺的量。细心的爸妈可能发现了，奶粉罐口一般都会有一个突出的部分，这个地方就是用来给大家刮奶粉的。如果买的是袋装奶粉，可以用干净的小刀或木片刮平奶粉。

☆ 奶瓶与奶嘴选择攻略

选择奶瓶，主要考虑奶瓶的材质、容量和握感；选择奶嘴，主要考虑到奶嘴的软硬度和流量大小。

奶瓶的选择

目前市售的婴儿产品中，奶瓶的材质主要有塑料和玻璃两种。塑料又细分为 PA、PP、PPSU、PES 和硅胶材质。不同材质的奶瓶各有优缺点，爸爸妈妈可以根据宝宝的月龄和发育状况来选择。一般 3 个月内的婴儿可以选用玻璃的，因为这个时期都是父母来哺喂；而大一些的宝宝，可以自己拿着奶瓶时就可以换成塑料的，重量轻也不易摔坏。

就握感来说，有的奶瓶是传统直体的，有的是曲体的，可以根据妈妈的习惯进行选择，相对而言，曲体的奶瓶不易清洗。

奶瓶的容量则一般分为 120 毫升、160 毫升、200 毫升、240 毫升几种。不同的喂养方式、宝宝的月龄和适量不同，对奶瓶有不同的要求，可以根据实际情况购买、更换。新生宝宝的奶瓶应透明度高、硬度高、瓶体上的刻度清晰准确，并从小容量开始随着宝宝食量变化逐渐换成大容量奶瓶。

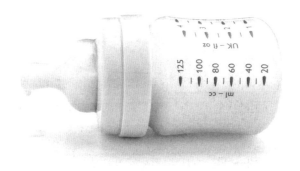

奶嘴的选择

目前市场上的奶嘴大多用硅胶制成，也有一部分用橡胶制成。相比之下，硅胶奶嘴更接近妈妈的乳头，软硬适中，宝宝比较容易接受；而且还能促进宝宝唾液分泌，帮助上下颚、脸部肌肉的发育。

不管是橡胶奶嘴还是硅胶奶嘴，都有不同的造型和流速，以适应不同的需要。家长在购买时可以多买几种类型，看哪一款适合自己的宝宝。市售的奶嘴，上面的吸孔也是各式各样的，有十字孔、圆孔，有些可以依照宝宝的吸吮能力起到调节流量的作用，家长可根据宝宝的需求购买。通常，圆孔的奶嘴更适合刚出生的婴儿，奶水能够自动流出，且流量少。

奶嘴的形状和大小也要适合宝宝的嘴，尤其是奶孔的大小要合适。判断奶孔的大小是否合适，可将一个装满奶的奶瓶倒过来，不摇晃，若平均每秒钟滴下 1 ~ 2 滴奶，说明奶孔大小合适。待宝宝长大些后再给宝宝用奶孔大些的奶嘴。为了不让宝宝被奶嘴噎住，使用前请仔细阅读产品说明书。

☆ 早产宝宝喂养须知

早产儿体重多在 2500 克以下，其器官功能和适应能力均较足月儿差，因此，早产儿的喂养非常重要。

早产宝宝更需吃母乳

早产宝宝应坚持母乳喂养。早产儿出生后体重增长快，营养供给要及时，妈妈的乳汁是专为早产儿准备的高营养食物。而且，母乳容易消化吸收，不容易发生腹泻和消化不良等疾病，更适合消化、吸收和吞咽能力较弱的早产宝宝。如果早产宝宝住在加护病房，妈妈可以将奶水挤出来，让医护人员帮忙哺喂宝宝。

对于极低体重儿和出院前评估营养状况不满意者，可采用母乳 + 母乳强化剂的喂养方式，即在母乳中加上专门为早产儿生产的添加剂，以保证早产儿的快速成长。如果由于特殊原因不能母乳喂养，可购买专为早产儿配置的配方奶，进行人工喂养；如果母乳不足，可采用混合喂养的方式。

少量多次哺喂，慢慢喂

早产宝宝的消化系统尚未发育完全，胃容量小，每次摄奶量不会太多，但其营养需求又比较大，加上宝宝吸吮力不足，因此新妈妈要少量多次哺喂宝宝。通常，体重在 2000 克及以上的早产儿可以每 3 小时喂一次奶，一天喂 8 次左右；体重在 1500 ~ 2000 克的早产儿可每 2 小时喂一次奶，一天喂 12 次左右。

早产宝宝吃奶可能会比较慢，在喂奶时妈妈不要过于心急，可以让宝宝吃 1 分钟后停下来休息一下，再继续喂，以免引起宝宝吐奶。另外，如果妈妈的奶水很多、流速很快，宝宝来不及吞咽，可能会造成呛奶，此时妈妈可以用手指掐住乳晕周围，以减慢乳汁的流速，帮助宝宝顺利喝奶。

喂奶姿势有讲究

早产儿往往会因为肌力不够、吮吸能力较弱而不能长时间维持乳头的含接状态。妈妈在给宝宝喂奶时，可用手臂托住宝宝的全身，一手支撑住宝宝的头，另一只手托住乳房，将乳头和大部分乳晕送入宝宝口中。一般来说，橄榄球式和交叉摇篮式是比较适合早产儿的哺乳姿势，妈妈可以根据自己的情况选择。

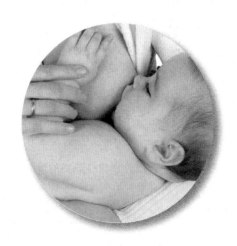

☆ 双胞胎宝宝喂养须知

哺喂双胞胎宝宝比单胎宝宝将面临更多的挑战，而且很多双胞胎通常会存在早产、母乳不足的问题，因此更需要爸爸妈妈的精心喂养。

母乳不足时及时添加配方奶

如果妈妈奶水非常充足，两个宝宝可都喂母乳，可以一起喂也可以分开喂。如果喂完奶宝宝哭闹，可以适当补充配方奶；如果妈妈奶水不能满足两个宝宝需求，可采用交替混合喂养的方法，如一个宝宝吃母乳时，另一个宝宝喝配方奶。

先分别喂，再一起喂

宝宝出生后的一段时间内，妈妈可以先一次喂一个宝宝，这样可以单独教会他们正确的衔乳技巧。等他们学会了，就可以尝试同时哺喂两个宝宝，让哺乳更轻松。研究证实，同时喂两个宝宝的妈妈，体内的泌乳素要比一次只喂一个宝宝的妈妈多。

少量多次进行哺喂

母乳喂养的双胞胎宝宝应按需授乳，不过刚出生的双胞胎宝宝胃容量一般较小，消化能力差，宜采用少量多餐的喂养方法。体重不足 1500 克的双胞胎宝宝，每 2 小时喂一次奶，一天可喂 12 次；体重 1500 ~ 2000 克的双胞胎宝宝，夜间可减少 2 次奶，一天约喂 10 次；体重 2000 克以上的双胞胎宝宝，可 3 小时喂一次，一天喂 8 次。

选择合适的哺乳姿势

常用的双胞胎哺乳姿势有双人橄榄球式和双摇篮式。双人橄榄球式是将两个宝宝一边一个放在枕头上，宝宝的头朝向妈妈的乳房，身体在妈妈的臂弯下并伸向妈妈的身体两侧。喂奶过程中，妈妈的双手应支撑好宝宝的头颈，让宝宝能含住乳头和乳晕。双摇篮式即宝宝一边一个，侧身躺在妈妈的臂弯里，妈妈两只手同时环抱住宝宝，让其身体在妈妈的腿上交叉。

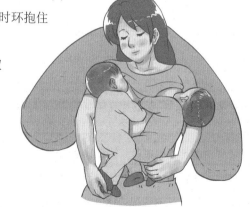

双胞胎妈妈夜间喂奶时，可以采取平躺式，即妈妈平躺在床上，将头部和肩膀下各垫上一个枕头，两只胳膊分别抱住两个宝宝，让宝宝的身体叠在妈妈身上，嘴巴分别含住妈妈的乳头吃奶，既省时又省力。

新生宝宝需要喂水吗?

如果宝宝处于纯母乳喂养阶段（6个月内），只要妈妈的奶水充足，一般不需要再喂其他任何液体或食物。即使天气炎热、干燥，妈妈奶水中含有的热量和水分也能满足婴儿新陈代谢的需要。只有当母乳不足或宝宝出现发热、严重腹泻等疾病时，可以给宝宝适当喝水或补充口服补液盐。人工喂养和混合喂养的宝宝则需在两次哺喂之间适当喝一点水。

混合喂养如何掌握宝宝喝奶粉的量?

新妈妈可以先从少量开始添加，然后观察宝宝的反应。如果宝宝吃完不入睡或睡后不到1小时就醒，张口找乳头甚至哭闹，说明宝宝还没吃饱，可以适当增加量。以此类推，直至宝宝吃奶后能安静或持续睡眠1小时以上。每个宝宝的需求不尽相同，所以父母只有通过不断观察和尝试，才能了解自己的宝宝真正的需要量。

宝宝溢奶怎么办?

新生儿的胃比较特殊，可能会经常发生吐奶、溢奶的情况，一般只要症状不严重，宝宝体重增长正常、精神良好，就不必过于担心。随着新生儿胃容量逐渐增大，在出生3～4个月后溢奶现象会自行停止。如果宝宝经常溢奶，妈妈应注意：如果喂奶时出奶量过快、过多，妈妈可用手指轻压乳晕，减缓奶水的流出速度；喂奶后，最好把宝宝竖着抱一段时间；宝宝吃饱后，别立刻逗他玩。

乳头扁平，应该怎样让宝宝吸奶?

乳头扁平、内翻或凹陷的新妈妈，很难让宝宝含住乳头和乳晕，更别说吸出乳汁了。这时必须采取正确的哺乳姿势。妈妈和宝宝均采取舒适的体位，让宝宝身体转向妈妈，紧贴妈妈的身体，宝宝的嘴与乳头保持水平。妈妈一手托住宝宝，另一手挤捏乳房，使乳头凸出来，让宝宝吮吸。吮吸成功后，仍要挤捏乳房不松开，直到哺乳结束。

怎么知道宝宝是否吃饱了？

新妈妈可以通过观察乳房的变化和宝宝的表现来判断。一般来说，如果宝宝开始吃得漫不经心，吸吮力度变弱，甚至用小舌头把妈妈的乳头顶出来，吃完后可以安静地睡上两三个小时或玩一会，就说明宝宝吃饱了。而妈妈也会明显感觉之前充盈的乳房，在宝宝吃完奶后变得柔软许多。

宝宝食量小，需要担心吗？

新生宝宝的胃容量较小，喝奶量是逐渐增大的，而且每个宝宝的食量大小不一，阶段内也有不同，可能这会儿吃得少，过几天就吃得多一些了。只要宝宝每天尿便正常，精神状态佳，体重阶段内持续生长，就意味着奶量充足，就算食量偏小也无须过于担心。爸爸妈妈需要做的是，在喂养的过程中逐渐找到适合宝宝的喂养规律。

妈妈生病能喂奶吗？

视情况而定，如果哺乳妈妈得的是急性病，如感冒、胃肠炎等，是不影响继续喂奶的。如果妈妈得的是急性传染病，比如肝炎、结核等，在急性传染期需要隔离而不能喂奶。如果哺乳妈妈因病需要用药时，应在医生指导下选择安全药物，若使用不安全药物则需暂停哺乳。

宝宝生病了能吃奶吗？

宝宝生病了，理论上应该继续吃母乳，毕竟婴儿生病本身就体弱，如果再没有及时补充营养，对病情不利。但此时宝宝可能由于病症的原因不愿吃奶，这就需要积极配合医生治疗，让宝宝恢复健康和食欲。

要叫醒睡着的宝宝吃奶吗？

新生儿因消化功能不完善，胃容量较小，所以吃得少、饿得快，可能 2 小时左右就会吃一次奶，夜里也不例外。如果宝宝睡觉超过 3 小时，而妈妈又觉得奶胀，应叫醒宝宝吃奶，可用乳头轻触宝宝的小嘴或小脸，刺激其产生觅食反射。尤其是早产儿，在刚出生一个月内更应注意，喂奶间隔时间不能太长，以免宝宝出现低血糖。随着宝宝逐渐长大，每天吃奶的次数会逐渐减少，发生低血糖的可能性也会降低，就不必叫醒他吃奶了。

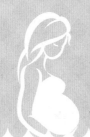

新生儿的护理

新生儿身体娇嫩，不少年轻父母只是偶尔偷懒没有勤换尿片，宝宝的屁屁就出了疹子；洗澡时尽管小心翼翼还是不小心划伤了宝宝的皮肤；一不小心，脐带还发了炎……别着急，来跟我们一起学习科学护理新生儿的秘诀吧！

☆ 学会抱新生宝宝

新生儿的头占全身长的1/4，颈部肌肉无力，如果竖抱宝宝，宝宝头的重量全部压在颈椎上，会对宝宝脊椎造成损伤。这些损伤当时不易发现，但可能影响孩子将来的生长发育。因此，要横抱新生儿，不宜竖抱。

当你准备抱起宝宝时，可先用眼神或说话声音逗引，吸引他的注意，一边逗引，一边一只手轻轻地放到宝宝的头下，用手掌包住整个头部、手腕托住宝宝的颈部。稳定住头部后，再把另一只手伸到宝宝的屁股下面，包住宝宝的整个小屁屁，力量集中在两个手腕上。此时，新妈妈可用腰部和手部力量配合，托起新生儿，再转成手托法或腕抱法。

◆**手托法**。用右手托住宝宝的背、脖子、头，左手托住他的小屁股和腰。这一方法较多用于把宝宝从床上抱起和放下。

◆**腕抱法**。将宝宝的头放在右臂弯里，肘部护着宝宝的头，右腕和右手护背和腰部，左小臂从宝宝身上伸过护着宝宝的腿部，左手托着宝宝的屁股和腰部。这一方法是常用的姿势。

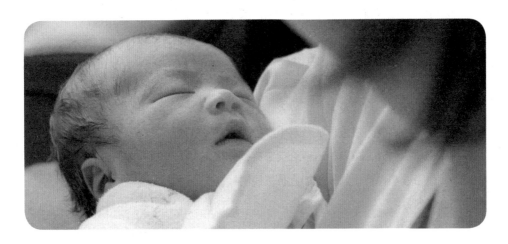

抱宝宝时，要经常留意他的手、脚以及背部姿势是否自然、舒适，避免宝宝的手、脚被折到或压到，背部脊椎向后翻倒等，给宝宝造成伤害。父母在抱宝宝时，最好能建立起"经常抱、抱不长"的态度。也就是说，经常抱抱宝宝，每次抱 3 ～ 5 分钟即可。千万不要一抱就抱很久，甚至睡着了还抱在身上，这样会养成宝宝不抱就哭的不良习惯，对宝宝正常的生长发育也不利。

☆ 细心照护宝宝的脐带

新生儿的脐带被剪断之后颜色会逐渐地变深，伤口也会慢慢地愈合。在 1 ～ 2 周内，脐带就会自然脱落。在宝宝脐带脱落前，断脐处会留下很大的创伤面，很容易成为细菌繁殖的温床。脐带结扎后留有脐血管断口，如果脐部感染，细菌及其毒素从脐血管的断口处进入血液循环，威胁宝宝身体健康。因此，新生宝宝脐带断端的护理是很重要的，是新生宝宝的重要保护点，切不可掉以轻心。

宝宝出生后脐带被结扎的 24 小时内，家长要仔细观察脐带是否有出血现象，若脐带的纱布上有少量血渍不必惊慌，若纱布被染红则需及时通知医生重新包扎。在宝宝出生后 24 小时，应将包扎脐带的纱布打开，以促进脐带残端干燥与脱落。

在宝宝的脐带脱落前，要避免让宝宝脐部沾到水，如果不小心把宝宝脐带的部位弄湿，要及时用干净的棉签把水分吸干，然后再进行脐带护理。

每次给宝宝换尿布或洗澡需要处理宝宝的脐带时，应先洗干净双手，然后以左手捏起脐带，轻轻提起，右手用棉签蘸取浓度为 75% 的酒精沿着脐带底部旋转，将分泌物及血迹全部擦掉，以保持脐根部干燥与清洁。值得注意的是，宝宝大小便之后要及时清洁，以免大小便污渍沾染到脐带上。

如果宝宝的脐带 2 周后仍未脱落，就要仔细观察脐带的情况，只要没有感染迹象，如红肿或化脓等，也没有大量液体从脐窝中渗出的话就不用担心。另外，可以用酒精给宝宝擦拭脐窝，使脐带残端保持干燥，以加速脐带残端脱落和肚脐愈合。

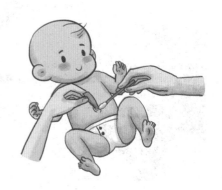

☆ 小心守护宝宝的囟门

新生儿出生时头顶有两块没有骨质的"天窗"，医学上称为囟门。新生儿头顶有两个囟门，位于头前部的叫前囟门，位于头后部的叫后囟门。前囟门于1～1.5岁时闭合；后囟门于生后2～4个月自然闭合。

囟门是人体生长过程中的正常现象，用手触摸前囟门时有时会触到如脉搏一样的搏动感，这是由皮下血管搏动引起的。很多人把新生儿囟门列为禁

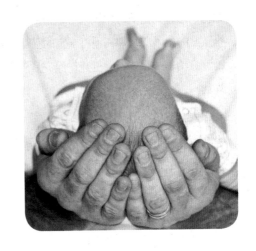

区，不摸不碰也不洗。其实，必要的保护是应该的，但是连清洗都不允许，反而会对新生儿健康有害。新生儿出生后，皮脂腺的分泌加上脱落的头皮屑，常在前后囟门部位形成结痂，若不及时洗掉反而会影响皮肤的新陈代谢，引发脂溢性皮炎。

囟门的清洗可在洗澡时进行，用宝宝专用洗发液轻柔一会儿，然后用清水冲净即可。如果囟门处有胎垢，可在宝宝睡觉时涂抹适量的润肤露或橄榄油以软化胎垢，待其自行脱落即可。清洗的动作要轻柔、敏捷，不可用手抓挠；要保证用具和水清洁卫生，水温和室温都要适宜。

新生儿囟门平时不可用手按压，也不可用硬物碰撞，以防碰破出血和感染。如果不慎擦破了宝宝的头皮，应立即用酒精棉球消毒，以防止感染。

☆ 新生儿的五官护理

新生宝宝生长发育快，新陈代谢的速度也较快，加上宝宝身体娇弱，眼睛、鼻腔、口腔和耳朵都会有一些分泌物。如果护理不当，很容易造成感染或引起宝宝不适，因此，作为家长要做好宝宝五官的日常护理。

眼睛护理

新生儿的眼部要保持清洁，每次洗脸前应先将眼睛部分擦洗干净，平时也要注意及时将分泌物擦去，如果分泌物过多，可滴氯霉素眼药水进行护理。

在给宝宝滴眼药水时，要根据说明中的规定次数和用量来滴，同时还要注意滴眼药水的技巧。给宝宝滴的眼药水建议选择小儿专用的眼药水，一般医院会给刚出生的宝宝配一瓶适合新生儿的眼药水。

在给宝宝滴眼药水之前，要先用卫生棉签沾上冷开水，将宝宝的眼屎清理干净。在滴眼药水时，先把消毒棉棒平行地横放在宝宝上眼睑接近眼睫毛的地方，轻轻地平行着上推宝宝的上眼皮，顺利地将宝宝的眼睑扒开，然后向其眼里滴入一滴眼药水。

注意动作一定要轻柔迅速，滴完后要用棉花轻轻擦去流出的部分，保持宝宝面部的干燥洁净。

口腔护理

新生儿刚出生时，口腔里常带有一定的分泌物，这是正常现象，无须擦去。妈妈可以定时给新生儿喂一点儿白开水，就可清洁口腔中的分泌物了。

新生儿的口腔黏膜娇嫩，切勿造成任何损伤。不要用纱布去擦口腔，牙齿边缘的灰白色小隆起或两颊部的脂肪垫都是正常现象，切勿挑割。如果口腔内有脏物，可用消毒棉球进行擦拭，但动作要轻柔。

鼻腔护理

新生儿只能使用鼻子进行呼吸，如果鼻子被堵住就会阻碍呼吸，严重的可能造成呼吸困难。所以，父母要经常观察新生儿的鼻孔，及时为他清理鼻垢和鼻涕。清理时用手将宝宝的头部固定好，用婴儿棉签在鼻腔里轻轻转动以清除污物，但不要探入过深，动作要轻柔。遇到固结的鼻垢和鼻涕，不可硬拨、硬扯，可滴入 1 滴淡盐水将鼻垢软化后取出，在操作过程中切不可碰伤孩子的鼻腔黏膜。

耳朵护理

使用质地柔软的小毛巾对新生儿耳郭的外侧及内面进行擦拭。如果新生儿因溢奶致使耳部被污染时，父母要及时用棉球蘸适量温开水将其擦干净。千万不要轻易对新生儿的耳垢进行清理，以免伤到新生儿。

☆ 新生儿的皮肤护理

宝宝刚生下来时皮肤结构尚未发育完全，不具备成人皮肤的许多功能，因此妈妈在照料时一定要细心护理。

脸部皮肤

新生儿经常吐口水及吐奶，平时家长应多用柔软湿润的毛巾，替新生儿擦净面颊，以免宝宝娇嫩的皮肤受到刺激，引发不适。秋冬时可涂抹适量婴儿润肤膏，增强肌肤抵抗力，防止肌肤红肿或皲裂。

臀部皮肤

新生儿的臀部非常娇嫩，要注意及时更换尿片。更换尿片时要用小儿柔润湿纸巾清洁臀部残留的尿渍、屎渍，然后涂上儿童专用的护臀霜。

身体和四肢皮肤

给宝宝更换衣服时，如发现有薄而软的小皮屑脱落，是皮肤干燥引起的。可浴后在婴儿皮肤上涂一些润肤露，防止皮肤皲裂、受损。夏季要让宝宝在通风和凉爽的地方进行活动，浴后在擦干的身上涂抹少许爽身粉，预防痱子。

☆ 学会观察宝宝的尿便

大小便的情况能够反映宝宝的消化系统问题。新生儿出生后 12 小时开始排胎便，大多数宝宝会在 2 ~ 3 天内排完，胎便颜色为墨绿色，这是新生儿早期的正常大便。宝宝的胎便排完之后，随喂养方式不同，大便有所不同。

不同喂养方式下的正常大便

	母乳喂养	人工喂养	混合喂养
颜色	呈黄色或金黄色或偶尔微带绿色	呈淡黄色或土灰色	呈黄色或淡褐色
形状	软膏状、没有泡沫，但有时有奶块，且比较稀	比较干燥、粗糙，均匀硬膏状、常混有灰白色的奶瓣及蛋白凝块	稀糊状，质地比人工喂养宝宝的大便软
气味	有酸味，但不臭	常带有难闻的粪臭味	有臭味
次数	每日排便 2 ~ 5 次，也有的宝宝每日 4 ~ 5 次，甚至 7 ~ 8 次	大多数宝宝每日排便 1 ~ 2 次	每日排便 1 ~ 3 次

一般情况下，宝宝的大便是正常的，但也不排除会出现一些异常情况，如大便量多、次数多、呈绿色黏液状，可能是饥饿性腹泻；大便稀，呈蛋花汤样，含有一些未消化的奶块，可能是消化不良引起的；如果宝宝大便恶臭，可能是进食过量或奶浓度过高引起的；如果宝宝大便呈淡黄色、液状、量多，在尿布上或便盆中如油珠可滑动，可能是配方乳中脂肪含量过多引起的。很多父母可能无法准确判别，建议及时就医，再调整喂养方式。

相较于大便，小便的状况则简单得多。新生儿一般在出生后 24 小时内排尿，但也有部分宝宝会在分娩过程中就排出第 1 次尿，出生后的第 1 天里可能不再排尿。总体说来，出生头 3 天的宝宝，尿量很少，与胎便一起混在尿布上，的确不容易被发现。如果出生后 48 小时确实无尿，则要考虑有无泌尿系统畸形。

最初几天，新生儿的小便中常会有赭红色尿酸盐沉渣排出，染在尿布上看起来很像血迹。不必为此担忧，随着奶量的增加，尿量也会增加，红色的尿液会自行消失。由于新生儿的膀胱容量小，肾脏浓缩功能不成熟，随着奶量的增加，新生儿每日排尿可达 20 次左右。

宝宝新排出的小便无异味（也有说母乳宝宝新排出的小便有淡淡奶香），但在空气中存放片刻后，尿素分解就会释放出氨（臭）味。若宝宝的小便突然有明显臊味，可能与液体摄入量少、排汗量大等有关，可适当增加其饮水（奶）量，若无明显改善，需就医检查。

☆ 学会给宝宝换尿布和纸尿裤

新生宝宝每天排尿排便次数多，加之皮肤娇嫩，容易出现红屁屁，为了保护宝宝臀部的皮肤，新手爸妈要勤帮宝宝换尿布或纸尿裤。换尿布或纸尿裤看似简单，但也有一些细节需要注意。

如果宝宝尿了或是拉了，他们会用哭来表示，妈妈只需将手指从宝宝

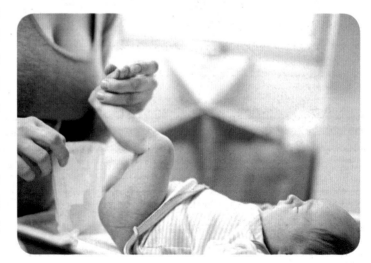

大腿根部探入便知道宝宝是否尿了。为了让换尿布过程更轻松，可以先把需要用的物品，如干净的尿布（或纸尿裤）、尿布桶、婴儿棉柔巾、护臀膏、温水等准备好。如果宝宝的衣物尿湿或弄脏了，还需要为宝宝准备干净的衣物。下面简单介绍换尿布的方法：

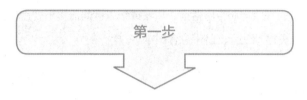

安置好宝宝。将宝宝平放在尿布台上或铺有垫子的床上。

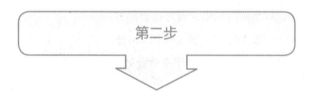

掀开尿布的前片，如尿布上仅有尿液，可一手握住宝宝脚部，一手将尿布前片干燥处由前向后轻轻擦拭外生殖器部位，将尿液擦干，再抬起臀部，把尿布撤出。如有粪便，一手握住宝宝脚，将尿布折叠，包住粪便。之后，将棉柔巾蘸水，清洗宝宝外生殖器，并将臀部上的污物擦净，再用一片干净的棉柔巾沾上温水，从前至后清洗臀部。清理干净后，用干净的纱布擦干宝宝外生殖器部位和屁屁上的水，大腿根部褶皱处的水也要擦干。

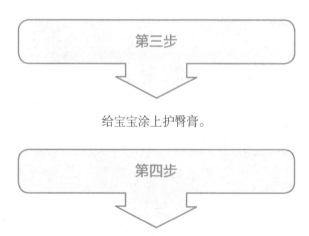

给宝宝涂上护臀膏。

取2块干净的尿布，一块叠成三角形，一块叠成长方形，将长方形尿布放在三角形尿布上，让它形成"T"字形，再塞在宝宝臀部下面；将上面长方形尿布盖住会阴部，然后将三角形尿布的三个角在会阴部上方系在一起。之后给宝宝穿上衣物即可。

如果给宝宝用的是纸尿裤，换纸尿裤的方法和尿布的不同主要是尿布的穿戴上。给宝宝涂上护臀膏之后，妈妈可将干净的纸尿裤展开，把纸尿裤的顶端放在宝宝腰后，再把纸尿裤的前片向上拉，盖住宝宝的会阴部，粘贴住尿裤，再帮宝宝整理平整即可。注意纸尿裤不要粘太紧，尽量留2只手指头可以伸进去的宽度。

值得注意的是，在宝宝脐带脱落前，尿布或纸尿裤的前端不要盖住脐带，也尽量不要触碰到脐带，以免摩擦使宝宝脐带愈合困难。

☆ 宝宝生殖器的护理

男婴包皮往往较长，很可能会包住龟头，内侧由于经常排尿而湿度较大，容易藏污纳垢，同时还会形成一种白色的物质（称为包皮垢），具有致癌作用。因此，在为男宝宝清洗生殖器时，需要特别注意对此处的清洗。清洗时动作要轻柔，将包皮往上轻推，露出尿道外口，用棉签蘸清水绕着龟头做环形擦洗。擦洗干净后再将包皮恢复原状。

女宝宝的会阴部也会积聚一些残留的尿液或是肛门排泄物，须用棉签蘸清水擦洗干净，以免感染细菌。在为女婴清洗生殖器时要将其阴唇分开，用棉签蘸清水由上至下轻轻擦洗。在清洗新生儿生殖器时忌用含药物成分的液体和皂类，以免引起外伤、刺激和过敏反应。

☆ 新生儿衣物的选择

衣物穿戴在宝宝身上，是否舒适，宝宝并不会表达，全依赖妈妈的精明选择和细致观察。你知道新生儿衣物选购时应该注意哪些事项吗？让我们一起学习，做一个贴心的好妈妈，保证宝宝穿得安全舒适。

新生儿衣服的选择

质地柔软、宽松、颜色浅的和尚服，蝴蝶衣，连体衣，开襟分体套装是新生儿衣服的较好选择。在选购时，还应注意，尽量不要买有衣领、戴帽子的衣服，衣服尺寸宜大一号。另外，分体套装的裤子，最好不要有松紧带，避免勒着宝宝，影响宝宝正常活动和内脏器官的正常发育。

新生儿帽的选择

新生儿的小脑袋皮肉细嫩，对气候变化适应能力差，要选戴质地轻盈、手感柔软、保温透气的帽子。新生儿帽最好选择无帽檐的，这样便于母亲抱和哺乳。同时，睡在摇篮和床上又能看到周围的东西。妈妈在购买新生儿帽时，还要注意帽子的尺寸，最好选择弹性较好的新生儿帽。

新生儿袜子选择

新生儿袜子最好选择款式简单、印花织物少的。袜筒不宜过长，袜子的松紧口要宽一些，松紧适度。买回来的袜子先翻过来，剪掉里面所有的线头，防止线头缠住脚趾引起血液循环不畅。袜子的厚薄可以根据季节选择，但尽量选择纯棉袜。

☆ 宝宝正确的穿衣、脱衣方法

给宝宝穿衣脱衣是父母每日的必修课。通常小宝宝不喜欢穿衣脱衣，他会四肢乱动，不予配合。妈妈在给宝宝穿脱衣服时，可先给宝宝一些信号，比如抚摸他的皮肤，和他轻轻说说话："宝宝，我们来穿上衣服"或"宝宝，我们来脱去衣服"等，使他心情愉快，身体放松。然后轻柔地开始给他穿脱衣服。

穿衣服时，让宝宝躺在床上，先将你的左手从衣服的袖口伸入袖笼，使衣袖缩在你的手上，右手握住新生儿的手臂递交给左手，然后右手放开新生儿的手臂，左手引导着新生儿的手从衣袖中出来，右手将衣袖拉上新生儿的手臂。脱衣服时，同样先用一只手在衣袖内固定新生儿的上臂，然后另一手拉下袖子。

同样地，穿脱裤子也需要一手在裤管内握住小腿，另一手拉上或脱下裤子。给新生宝宝穿衣服时不要用长带子绕胸背捆缚，也不要穿很紧的松紧带裤子，以免穿着不当，阻碍宝宝发育。

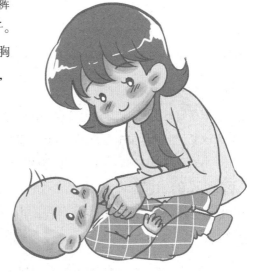

☆ 给宝宝营造舒适的睡眠环境

宝宝出生以后，几乎大部分时间都会在睡眠中度过。好的睡眠可以促进宝宝的食欲和生长发育，让宝宝健康地长大。那么，新手爸妈应该如何做，才能让宝宝睡得更香呢？

从出生开始，让宝宝睡小床

就宝宝的安全、母婴的睡眠质量和日后的睡眠习惯来说，母婴同房不同床更好。从宝宝出生起，新妈妈可以将宝宝的小床放在父母大床的旁边，让宝宝听见他父母熟悉的声音，让他知道父母就在附近，这样不仅能给宝宝安全感，还便于父母照顾孩子。

新生儿睡觉不宜开灯

睡眠时熄灯，意义就在于使眼球和睫状肌获得充分的休息，长期暴露在灯光下睡觉，光线不断地对眼睛产生刺激，眼球和睫状肌便不能得到充分的休息。这对新生儿来说，极易造成视网膜的损害，影响其视力的正常发育。如果长期开灯睡觉，也难以让宝宝分辨昼夜节律，造成日夜颠倒。如果是为了方便照顾宝宝，可以开一个光线柔和的小壁灯。

另外，新生儿白天睡觉也不宜拉上窗帘，以免宝宝日夜颠倒。

穿盖适宜更易入眠

新生儿睡觉穿盖多少合适，是很多新手父母纠结的问题。穿得少了，担心宝宝着凉；穿多了，又担心捂着宝宝。如果是夜晚睡觉，给宝宝穿一件贴身内衣，用包被包裹后，盖上薄被或毛毯即可。依据天气情况，妈妈可调整被子的厚度以保证宝宝舒适的睡眠。另外，给宝宝盖被子时要注意，不要让被子压住宝宝的口鼻。

★ 新生儿惊跳不必紧张 ★

很多妈妈发现，新生儿睡觉时处在浅睡眠的状态，遇有声音、光亮、震动以及改变宝宝的体位都会使他有惊跳的现象出现，便以为是宝宝受到了惊吓或胆子小的表现。其实，这是一种正常的生理性反应，家长不必紧张。新生儿出现惊跳现象，主要是因为新生儿神经系统发育不完善，大脑皮层发育不成熟，中枢神经细胞兴奋性较高、受刺激容易引起兴奋。一般在出生后3个月左右会逐渐消失。

☆ 给宝宝洗澡应注意的事情

新生儿皮肤娇嫩，同时代谢旺盛，皮脂分泌多，勤洗澡可以避免细菌入侵，保证宝宝健康。尽管新生儿身体柔软，但给宝宝洗澡也不是很难的事情，只要从容易洗的部位开始慢慢地洗，就能轻松地给宝宝洗澡。

洗澡前的准备

首先，要将洗浴中需要的物品备齐，包括预换的新生儿包被、衣服、尿片以及小毛巾、大浴巾、澡盆、冷水、热水、婴儿爽身粉等。同时，检查一下自己的手指甲，以免擦伤宝宝，再用肥皂洗净双手。

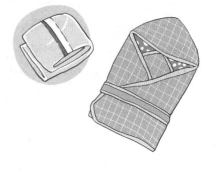

其次，调节好室温和水温。洗澡前将室温调节至26℃左右，水温则以 37 ~ 42℃为宜。可在盆内先倒入冷水，再加热水，再用手腕或手肘试一下，使水温恰到好处。

新生儿洗澡的步骤

做好准备工作，接下来就要开始给宝宝洗澡了。先脱掉宝宝的衣物，从脸开始洗起。

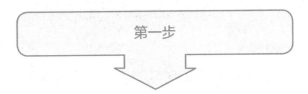

第一步

让宝宝平躺在平台上，将手帕巾打湿并拧干，轻轻擦拭宝宝的面部，由内向外轻擦宝宝的眼睛。

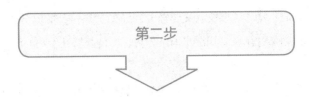

第二步

用左肘部和腰部夹住宝宝的屁股，左手掌和左臂托住宝宝的头，大拇指和无名指分别按住宝宝两侧的耳洞，用右手慢慢清洗宝宝的头发。洗完后，拧干手帕巾，帮宝宝擦拭干头上的水。

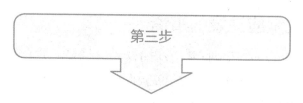

第三步

如果新生儿的脐带还未脱落，洗澡的时候应该分上下身来洗。先洗上身，采取和洗头一样的姿势，依次洗新生儿的颈、腋、前胸、后背、双臂和手；然后洗下身，把宝宝的头部靠在左肘窝，左手握住新生儿的左大腿，依次洗新生儿的阴部、臀部、大腿、小腿和脚。如果宝宝的脐带已经脱落了，可以在洗完头和脸之后直接将宝宝放在浴盆中，注意要用手抬住宝宝的头，成仰卧的姿态，由上而下洗完后，清洗宝宝的手指，再将宝宝改为伏靠的俯卧姿势，清洗背部及臀部肛门处。

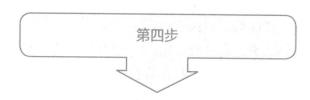

第四步

将宝宝放置在干浴巾上，擦干身上的水分，再涂上润肤露，穿好衣服即可。无论宝宝的肚脐带是否已经脱落，应每天洗澡后清洁肚脐部位，用棉签蘸 75% 医用酒精，从肚脐中间由内往外打圈轻轻擦洗，保持肚脐部的干净清爽。

新生儿洗澡注意事项

每时每刻，宝宝的皮肤都需要妈妈的细心呵护。在给宝宝洗澡时，自然也不例外。下面介绍了新生儿洗澡的注意事项。

◆新生儿的皮肤十分娇嫩，为避免皮肤被烫伤，给宝宝洗澡的水温应控制在合适的范围内。新妈妈可以用自己的手腕或手肘测试水温，也可以使用专门的水温计，方便又快捷。

◆给宝宝洗澡时，动作既要快，又要轻柔，每次洗澡不超过 10 分钟。

◆新生儿皮肤娇嫩，洗澡时用温水清洗即可，即使是婴儿专用的洗发精、沐浴液等也要少用。

◆宝宝不适合洗澡的情况：接种疫苗后 24 小时内不要给宝宝洗澡；遇有频繁呕吐、腹泻时，暂时不要洗澡；宝宝有皮肤损害，诸如脓疱疮、疖肿、烫伤、外伤等，不宜洗澡；喂奶后不应马上洗澡。洗澡应在喂奶后 1 ~ 2 小时进行；低体重儿要慎重洗澡，因为低体重儿大多为早产儿，由于发育不成熟，生活能力低下，皮下脂肪薄，体温调节功能差，很容易受环境温度的变化出现体温波动。

☆ 宝宝日常抚触按摩操

婴儿抚触又叫婴儿按摩，能刺激宝宝神经系统发育，有利于宝宝智力开发，还可以增强宝宝免疫力、增进亲子关系，是适合婴儿的保健法之一。新手爸妈可能知道给宝宝做抚触操好处多，但面对娇弱的宝宝，还是不清楚具体应该如何操作。不妨看看下面的内容。

抚触前做好准备工作

婴儿抚触的目的主要是保障宝宝健康，为了达到更好的保健效果，并避免对宝宝健康造成损害，新手爸妈在给宝宝做抚触前需要做好以下几点：

◆给宝宝做抚触，最好在婴儿沐浴后或喂奶1小时后进行。

◆调节好抚触的环境，确保房间干净清洁，房间温度适宜（约26℃）、确保抚触时间（约20分钟），选择舒适不被打扰的环境进行。

◆给宝宝做抚触前，新妈妈或新爸爸要洗干净双手，剪短指甲，并摘下手上的戒指、手表、手镯等可能会伤到宝宝的物品。

新生儿抚触动作指导

做好了准备工作，相信你已经迫不及待想试一试了，下面就跟我们一步一步学习，通过手掌的温柔抚触与宝宝进行交流吧。抚触过程中，不妨放一些轻音乐，开始做一个动作时，轻声细语地提醒宝宝接下来要做什么，如"妈妈要摸摸你的小肚子啰""再来给你捏捏小脚丫"……让抚触和语言相互配合，还能帮助宝宝更好地了解他身体的每个部分，刺激宝宝大脑的发育。另外，抚触时动作应轻柔，以免弄疼宝宝。

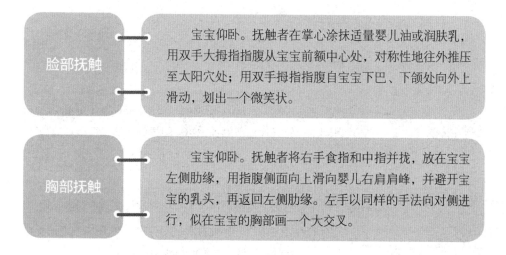

脸部抚触

宝宝仰卧。抚触者在掌心涂抹适量婴儿油或润肤乳，用双手大拇指指腹从宝宝前额中心处，对称性地往外推压至太阳穴处；用双手拇指指腹自宝宝下巴、下颌处向外上滑动，划出一个微笑状。

胸部抚触

宝宝仰卧。抚触者将右手食指和中指并拢，放在宝宝左侧肋缘，用指腹侧面向上滑向婴儿右肩肩峰，并避开宝宝的乳头，再返回左侧肋缘。左手以同样的手法向对侧进行，似在宝宝的胸部画一个大交叉。

四肢抚触	宝宝仰卧。抚触者用一只手将宝宝的一侧上肢向上举起，另一只手握住宝宝胳膊根部，自胳膊根部经肘部至小手腕部轻轻握捏。用同样的方法抚触对侧上肢和下肢。
手部手掌抚触	宝宝仰卧。抚触者用双手拇指指腹交替自宝宝手掌根部抚摸至手掌心、手指末端，其余四指交替抚摸宝宝的手掌背面。用同样的手法抚触对侧手掌。
手部手指抚触	宝宝仰卧。抚触者用拇指、食指和中指捏住宝宝小手指根部，轻轻揉捏至指尖。同样的方法依次揉捏无名指、中指、食指至拇指。再用同样的方法揉捏宝宝对侧手指。
腹部抚触	宝宝仰卧。用双手指腹朝顺时针方向小心按摩，但是同时注意避开特殊地方，如脐痂未脱落部位，该部位是不可盲目按摩的。按摩时，指腹从左向右，亦可在婴儿左腹画英文字母 I，右腹画倒着的英文字母 L，最后再在整个腹部画一个倒着的英文字母 U，取义为"I LOVE YOU"，伴随着妈妈说"我爱你"可增加妈妈与宝宝的情感交流，表达妈妈的关心和爱。
脚部脚掌抚触	宝宝仰卧。抚触者用双手拇指指腹交替自宝宝脚跟部按压至脚心、脚趾末端，其余四指交替抚摸宝宝的脚背面。用同样的手法抚摸对侧脚掌。
脚部脚趾抚触	宝宝仰卧。抚触者用拇指、食指和中指捏住宝宝小脚趾根部，轻轻揉捏至脚趾末端。同样的手法揉捏宝宝的其他脚趾。再用同样的手法揉捏对侧脚趾。
背部抚触	宝宝俯卧。抚触者将双手指腹并拢放在宝宝背部，以宝宝的脊椎为中线，抚触者双手与宝宝脊椎平行，自宝宝颈部向下横向抚摸宝宝背部两侧肌肉至其臀部。

专家门诊 1 给早产宝宝的特殊护理

重视早产宝宝的保温问题

小宝宝从医院接回家后，可将其成长环境温度保持在 24 ~ 26℃，室内相对湿度控制在 55% ~ 65%。在给宝宝更换尿不湿时速度一定要快，洗澡时也要快，并提前调好水温。不过，保温并不等于把孩子捂得严严的，给早产儿穿盖的衣物要求轻、暖、软。

早产宝宝要预防感染

注意宝宝皮肤、脐部、臀部的护理和清洁，在给宝宝喂奶、喂药、更换尿布前后都要仔细洗手。除了专门照看孩子的人之外，不要让太多人进出宝宝的房间，更不要把宝宝随意抱出门。

居室要保持安静、清洁

宝宝的居室应保持安静和清洁，喂奶时宜在温馨宁静的环境下进行，不能大声喧哗或弄出其他刺耳的响声，以免惊吓到宝宝。

做"袋鼠妈妈"，与宝宝多亲密接触

根据世界卫生组织的推荐，每天给早产宝宝 4 小时以上的袋鼠式护理，可以让早产儿体重增加更快，有助于早产儿健康成长。袋鼠式护理源于袋鼠独特的育儿方式，即用婴儿背巾或薄毯把包着尿布的宝宝放在自己的胸前或双乳之间，与宝宝肌肤相亲。

妈妈温暖的身体可以让早产宝宝感到温暖舒适，在这种舒适的环境下，宝宝也更容易入睡。由于日夜感受妈妈的心跳和呼吸，宝宝的呼吸也能得到调节，大大减少了呼吸暂停的情况。宝宝醒来后，和妈妈的乳房如此靠近，会刺激宝宝的胃口和妈妈乳汁的分泌，使宝宝吃奶更顺利。

新生儿穿多少衣服合适？

新生儿的汗腺发育尚未完全，还不太会排汗，大人不容易察觉宝宝的冷暖。因此，经常误以为宝宝怕冷，而多穿了好几件衣服，反而会使宝宝出汗，受寒。如果想判断宝宝穿得够不够，可经常摸摸宝宝颈部，如果颈部温热，表示衣服刚好；如果温度低，则需要给宝宝添加衣服；如果有汗，则应尽快给宝宝减衣服，并擦干身上的汗渍。

宝宝脱皮时怎么护理？

几乎所有的新生儿都会出现脱皮的现象。不同的宝宝会有不同程度的脱皮表现，只要宝宝饮食睡眠都没有异样，那都是正常现象，妈妈不要太担心，无须特别采取保护措施或强行将脱皮撕下。妈妈可以在每次给宝宝洗澡后，为他涂上润肤露，以保持皮肤湿润。

可以抱着宝宝睡觉吗？

抱着宝宝睡觉，不仅会使宝宝睡得不深，身体不能舒展，影响睡眠质量，也不利于宝宝呼吸换气，脊柱长期处于弯曲的状态，会影响其正常发育。因此，不要抱着宝宝睡觉。

宝宝睡多久正常？

新生儿期每天平均睡眠时间为18小时（范围16~20小时），每个睡眠周期约45分钟，在一个睡眠周期中浅睡和深睡时间约各占一半。新生儿大多数时间是在睡觉，由一个睡眠周期进入下一个睡眠周期，每2~4小时醒来要吃奶，并睁开眼觉醒数分钟到1小时。

新生儿能睡枕头吗?

新生儿大部分时间都是在睡眠中度过的，由于其脊柱尚未形成生理弯曲，当宝宝平躺的时候，其背和后脑勺在同一平面上，不会造成肌肉紧绷状态而导致落枕。因此，可以不睡枕头。如果给新生儿过早使用枕头，会造成颈部过度前倾，不利于保持宝宝呼吸的顺畅。而如果强行给孩子睡枕头，选择的枕头不当，如枕头过硬，可能会使新生儿头皮血管受压，导致头部血液循环不畅。

当宝宝能独立坐时，表明颈前曲真正形成，这时才需要睡枕头。给宝宝选择的枕头应软硬合适、高度适中，枕套的透气性要好，并注意经常更换枕芯。

宝宝总含着乳头睡觉合适吗?

宝宝含着乳头睡觉危害极大。婴儿鼻腔狭窄，睡觉时常常口鼻同时呼吸，含乳头睡觉将有碍口腔呼吸。另外，如果妈妈睡着了，乳房易把孩子口鼻同时堵住，造成宝宝窒息。

经常让宝宝含着乳头睡觉，还容易使妈妈的乳头开裂，并且容易养成宝宝离开乳头就睡不着觉的坏习惯。因此，从宝宝出生起，就不要让宝宝含着乳头睡觉。

宝宝能佩戴饰品吗?

宝宝出生后，大多数家长都会给宝宝购买一些金银饰品。这些饰品包含的是长辈对宝宝的一种祝福。然而，宝宝皮肤娇嫩，加之一般配饰都有棱角，稍有不慎会划伤宝宝皮肤。因此，尽量不要给新生儿戴配饰。

宝宝需要剪指甲吗?

为防止宝宝指甲长了抓伤自己，也为了卫生考虑，勤给宝宝修剪指甲是非常有必要的。然而宝宝的指甲十分薄弱，皮肤也特别娇嫩，宝宝又爱乱动，所以家长给宝宝剪指甲时，一定要选用宝宝专用小剪刀，在宝宝睡觉时修剪。剪指甲时动作要轻、快，一次不要剪得太多，剪完后要用自己的手抚摸一下，检查指甲断面是否光滑，倘若不光滑，可以用指甲剪上的小锉将其锉光滑。

宝宝健康管理

每个爸爸妈妈抱着自己新生的宝宝，都在心中默默下定决心，要让自己的宝贝健康成长。但新出生的小生命如此娇嫩，新手爸妈们知道怎么照顾好他吗？

☆ 宝宝的体检安排

宝宝出生后，需要立刻进行人生中的第一次检查，由医护人员对他的身体状况进行一个简单而快速地评估。我国绝大部分医院都采用阿普加评分。

阿普加评分标准

测试项目	0分	1分	2分
皮肤颜色	全身青紫或苍白	躯干红，四肢青紫	全身红润
心率	脉搏很弱摸不到	小于100次/分	大于100次/分
对刺激的反应	拍打脚底、碰触嘴角无反应	反应轻微	有反应，拍打脚底会缩脚，碰触嘴角会张嘴
四肢肌肉张力	四肢松弛	四肢略屈曲	四肢动作活跃
呼吸	没有呼吸	呼吸微弱不规则	呼吸规则且平稳

医生根据评分标准给宝宝打出相应的分数，最后相加得到总分。如果总分不低于 8 分，则说明宝宝健康状况良好；如果低于 4 分，则表明宝宝需要呼吸协助。得分较低的宝宝，应在出生后 5 分钟、10 分钟时再次评分，直至连续两次评分均不低于 8 分。在阿普加评分之后，医护人员会在宝宝出生后 24 小时内对其健康状况进行全面检查，具体检查内容包括以下几个方面：

◆从头到脚仔细观察宝宝身体各部位，如整体姿势、皮肤颜色，确定有无异常。

◆检查头部是否有异常；量取头围，确认头围和身长、体重成比例；依次检查眼睛、鼻腔、口腔和耳朵，确定是否存在异常和相应器官是否发育完成。

◆用手触摸宝宝的脖子、锁骨，检查是否有异常肿块或因生产造成的损伤；听宝宝的心跳，是否有异常的声响和跳动，并将听诊器在宝宝胸部移动，确认空气能够正常进出肺部。

◆触摸腹部，确认腹内重要器官大小和位置是否正常，是否存在异常生长物；查看宝宝背部是否正常，有无脊柱裂；检查生殖器是否正常和肛门是否开口，位置对不对。

◆检查手部、手指、腿部、脚掌、脚趾，有的医生还会检查宝宝的反射动作等。

◆检查黄疸，查阅宝宝的生产情况记录，以确认有无需要特别注意的地方。

一般在出生 2 天后，医护人员还会从宝宝脚后跟采集少量血液进行新生儿新陈代谢筛查。需要提醒爸爸妈妈注意的是，如果有某些家族病史，可以事先和医生沟通，在宝宝出生后有针对性地进行一些特殊的检查。宝宝在出生后的 28 天和 42 天还要分别进行第二次和第三次体检，以确定宝宝是否发育良好。如果妈妈有喂养问题或其他疑虑，也可以在给宝宝体检时询问医生。

☆ 宝宝的免疫接种计划

宝宝出生以后，需要按次序进行免疫接种。免疫接种能帮助主动免疫力尚未发育完全的新生宝宝对一些传染病产生免疫力，从而预防、减少传染病。一般情况下，宝宝在出生 24 小时内，如无异常情况都需要进行卡介苗和乙型肝炎疫苗接种。

新生儿疫苗接种事宜

	卡介苗	乙型肝炎疫苗
预防疾病	肺结核、结核性脑膜炎	乙肝病毒感染
接种方式	皮内注射在手臂上三角肌外侧，接种 1 剂次	肌肉注射，出生后 24 小时内接种第 1 剂，满月后接种第 2 剂，6 个月后接种第 3 剂
正常反应	接种后 2 ~ 3 天内，接种部位皮肤略有红肿；接种后 3 周左右接种部位可能出现红肿，中间逐渐软化，形成白色小脓包，1 ~ 2 周脓包结痂，愈合后可能留有圆形瘢痕，持续 2 个月左右；可引起接种部位附近的淋巴结肿大	接种部位可出现红肿、硬结、短暂炎症反应，2 ~ 3 天可自行消失；出现低中度发热，一般会自行消退，高烧需及时就医；部分宝宝会出现头晕、全身无力、寒战、恶心、呕吐、腹痛、腹泻等症状，一般会在 24 小时内自行消退，如若没有消退，应及时就医
护理措施	● 接种疫苗后用棉签按住针眼几分钟，待不出血时方可拿开，不可揉搓接种部位 ● 接种疫苗后 24 小时内不要给宝宝洗澡，但要保证接种部位皮肤清洁 ● 宝宝接种完疫苗后，不要马上回家，要在接种场所休息三十分钟左右，观察接种后的反应，如果出现高热等不良反应，可及时请医生诊治 ● 如果家长不慎给孩子漏种疫苗，随后补种即可，一般是漏掉哪一针就补种哪一针，之后仍按照正常顺序接种	

☆ 学会观察宝宝的健康状况

爸爸妈妈就是宝宝的家庭医生，平时在家通过观察宝宝，如面色、大小便、睡眠等情况，可以判断他的健康状况，做到防患于未然。

面色及眼神

出现面色苍白、青紫，眼睛无神等现象，宝宝往往身体不舒服；如果面色潮红，额头有些热，应及时为宝宝量一下体温，判断是否发热。

前囟门

如果宝宝前囟门凸出隆起，绷得很紧，说明颅内压力增高，宝宝可能得了脑膜炎、脑炎等疾病；反之，颅内压力低，囟门塌陷，则表明宝宝可能有脑部脱水。

食欲

宝宝突然出现食欲下降，甚至拒绝吃奶，或食欲突然增加，可能是生病的前兆，比如存在消化系统疾病或口腔疾病等，要及时带宝宝去看医生。

睡眠

当宝宝出现睡前烦躁、易惊醒，入睡后面红、呼吸粗且快，表明宝宝可能有发热；若宝宝睡觉时哭闹，时常摇头或用手抓耳朵，宝宝有可能是患有外耳炎或中耳炎；如果睡觉时不断咀嚼，可能得了蛔虫病；如果手脚指抽动且肿胀，妈妈要注意查看宝宝的手脚指是否被头发或纤维丝缠住。

呼吸

新生儿的呼吸频率一般为40次/分，可伴有呼吸快慢不均，为正常现象。如果宝宝呼吸时鼻翼扇动、腹部内陷且胸部起伏较大，则表明宝宝可能生病了。

腹部

用手抚摸宝宝肚子，如果腹部紧绷且长时间没有进食，则可能是胀气；如果腹部鼓胀有些硬，则可能是消化不良。

大小便

宝宝大便颜色异常、次数增多，稀薄含有水分或者酸臭味较重，是生病的前兆；如果宝宝出生后48小时都没有排尿，则要考虑有无泌尿系统障碍。

☆ 及时回应宝宝的哭声

新生的宝宝无法用嘴说出自己的想法，只能用特殊"语言"——哭声来求关注。爸爸妈妈只有了解了宝宝的哭声，并给予及时准确的回应，才能更好地照顾好宝宝。一般来说，当出现以下几种情况时，宝宝就会通过哭声来表达自己的需求。

感到饥饿或口渴

当宝宝觉得肚子饿时，会发出洪亮短促而又有节奏的哭声，此时若将手指放到宝宝嘴边，宝宝会立即吸吮；如果将宝宝抱起，宝宝会主动蹭向妈妈胸脯。开始喂奶后，宝宝会停止哭泣；如果喂奶了仍哭，可能是渴了，可以给宝宝喂点温开水。

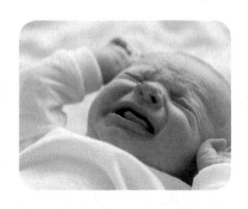

环境太嘈杂

受到嘈杂声音的刺激时，宝宝如果不能安然入睡，会通过放声大哭来表达自己的不满。这时要保持环境的安静、舒适，片刻后宝宝会自然入睡。

觉得太热或太冷

宝宝可能因出汗或寒冷而哭泣。如果看到宝宝面部发红，摸摸颈部、背部，觉得潮热的话，可以考虑给宝宝穿少一点或盖薄一点；如果宝宝颈部、背部发凉，则要保暖加温。

睡醒后没人陪伴

睡醒后如果没有人陪伴，宝宝会因失去安全感而大声哭泣。此时，听到爸爸妈妈的声音，闻到他们的气味，宝宝通常就会安定下来；如果仍哭闹，可以把宝宝抱在胸前轻轻摇晃，和宝宝说说话或者哼哼歌，让宝宝感受到爸爸妈妈的关爱，就不会哭了。

尿布让宝宝不舒服

如果宝宝尿了或拉了，尿液或便便会使宝宝感到不舒服而哭闹。这时给宝宝换一块尿布，清洁一下小屁股，通常宝宝就不会哭了。

生病了不舒服

宝宝因生病而哭闹，常具有哭闹剧烈、时间长、哭声尖锐或低沉等特点，且常与某些疾病的症状同时出现。如果宝宝在吃奶时哭闹，并伴随流口涎，可能是患上了鹅口疮；如果边尖锐地哭，双腿边弓向腹部，可能是腹痛；当摩擦宝宝腋下、颈部、腹股沟处皮肤时，宝宝出现哭闹，可能是皮肤疾病引起的，家长要及时采取相应措施或送医院诊治。

☆ 新生儿就医指南

新生的宝宝体质娇弱，身体发育没有完全成熟，稍不注意就会生病。有的爸爸妈妈觉得是小毛病，不需要就医，因此耽误了时间，导致宝宝病情加重。如果对宝宝的病情拿捏不准，建议带宝宝及时就医，不可自行处理。一般来说，当宝宝出现以下情况时，应及时就医：

- 单眼或双眼的眼分泌物将上下眼睑粘连在一起。
- 鼻塞已影响了正常的吃奶和呼吸。
- 宝宝面部及口周皮肤出现苍白或者发青等颜色的改变。
- 体温高于 38℃。
- 身体出现小米粒样的脓疱。
- 出生 2 周后宝宝皮肤依旧发黄。
- 宝宝长时间不明原因地哭闹。
- 出现不明原因的腹痛。
- 水样大便每日多达 6 ~ 8 次，或大便带血。
- 排尿次数减少，甚至无尿。
- 疝气不能回纳（2 小时内必须就诊）。
- 呼吸急促，精神不振。
- 嗜睡，甚至昏迷。
- 喷射性呕吐、反复呕吐、呕吐并伴有发热或腹泻。

为了方便就医，爸爸妈妈应该掌握以下要点知识：

准备好证件资料。包括医保卡、就诊卡、病历本、保健手册等。平时可以将这些资料收集整理好，放在一个专门的文件袋中收好，需要时方便取用，免得手忙脚乱。

准备好宝宝用品。准备好宝宝用的纸尿裤、容易脱的替换衣物、毛巾、干湿纸巾、水杯和奶瓶、奶粉等。另外，如果是以宝宝高热为主要症状就诊，需备退热药和退热贴，并在前往医院时采取降温措施，以免发生高热惊厥。但一些抗生素类的药物在就医前先不要用，因为可能掩盖真正的病情或影响检查结果。

记录宝宝病情。仔细回忆宝宝发病的时间、程度、症状以及发病经过，建议用纸笔记下来，必要时还可以用手机录下宝宝的状况，能有效缩短就诊时间，尽快减轻宝宝的病痛。

快速、准确挂号。到医院就诊需要先挂号。如果爸爸妈妈不知该挂什么号，可先去导诊台，导医护士在简单询问本次就诊的主要症状后，会告诉你该挂哪一科的号。

配合医生诊治。在见到医生之后，一定要向医生客观、详细、准确地描述宝宝的病情，包括宝宝目前的主要症状、经过的时间、发病的经过、服用药物情况以及其他医生问到的问题，并积极配合治疗。

☆ 新生儿用药指导

对于新手爸妈来说，给宝宝喂药是一项具有挑战性的工作。掌握不同种类药物的喂药方法，了解用药的注意事项和禁忌，有助于帮助宝宝顺利、正确地服药。

掌握喂药的方法

喂液体类药物：喂药之前，先轻轻摇匀。然后按照说明或医嘱，量取相应的药量倒在勺子中。喂药时将宝宝抱于怀中，托起头部成半卧位，用左手拇指和食指轻轻按压宝宝双侧颊部，使其张嘴，然后将药物慢慢倒入宝宝嘴里；也可用滴管或针筒式喂药器量取药液，利用器具将药液慢慢送进宝宝口内；如果是喂药片或药丸，可以事先将其碾成粉末，然后再兑适量水，待其变成药液后再给宝宝服用。如果宝宝不肯吞咽，妈妈可以用勺子轻轻压住宝宝的舌头，促使其下咽。

喂胶丸类药物：妈妈可先将胶丸放在小匙中，用温水浸泡约 5 分钟，待其变软，再用消毒过的针将胶丸扎一个小孔，将内容物滴入宝宝的口中即可。

使用栓剂：有些栓剂药物需要肛门给药，此时应让宝宝采取侧卧的姿势，用洗干净的手拿出栓剂，然后轻轻扒开其臀部，从前面尖的一端开始温柔、缓慢地往肛门深处推送，再横抱宝宝一会儿，等药物吸收后，再把宝宝放下，以免药物流出。

◆待宝宝吃完药后，要喂少量温开水，以帮助宝宝将口腔内的余药咽下，并将其竖直抱起，轻拍其背部，去除胃里的空气，以免宝宝打嗝，将药液吐出，影响药效。

◆喂药时不能将药物与乳汁或果汁混合，会降低药效；喂药后不宜马上喂奶，以免宝宝发生反胃，引起呕吐。

◆宝宝如果不喜欢服用药物，妈妈不应捏着鼻子、掰开嘴强灌，更不能在宝宝睡熟、哭闹或挣扎时喂药，以免呛入气管发生危险。

◆妈妈一定要遵循医嘱或说明书，严格掌握用药剂量和喂药时间，以免用药错误，引发药物毒副作用。

◆给宝宝喂药后，一定要密切观察宝宝的情况，一旦出现任何不适或不良反应，应尽快带宝宝去医院处理。另外，如果宝宝将吃下去的药吐出来，就不要再喂了，以免加重药量。

☆ 给宝宝的家庭小药箱

有时候宝宝可能会突然生病、受伤或者疾病发展较快，爸爸妈妈可事先在家里准备一个宝宝专用的家庭小药箱，备一些常用药物和工具，以应对不时之需。

推荐药物

退热药

泰诺林（成分为对乙酰氨基酚）或者美林（成分为布洛芬），在宝宝发热时用来降温，应在儿科医生指导下使用。也可以准备退热贴，退热贴的降温作用不明显，但是能让宝宝舒服一些。

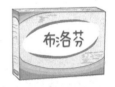

抗感冒类药物

如小儿感冒颗粒、板蓝根冲剂等，应在儿科医生的指导下使用。

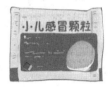

胃肠药

如思密达（蒙脱石散），可以治疗宝宝急性、慢性腹泻；妈咪爱，适用于因肠道菌群失调引起的腹泻、便秘、胀气、消化不良等。给宝宝服用前最好先咨询医生。

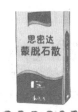

口服补液盐

宝宝腹泻、呕吐或发烧大量出汗后容易脱水，用口服补液盐可以预防和治疗脱水和电解质紊乱。目前国内比较常用的是口服补液盐III。

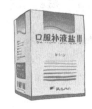

含盐滴鼻剂

当宝宝因感冒或过敏导致流涕鼻塞时，可以用含盐滴鼻剂滴鼻，从而湿润鼻腔，清理鼻涕。

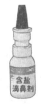

外用软膏

如凡士林，可用于润肤保湿、预防及缓解尿布疹、舒缓湿疹，也可起到润滑作用。激素类软膏需在医生指导下使用。

抗过敏和皮疹药物

如炉甘石洗剂，对于蚊虫叮咬或是其他原因引起的皮肤瘙痒，可以用来急性止痒。对于轻度的湿疹、痱子、荨麻疹都有一定效果，既能止痒又能促进疹子消退。鞣酸软膏可用于预防尿布疹，但不能用于破损的患处。

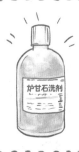

杀菌消毒水

碘伏等，用于皮肤的消毒，也可以用来清洁温度计、镊子和剪刀。

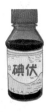

推荐工具

体温计

居家使用推荐电子体温计、耳温枪或额温枪，相对传统的水银体温计更便捷、更准确。

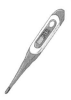

棉签

用途很多，可以用来清理宝宝的肚脐、耳朵等地方，涂药膏时用棉签涂也更卫生。

绷带、纱布等

主要用于外伤的包扎处理。

量杯或滴管

有的儿童药品里面配有量杯或滴管，也可以在药箱中准备一个量杯或滴管，用于按准确剂量给宝宝用药。

钝头镊子

用于取出玻璃或木头碎屑。

冰袋

宝宝发热时用于物理降温。

手电筒

检查孩子耳、鼻、喉和眼睛时，有小手电筒照明会比较方便。

剪刀

专门用来剪绷带、纱布或其他医用物品的剪刀，以免污染。

★ 装备家庭小药箱的注意事项 ★

选择备用药时，要购买有质量保障的、针对儿童的药物。药箱中的内服药和外用药，成人药和儿童药应分开放置，并标示清楚，避免因着急误服。

定期检查药箱，确认药品是否存在变色、混浊、沉淀、发霉等变质的情况，是否已用完，以及时更换、补充。

家庭小药箱应置于安全干燥、方便取放的地方，避免阳光直晒。

用药前先咨询医生的意见，若用药后病情未见好转或加重，应尽快就医。

☆ 宝宝常见异常与症状应对

刚出生的宝宝十分娇嫩，容易受到疾病的侵扰。由于缺乏相应的知识，新手爸妈在宝宝出现异常时总是容易手忙脚乱。只有对宝宝常见病的生理和病理特征有清晰的认识，才能确保生病的宝宝能及时得到正确的处理。

新生儿黄疸

新生儿黄疸是新生儿的常见症状，是指新生儿时期，由于胆红素代谢异常，引起血中胆红素水平升高，而出现的以皮肤、黏膜及巩膜黄染为特征的病症，有生理性黄疸与病理性黄疸之分。

生理性黄疸	病理性黄疸
大部分宝宝在出生后 2 ~ 3 天出现黄疸，在第 4 ~ 6 天达到高峰，以后逐渐减轻。足月的宝宝，黄疸一般在出生后 2 周消退，早产的宝宝一般在出生后 3 周消退。黄疸程度轻，皮肤颜色呈淡黄色，限于面部和上半身；宝宝的体温、食欲、大小便的颜色、生长发育都正常；化验血清胆红素超过正常 2mg/dl，但小于 12mg/dl	如果宝宝在出生后24小时内即出现黄疸，或者黄疸消退时间过晚，持续时间过长，或者黄疸已经消退而又出现，或黄疸减轻后又加重，且黄疸程度过重，常波及全身，皮肤黏膜明显发黄，则为病理性黄疸。通常还伴有宝宝精神疲累、少哭、少动、少吃或体温不稳定等异常状况；胆红素超过12mg/dl，或上升过快，每日上升超过5mg/dl

生理性黄疸一般不需要特殊治疗，爸爸妈妈不用过于担心。勤喂母乳，让宝宝多排便，尽早将体内的胆红素排出体外；勤开窗，通风换气，让自然光线照进室内，黄疸多可自行消退。

病理性黄疸严重时可并发胆红素脑病，通常称"核黄疸"，造成神经系统损害，导致宝宝智力低下等严重后遗症，甚至死亡。病理性黄疸主要在于预防，关键在于及时发现、早诊断、早治疗。发现宝宝出现黄疸后，父母可在自然光线下观察宝宝皮肤黄疸的程度，如果发现黄疸程度相对较重，并出现病理性黄疸的伴随症状，大便颜色呈陶土色，应尽早就医，以免耽误治疗。

新生儿低血糖

新生儿低血糖是指新生儿的血糖低于所需要的血糖浓度。低血糖会影响宝宝的脑部功能，损害神经系统，家长需要引起足够重视。在新生儿生长期内都要重视低血糖的预防，以保证新生儿健康发育成长。

症状	新生儿低血糖的症状很不典型，也不好判断。如果宝宝出现以下情况，可能是发生了低血糖，要尽早带宝宝看医生：宝宝反应低下，不爱活动，四肢瘫软无力；出汗多，面色却发白；喂奶时宝宝吸吮无力；嗜睡，重则昏迷；出现阵发性青紫、震颤
致病原因	新生儿低血糖有短暂性和持续性之分。通常胎儿肝糖原储存主要发生在妊娠后的 3 个月，如果宝宝是早产儿，会因为胎龄过小而不能储备足够的肝糖原，出生后会有暂时性低血糖出现。持续性低血糖往往由一些疾病引起，另外，患有糖尿病的妇女所生的宝宝，也会发生低血糖
危害	如果宝宝长时间持续低血糖，会使中枢神经受到损害，轻则智力发育迟缓，重则可出现智力低下、白痴、脑性瘫痪等严重疾病
防治与护理	● 宝宝一出生，就要对血糖进行监测，以便及时了解宝宝体内血糖含量，并有效预防低血糖的出现 ● 为防止宝宝低血糖的发生，可以让宝宝出生后与妈妈亲密接触，吮吸妈妈的乳头，以便尽早地吃上母乳；不能经胃肠道喂养的宝宝，可进行 10% 葡萄糖静脉滴注，维持宝宝血糖稳定增长 ● 如果宝宝比较嗜睡，妈妈需要每隔 2～3 小时将宝宝叫醒并喂奶。切不可延误喂养，以免加重病情 ● 加强保暖，保持正常体温，减少能量消耗是防治新生儿低血糖的重要措施。可以为宝宝加包被或放置热水袋，必要时可置于闭式暖箱中保暖 ● 为了避免低血糖造成宝宝脑功能损伤，即使是暂时性低血糖也要进行治疗。对于新生儿低血糖的高危人群，家长要多留心观察宝宝发生低血糖时的潜在症状，早发现、早治疗，出院后也应遵循医嘱，定时复诊

新生儿发热

发热，是机体对各种有害刺激的防御反应。一般情况下只需做好护理工作，宝宝很快会恢复。但如果发热的同时伴有病症现象，妈妈就要及时带宝宝就诊。

判断标准	肛温高于37.8℃，口温高于37.3℃，腋温高于36.8℃为发热
症状	通常新生儿发热的明显症状就是体温升高，同时还会出现食欲下降、呼吸急促等症状，当宝宝出现高烧不退、持续低烧，甚至面色发青、惊厥等严重症状，需及时去医院就诊，以免延误病情
致病原因	新生儿体温易受周围环境温度的影响，因此很多因素都可以引起新生儿发热，如保暖过度、包裹过多，或夏季室内温度过高等；也有一些是疾病所致，特别是各种病原体引起的感染性疾病，如肺炎、脐炎、败血症、化脓性脑膜炎等
影响	● 发热对宝宝最大的害处在于神经系统，宝宝大脑发育尚未成熟，体温过高可诱发抽风、昏迷，使脑细胞受到损害，影响智力，甚至有生命危险 ● 发热并不完全是一件坏事。发热是人体一种正常的免疫反应，可以帮助白细胞抵抗细菌。对于38℃以下的发热，不必匆匆降温退热
预防	首先，要依据气候、室内温度、宝宝的活动量等，及时增减衣物，以免宝宝出汗过多，内热蓄积导致发热。正常情况下，宝宝面色正常、四肢温暖且没有明显地出汗现象就是合适的；其次，妈妈平时要多感受宝宝的体温变化，注意宝宝是否发热，怀疑时应用温度计进行体温测量
护理	● 新生儿发热应以物理降温为主，不要轻易使用退热药物。可以用温毛巾敷身体、洗温水澡等致皮肤血管扩张，以利于体内热量散出。如有必要进行药物治疗，必须在医护人员的指导下进行 ● 若宝宝所处室内的温度过高，要设法降低温度，同时稍微解开新生儿的包被，方便热量的散发 ● 一旦宝宝发热超过39℃并持续一段时间后仍无退热迹象，或出现反复发烧，应立即就医，诊断病原并进行相应的处理

新生儿腹泻

由于新生儿胃肠道发育不够成熟，消化能力差，免疫功能比成人低，加之他们生长发育迅速，营养的需求相对较多，胃肠道的负担很重，因而容易发生腹泻。

症状	• 新生儿腹泻轻者大便每天可达10次左右，黄绿色，带少量黏液，有酸臭，呈蛋花汤样或薄糊状，多在数日内痊愈。重者多数是肠道内感染所造成，大便每天多达10~20次或更多，黄绿色水样带黏液，伴呕吐及腹痛、食欲缺乏、发热等，甚至可能会出现脱水、电解质紊乱和全身中毒等严重症状 • 母乳喂养的宝宝一般排便次数会较多，每天可以排便7~8次，甚至10~12次，而且便便都会比较稀。如果宝宝精神好，吃奶量也大，体重增长正常，爸爸妈妈就不用担心
致病原因	新生儿腹泻按发病原因不同可分为肠道内感染、肠道外感染和非感染性腹泻三类。肠道内感染主要是由于奶具不洁而导致细菌、病毒从口腔进入宝宝体内，刺激肠道导致；肠道外感染则是由于病原体毒素的影响或神经系统发育不健全，致使消化系统功能紊乱、肠蠕动增加而引起腹泻；非感染性腹泻多数是源于喂养不当、对奶粉过敏，或者宝宝腹部受凉，从而导致腹泻
预防	• 尽量做到母乳喂养，如果不得已进行人工喂养或混合喂养，必须保证奶源和水源安全，做好奶具的消毒，减少病菌的滋生 • 平时爸爸妈妈应注意保护宝宝的腹部，避免因为着凉而产生腹泻 • 如果宝宝因为牛奶过敏而引起腹泻，可用氨基酸配方奶或深度水解蛋白配方奶喂养宝宝
护理	• 当宝宝腹泻时，家长最好将宝宝的大便标本在2小时内送到医院进行检查，以确定引起腹泻的原因，对症治疗 • 护理腹泻的宝宝，要特别注意及时补充足够的液体，防止宝宝因大便中的水分丢失过多而发生脱水 • 宝宝每次便便之后，妈妈要拿温水给他清洗臀部，轻轻擦拭干净后涂上护臀膏，还要注意勤换尿布，以保护皮肤 • 宝宝腹泻期间哺乳妈妈的饮食一定要严格控制，以清淡为主。因为妈妈进食刺激性食物也会加重宝宝的腹泻

新生儿肺炎

肺炎是婴幼儿时期的常见病，一年四季均可发生，以冬、春寒冷季节及气候骤变时多见。它往往容易引起新生儿呼吸衰竭、心力衰竭乃至死亡，家长切不可掉以轻心。

症状	新生儿肺炎早期并无特殊症状，仅表现为反应低下，精神萎靡，哭声微弱，食欲不振，呼吸增快，面色灰白，唇周、肢端发绀；体温不会有明显升高，少数体质好的新生儿会发热，症状类似于感冒。此时家长不易察觉，如果病情加重，患儿呼吸浅短而急促，甚至暂停呼吸，鼻翼扇动，口角有白色泡沫，吸气时胸廓有三凹征，两肺有密集的细湿罗音
致病原因	新生儿肺炎的发病原因除了与呼吸道感染的患者接触或经其他途径感染呼吸道以外，新生儿在出生后数天内发生肺炎，多数是由胎内或分娩时，吸入羊水或混合有胎粪的羊水以及出生在不洁的环境中，因病原菌侵入而感染致病的。此外，宝宝发生溢奶、吐奶甚至呛奶，都容易导致乳汁被误吸入肺部，从而引发肺炎
预防	● 妈妈要选择正规医院进行分娩，为宝宝提供卫生状况良好的出生环境 ● 家长在护理新生儿时应先洗净双手；宝宝的房间应当保持洁净，定时通风，保持室内空气的流通；另外，宝宝的衣被、用具要勤消毒 ● 妈妈要学会正确的喂奶姿势，并帮助宝宝拍嗝，减少宝宝吐奶、溢奶、呛奶，从而降低感染肺炎的风险 ● 家中如果有呼吸道感染患者，要尽可能避免接触新生儿
护理	● 被褥要轻暖，穿衣不要过多，以免引起宝宝不安和出汗；内衣要宽松，以免影响呼吸；如果宝宝出汗，要及时换下潮湿的衣服，用干净的毛巾把汗液擦干；勤换尿布，保持皮肤清洁，使宝宝感觉舒适 ● 保持室内空气清新、温度和湿度适宜，经常为宝宝的房间通风换气，室温宜控制在 18 ~ 20℃，湿度宜保持在 60% ● 及时清除宝宝口鼻分泌物，以保持呼吸道通畅；经常给宝宝变换睡姿，促进呼吸道分泌物排出 ● 给宝宝少量多餐，哺喂时将宝宝头部抬高或抱起，以免呛入气发生窒息 ● 注意给宝宝补充水分，妈妈也要保持自身摄入优质蛋白，增加乳汁营养

新生儿鹅口疮

鹅口疮又名"雪口病"，是新生儿口腔黏膜受白色念珠菌感染引起的口腔炎症。患有鹅口疮的宝宝因喝奶时会有刺痛感，因此经常哭闹不安或不愿意吃奶。

症状	患有鹅口疮的宝宝舌头、牙龈或口唇内侧有雪白色乳凝状的点状物或斑片，不易拭去，若强行擦拭剥离，会出现局部黏膜潮红、粗糙、甚至溢血。严重时斑膜可波及咽喉、气管或肠道黏膜，使宝宝出现呕吐、吞咽困难、声音嘶哑或呼吸困难。如果任其发展，最终可能引起败血症、脑膜炎等严重并发症
致病原因	一是分娩时，宝宝被母亲阴道中的白色念珠菌感染；二是由于乳具消毒不严、乳头不洁或妈妈手指污染、滥用抗生素造成白色念珠菌"乘虚而入"
预防	● 在生产时不到万不得已的情况下不要使用抗生素，分娩时如果妈妈使用了抗生素，宝宝感染鹅口疮的概率会增大很多 ● 在接触宝宝、喂奶前，要充分洗净双手、将乳房清洁干净，杜绝致病菌的传播。喂奶后可挤出少量乳汁涂抹在乳晕处，利用乳汁的抑菌作用隔离病菌 ● 宝宝的毛巾等物品要与成人的分开，并及时煮沸或曝晒消毒；人工喂养宝宝的奶瓶、奶嘴应充分清洗，并定期煮沸消毒 ● 不要用手直接接触宝宝的口腔，做好宝宝的口腔清洁，在起床后、就寝前、喂奶后，可用干净的纱布，蘸水轻轻擦拭宝宝的口腔内部和牙床
护理	● 当发现宝宝口腔内有类似奶瓣的斑块时，妈妈如果无法用干净的棉签轻轻弄掉，则可能是鹅口疮，此时千万不要用力擦洗，以免黏膜损伤引起细菌感染 ● 在确诊宝宝患有鹅口疮后，可用消毒药棉蘸2%的小苏打水擦洗宝宝口腔，并在宝宝的患处涂抹10万U/ml制霉菌素溶液，每天涂3～4次。这些药物治疗要遵医嘱使用 ● 妈妈在哺乳或者喂养时，要有耐心，少量多次、间歇喂养，保证宝宝营养摄入。如果宝宝拒绝吃奶，妈妈可以将乳汁吸出，哺喂给宝宝 ● 一般情况下，新生儿鹅口疮治疗效果很显著，但很容易复发。一般用药见效后，可以再坚持用药3～4天，以巩固治疗

新生儿湿疹

新生儿湿疹是一种常见的与变态反应有关的皮肤病，也就是平常所说的过敏性皮肤病。牛奶、鸡蛋等食物，以及紫外线、人造纤维、生活环境变化等都可诱发新生儿湿疹。

症状	新生儿湿疹初发于头面部，逐渐蔓延至颈部、肩部、躯干、四肢。初起时为红斑或小红丘疹，随着病情的发展，宝宝的皮肤上会出现水疱、脓疱、黄白色鳞屑及痂皮，也可能会有渗液、糜烂等现象。可因搔抓而继发感染，引起局部淋巴结肿大，极少数宝宝可发生全身感染。湿疹引起的瘙痒，会让宝宝经常哭闹、躁动不安
致病原因	遗传因素，如果父母一方曾患有过敏性疾病，那么宝宝患湿疹的可能性很大；食物因素，宝宝对牛奶、鸡蛋或其他食物过敏；环境因素，羊毛织品、人造纤维衣物、花粉、螨虫、汗液、尿液、空气干燥等都可能引发湿疹；心理因素，精神紧张等因素也会让宝宝受到影响而患湿疹，或使湿疹加重
预防	● 提倡母乳喂养，如果是配方奶喂养的宝宝，应尽量选择低敏奶粉；对于有明确过敏的食物妈妈和宝宝应避免食用 ● 尽量避免让宝宝接触可能会导致过敏的物品，将容易积尘的物品移到室外，地毯、填充玩具也要少接触，家中尽量不养宠物，室内尽量不种植花卉植物
护理	● 妈妈不要自行给患湿疹的宝宝用药，而要谨遵医嘱；湿疹很顽固，经常会持续几个月，且容易复发，妈妈的护理要有耐心 ● 患湿疹的宝宝房间内温度不宜过高，且不宜铺地毯，并定时通风。打扫卫生时，建议用湿毛巾或吸尘器处理灰尘，避免扬尘 ● 宝宝的贴身衣物和被褥应尽量选用棉质的，且衣服宽松、柔软。如果宝宝体温过热、出汗较多，可适当少穿些，并及时更换，保持宝宝身体干爽 ● 为宝宝洗澡时，选用弱酸性的皮肤清洁剂，洗澡时间以 5 ~ 10 分钟为宜，水温 36 ~ 38℃，这样不会刺激宝宝皮肤，加重病症 ● 要勤为湿疹宝宝修剪指甲，避免宝宝抓破疱疹引起继发感染。尽量不要给宝宝戴手套，以免限制宝宝手部动作的发展

新生儿尿布疹

新生儿尿布疹俗称"红屁股"，是新生儿尿布接触部分的皮肤出现呈片状分布的一些红斑，甚至会出现丘疹、脓疱，糜烂的皮肤疾病。

症状	表现为与尿布接触的会阴部、肛门周围及臀部、大腿外侧皮肤发红、发肿，甚至出现溃烂、溃疡及感染，稍有轻微的外力或摩擦便会引起损伤
致病原因	如果宝宝的尿布长时间没有更换，或尿布未清洗干净，或长期使用不透气材料的尿布包裹孩子的臀部，排泄物中含有的消化性的物质侵蚀皮肤，加上宝宝皮肤非常薄嫩，就会在臀部、大腿根部以及外阴部出现尿布疹
预防	● 做好宝宝臀部的清洁。宝宝大便后要用温水清洗臀部，或用湿棉球蘸取具有清洁作用的润肤露从前向后轻轻擦拭干净臀部，待自然晾干后擦上护臀膏，避免使用爽身粉，因为粉剂吸水后容易结成颗粒，对宝宝皮肤有刺激作用 ● 勤换尿布或纸尿裤。新生儿通常3小时换一次，但如果不到3小时尿量就很多了，要提前更换，每次大便后应立即更换，使臀部皮肤保持持久干爽 ● 选择质量好的纸尿裤。给宝宝使用的纸尿裤应保证卫生和质量，选择正规品牌、面料柔软、透气性好的。尿布要选择细软、吸水性强的纯棉布 ● 让臀部皮肤多与空气接触。天气温和而宝宝又无不适时，可适当将其臀部暴露在空气中，每天1～2小时
护理	● 妈妈可以准备适量芝麻油，加热冷却后，在每次给宝宝换尿布时，取适量涂抹在臀部，有助于改善尿布疹 ● 给宝宝用药应遵医嘱，不可随意使用类固醇霜剂，以免产生肾上腺抑制 ● 给宝宝抹药膏前，先用温水将臀部进行清洗，轻轻揩干水分后，用棉签蘸上药膏，贴在皮肤上轻轻滚动，均匀涂药 ● 不要经常用湿纸巾给宝宝清洁臀部，因为大部分湿纸巾含有酒精成分，容易刺激宝宝臀部皮肤，加重感染和不适 ● 如果宝宝皮肤上有水疱或有脓，48～72小时内不消失或更严重，就应去看儿科医生。尿布疹经久不愈时也应及早带宝宝去看医生，以免病情变得复杂化

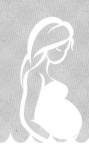

从零开始的早教计划

听觉、视觉、味觉、嗅觉、触觉，是人类感知外部世界的五个通道。充分刺激新生儿的感觉器官，能够促使大脑的各部分积极活动。

☆ 适合新生儿的玩具

玩具对宝宝来说，并不只意味着玩儿，宝宝可以通过看玩具的颜色、形状，听玩具发出的声音，摸玩具的软硬等，向大脑输送各种刺激信号，促进脑功能的发育。爸爸妈妈要从新生儿大脑发育的需要以及开发大脑功能的角度考虑，为宝宝选择合适的玩具。

选既能看又能听的吊挂玩具

可以给新生儿选一些颜色鲜艳、声音悦耳的既能看又能听的吊挂玩具，如彩色气球、彩条旗、拨浪鼓、摇铃等。把它们悬挂在婴儿的床头及周围，每隔4天轮流更换一次，能开发视觉和听觉。

玩具颜色要鲜艳

给宝宝选择的玩具，颜色一定要鲜艳，建议以红、黄、蓝三原色为基本色调进行选购，这样能充分刺激新生儿的视觉功能，对宝宝的发育十分有益。如彩色气球、小彩灯等。

☆ 新生儿的五感训练

新生儿一出生即对声光有反应，而在胎儿时期最早发育的却是触觉，触觉经验的快乐与否，将影响宝宝的情绪表现。从新生儿时期开始，给予宝宝适当的刺激，有助于促进宝宝五感的发展，也有助于判断宝宝五感发展是否异常，并及早接受适当的治疗。

视觉训练

研究表明，婴儿出生后，就能注视或跟踪移动的物体或光点，新生儿喜欢看轮廓鲜明和深浅颜色对比强烈的图形，喜欢看红色的物品，更喜欢看人的笑脸，父母可根据这些特点对新生宝宝进行视觉训练，看的距离以20厘米为佳。

红球训练视觉

在宝宝安静清醒状态，家长一手抱宝宝，使宝宝处于仰卧位，头保持在正中位置，另一手拿一个红球，放在距宝宝眼睛正前方约20厘米处，轻轻转动红球，吸引宝宝注视。然后慢慢将红球沿圆弧方向从中线移动到一侧，回到中线后再移向另一侧，训练宝宝的眼睛追随红球转动。每次时间不宜过长，注意观察宝宝的反应，当宝宝出现打呵欠等疲劳或不适症状时要立即停止。除此之外，父母还可以在宝宝床头上方轮换吊挂布娃娃、铃铛、彩色球等，使之来回摆动，吸引宝宝看和听的兴趣。

看黑白挂图

准备黑纸和白纸各1张，出示在宝宝面前，使他的眼睛与纸张的距离保持为15～20厘米。先让他看黑纸，再看白纸，每张纸分别注视半分钟，再将黑、白纸同时出示，使宝宝同时注视这两种不同颜色的纸，并用手左右移动这两张纸，训练其眼球在两张纸之间来回移动的能力。除了黑、白纸之外，新手爸妈还可以使用黑白挂图，将其做成新生儿视觉训练模板，也能为宝宝提供良好的视觉刺激，并让宝宝在观看的过程中建立起资质优秀的视觉神经回路。一般而言，新生儿偏好于图形简单、线条分明，且具有对称性的黑白图片。以下是一些黑白图片模板，新手爸妈可以参照模板自行制作黑白挂图。

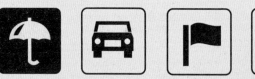

听觉训练

研究表明，婴儿在胎儿期就有了听的能力；出生以后就有了声音的定向力，喜欢听人的声音，喜欢听柔和的声音，更喜欢听母亲的声音和舒缓的音乐，出生后2周内能记住自己母亲的声音和脸的形象。从出生后就进行正确有效的听觉能力训练，可以使宝宝多接受外界刺激，促进大脑发育。可按如下方法对新生儿进行听觉训练：

和宝宝说话

新生儿喜欢听妈妈的声音。只要宝宝醒着，妈妈可以随时随地和宝宝说话，用亲切的声音与宝宝交谈，也可以轻轻呼唤宝宝的名字，让宝宝熟悉家长的声音及自己的名字，还可给宝宝播放轻柔舒缓的音乐，给予宝宝不同的听觉刺激。妈妈在跟新生儿说话时语气要柔和，语言要简单明了，语速要慢一点，尽量多重复说的话，新生儿才会喜欢听。

让宝宝听柔和的声音

在宝宝清醒状态，家长用一个有响声的小摇铃，在距宝宝耳边 10 ~ 15 厘米处轻轻摇动，发出柔和、连续、有节奏的声音，吸引宝宝转头。新生儿不喜欢听过响的声音或噪声，如果摇得太响，宝宝的头会转向反方向，甚至用哭来抗议。两只耳朵轮流进行，每次 1 ~ 2 分钟，每侧时间不超过 30 秒，因为时间长了，宝宝易形成习惯化（不再有反应）。

嗅觉训练

自然界和社会上的气味是很丰富的，厨房烹调各种菜肴的气味都不一样，鱼有鱼味，肉有肉味，芹菜有芹菜味，葱有葱味，都要让孩子去闻。香料味也是各种各样的，香水和雪花膏的香味都不一样。总之，要常常让孩子嗅一嗅各种各样的、无害的气味，以促进嗅觉的发展。

味觉训练

虽然新生儿只能吃奶，但是不论酸、甜、苦、辣、咸都可以让他尝尝。你可以用筷子蘸点各种菜汤给他尝尝，如辣椒汤、苦瓜汤、各种蔬菜汁等，这样，他的味觉就会丰富而灵敏，将来食欲强、不挑食、不偏食，还能积累许多有益的经验，对促进孩子认知的发展也是极有好处的。

触觉训练

嘴唇和手是触觉非常灵敏的部位，这也是新生儿喜欢吸吮的原因。触觉是宝宝安慰自己、认识世界及和外界交流的主要方式。家长要充分利用这一特性，应用各种方法刺激宝宝的触觉，以促进心智的发展。

主动找奶水

喂奶时可以将奶头在宝宝口边晃动，让他主动寻找奶水，以锻炼宝宝主动探求事物的能力。

抚摸头和四肢

喂完奶或醒来时，要经常抚摸宝宝的头、四肢及身体其他部位。

勾拉手指

让宝宝的手握住大人的食指，大人用手指勾拉宝宝的手掌，以训练宝宝手掌的抓握能力。

活动手掌

经常按摩宝宝手掌和手背，用力勾拉手指，让宝宝手掌充分活动。当家长手指接触宝宝掌心时，他的小手能握住家长的手指不放，也可把不同质地的适合宝宝抓握的物品如小摇铃、小绒布玩具等，触碰宝宝手掌心，使其握住，继而家长稍稍用力提拉玩具，促使宝宝用力抓握，让宝宝获得各种触觉体验。要注意玩具质地不能太硬，玩具也不宜过小，以防宝宝误吞。

☆ 新生儿的动作训练

宝宝一出生就已经具备了相当的运动能力，但是刚出生的宝宝全身感觉软软的，初为人母，抱着宝宝都还很不熟练，那应该怎样进行训练呢？按照宝宝运动能力从头到脚的发育规律，首先要从锻炼宝宝的头颈部肌肉开始。

竖抱竖头

在宝宝吃完奶后，安静清醒状态下，可以把宝宝竖着抱起，使其头部靠在家长肩上，一只手保护宝宝的腰部，另一只手托住宝宝的头，使其头竖立片刻，每日4～5次。但注意宝宝的颈椎尚未发育完善，颈部肌肉也还不是很有力，每次竖抱拍嗝时间不能太长，约1分钟即可。

俯卧抬头

新生儿第7～10天就可以自己左右转动头部了，家长可以让宝宝俯卧在床上，双手托住宝宝腋下，慢慢托他抬头，可根据宝宝自身的力量逐步减轻上托的力量。在宝宝面前放个玩具让宝宝练习抬头。练习俯卧时要注意床不能太软，要将宝宝的头偏向一侧，不要影响呼吸。

新生儿迈步训练

宝宝在新生儿期就有向前迈步的先天条件反射，宝宝如果健康没病，情绪又很好时，就可以进行迈步运动的训练。

做迈步训练时，爸爸或妈妈托住宝宝的腋下，并用两个大拇指控制好宝宝的头，然后让宝宝光着小脚丫接触桌面等平整的物体，这时宝宝就会做出相应而协调的迈步动作。尽管宝宝的脚丫还不能平平地踩在物体上，更不能迈出真正意义上的一步，但这种训练对宝宝的发育和成长是有益的。在训练时，要表现得温柔一点儿，时间控制在每天3~4次，每次3分钟较为适宜。如果宝宝不配合，千万不要勉强，以免弄伤宝宝。

☆ 新生儿的语言训练

虽然这时的宝宝还没有说话的能力，但父母要经常和宝宝讲话，听到父母的声音，宝宝会感到舒适愉快。

经常给孩子微笑的表情，注视孩子的眼睛。孩子发出咿呀的声音时，要给孩子积极的响应，还要经常让孩子适当地哭一哭。

大人和宝宝说话的时候，宝宝的小嘴也会一张一合想学说话，无声地和大人们交流。

当宝宝啼哭时，大人呼应地发出相似的声音，宝宝会停止啼哭来倾听，过一会儿再次发出啼哭的声音。大约在20天后，宝宝会发出"啊咕，啊咕"的声音来自娱。

在宝宝安静清醒状态，家长在距离宝宝20厘米处，吸引宝宝注视后，张大嘴，发出亲切的"啊——"声，每隔20秒重复一次，重复几次后，宝宝也会模仿着张开小嘴，然后家长再慢慢重复伸舌动作几次，使宝宝也能运动他的小舌头，甚至会把舌头伸出来。家长再用夸大的口形与婴儿讲话，发出"啊、伊、呜"等不同声音让宝宝模仿，当宝宝发出声音时，家长要立即回应，对其发出同样的声音，并用亲切的爱抚给予宝宝鼓励。

☆ 情绪与社交能力训练

新生儿虽不会说话，但会通过眼神和皱眉、微笑等表情和家长交流。如果家长从新生儿期能敏感地理解宝宝的表情，可以促进宝宝主动交往（情感交流）能力的发展。

家长可在宝宝安静清醒状态，抱着宝宝，使其处于仰卧位，头保持在正中位置，家长在距离宝宝20厘米处，用亲切温柔的声音作为刺激，轻轻呼唤宝宝，面部表情丰富，使宝宝眼睛能注视家长，并与家长眼睛对视3秒钟以上，然后从中线开始，向两侧缓慢移动头部，吸引宝宝目光追视家长的脸。注意宝宝状态，时间不宜太长，当宝宝哭闹时，要轻轻拍拍来安慰宝宝，同时用声音表达对宝宝需求的回应。

小铃铛　　扫一扫二维码，关注更多早教故事▶

　　最近，皮皮家的猫咪生了几只小猫仔，有白的，有黑的，有黄的，特别漂亮。但是因为皮皮的家并不大，所以只能留下一只小猫。无奈之下，妈妈把白猫、黑猫送给了亲戚家，小黄猫幸运地被留了下来。

　　不久，小黄猫就长大了，猫妈妈因为年纪大了每天除了睡觉就是吃，家里面捉老鼠的任务就靠小黄猫完成了。小黄猫也很有能力，每天都可以捉很多老鼠。

　　一天，皮皮放学回家，路上看见同学曼曼养的小狗脖子上挂了一个铃铛，发出的声音清脆而响亮。皮皮很喜欢。这时，另外一个同学璐璐骑着自行车然后传来一阵铃声，只要发出铃声就会有人让路给她。皮皮羡慕极了。走到家门口的时候，又听到邻居家的门铃响了，然后就有人出来开门。这时，皮皮觉得这铃声的用处可真大啊！于是他跑到超市也买了一个铃铛，挂在了小黄猫的脖子上。自此以后，这只小黄猫再也没能捉到一只老鼠。

皮皮吃西瓜　　扫一扫二维码，关注更多早教故事▶

　　皮皮平时到了夏天就爱吃西瓜。一天，皮皮趴在窗台上一边吹风一边吃西瓜，吃完以后，他抹抹嘴，顺手就把西瓜皮扔出了窗外。

　　正巧，一位老爷爷抱着一个大西瓜从楼下经过。老爷爷问皮皮："好孩子，你能不能下来帮爷爷拎一下西瓜？"皮皮嘟着嘴说："我可拿不动，再说，我也不认识你啊。"老爷爷接着说："你来帮爷爷，我的西瓜分你一半。"皮皮的眼睛一下亮了起来，起身跑到楼下，一不小心踩到了自己扔的西瓜皮，摔了个嘴啃泥。

　　爷爷放下西瓜说："哎呀，这是谁扔的西瓜皮啊，可真不道德。"皮皮一看，坏了，这不是自己刚才扔的吗？他偷偷地吐了吐舌头，赶紧把西瓜皮捡起来扔进了垃圾箱。老爷爷看到这一幕，会心地笑了，将手里面的西瓜递给皮皮说："你是个好孩子，这西瓜奖励给你啦。"

　　皮皮谢过爷爷，高兴地回了家，立刻就把大西瓜切开了，结果里面除了西瓜瓤之外，还有一个小字条，写着"以后你要是乱丢西瓜皮，就再也不给你西瓜吃啦"。皮皮摸了摸脑袋，羞红了脸。

皮皮感冒了

扫一扫二维码，关注更多早教故事▶

春天到了。俗话说："春捂秋冻。"春天虽然天气渐渐暖和，但是早晨和晚上的温差很大，稍不注意就容易感冒。这天晚上，皮皮爸爸一边帮皮皮掖好被子，一边叮嘱皮皮："晚上睡觉的时候可别再踢被子了，小心感冒。""知道啦。"小皮皮有点不耐烦，他很困了，只想马上睡觉，至于爸爸到底说了什么，他根本就没认真听。

第二天一早，小皮皮起床的时候就觉得头晕晕的，他刚想张嘴喊爸爸，"阿嚏！"竟然打了一个大喷嚏，好难受啊！皮皮爸爸来了，伸手一摸皮皮的额头，"糟糕，怎么这么烫手？"皮皮爸爸赶紧拿来体温计一量，38.5℃。"哎呀，你这是发烧了，赶紧吃药吧。""不嘛，不嘛，我不要吃药。"小皮皮一听要吃药，哭闹起来。"谁让你不听爸爸的话，晚上踢被子，如果你不吃药，一直这样烧下去，你的小脑瓜可就要烧坏了。"皮皮爸爸着急地说着。"我才不要变成小傻瓜！"小皮皮嘟囔着，眼角还挂着泪珠。

小皮皮听话地一连吃了三天的药，烧才退下去。从这以后，他再也不敢乱踢被子了。

嘟嘟猪去钓鱼

扫一扫二维码，关注更多早教故事▶

"嘟嘟猪！嘟嘟猪！准备好了吗？咱们去钓鱼啦！"门外，小伙伴们快活地喊着。

嘟嘟猪却嘟着嘴巴，不高兴地嘟囔道："妈妈布置的家务还没做完呢，怎么去钓鱼呀！"它叹了口气，说："不去了不去了，我的事情还没做完呢！"

小伙伴们想了想，说："没关系，我们来帮你，很快就能做完啦！"

于是它们都来帮嘟嘟猪，粉粉兔洗碗，兜兜龙擦桌子，皮皮象扫地，很快，事情就全都做完了。

小伙伴们拉着嘟嘟猪说："看咱们做得多快呀！走！现在能去钓鱼了吧？"嘟嘟猪咧开嘴，笑着说："谢谢你们，真是人多力量大呀！"

★ 本书早教故事由"初生 baby"微信公众号提供。

扫一扫二维码，
关注更多早教故事

爱面子的小·
猴子

爆炸头的小·
猫菲菲

诚实的好
孩子

分享花香的
小·松鼠

哥哥树和弟
弟树

瓜果红绿灯

海鸥姑娘

糊涂的
小·老鼠

卡罗尔和她
的小·猫

可以变大的
蘑菇伞

老乌龟
和小·鸟

美丽的路

扫一扫二维码，
关注更多早教故事

蜜糖不见了

蘑菇桌

皮皮请客

三只小猴

贪心的
老太婆

逃走的
小雪人

小乌龟跑步

小猪快递

小猪学本领

智慧非凡的
娜塔莎

自信的
小骆驼

霸道的皮皮

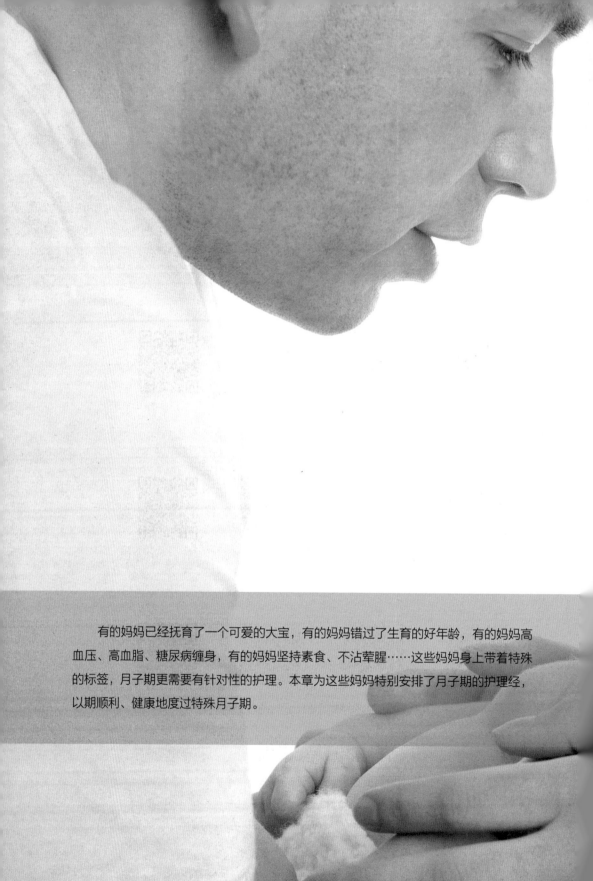

有的妈妈已经抚育了一个可爱的大宝，有的妈妈错过了生育的好年龄，有的妈妈高血压、高血脂、糖尿病缠身，有的妈妈坚持素食、不沾荤腥……这些妈妈身上带着特殊的标签，月子期更需要有针对性的护理。本章为这些妈妈特别安排了月子期的护理经，以期顺利、健康地度过特殊月子期。

Part 05

专家护航！特殊月子护理经

二胎妈妈

二次怀孕和分娩的过程中，孕妈妈的身心或多或少都会经历一场幸福的"灾难"，身材和体质要经受双重洗礼。而产后坐月子正是二胎妈妈重塑身材、调整体质的良好时机。

☆ 月子期间多陪伴、关心大宝

尽管二宝出生之前，大宝会有各种期盼和想象，但一旦二宝真的出生了，情况还是完全不一样的。所以月子期不仅仅是妈妈的恢复期，也是大宝重要的适应期。在这一段时间内，妈妈千万不能忽视了大宝。

一般来说，二宝在月子里基本上就是吃了睡、睡了吃，对于妈妈的"陪伴需求"相对不多。所以，妈妈除了给二宝喂奶之外，很多事情都可以交给其他家人来做，自己则可以多陪陪大宝，和他谈谈心，并告诉他，妈妈一直都会喜欢他。

☆ 让大宝参与照顾二宝

如果大宝愿意，"放手"让大宝帮助爸爸妈妈一起照顾二宝吧！如果是 3 岁左右的孩子，可以选择跑腿的事情让他们做，比如帮弟弟拿个纸尿裤，帮妹妹拿个小手绢，帮妈妈拿一下奶瓶等。如果孩子在 6 岁左右，则可以做更多的事情，比如给弟弟或妹妹洗奶瓶，帮助妈妈一起给弟弟或妹妹洗澡、穿衣、换尿布等，妈妈有事时还可以暂时帮忙照看一下二宝。做大宝力所能及的事，这样他就会觉得照顾弟弟或妹妹也有他的一份了，自然也就更容易接受二宝，并对弟弟或妹妹产生亲近感。

如果大宝圆满地完成了任务，爸爸妈妈一定不要吝啬自己的表扬，从而增强大宝的责任感。例如，每当大宝拿来二宝的物品，妈妈可以对着二宝说："看看，这是哥哥（或姐姐）帮你准备的哦，你太幸福了，有这样好的哥哥（或姐姐），以后也要听哥哥（或姐姐）的话哦！"

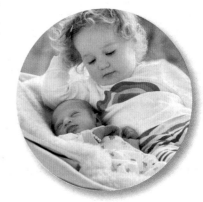

☆ 请家人帮忙，分担育儿重任

产后，新生儿需要大量的时间与精力去照顾，大宝也需要人照顾，二胎妈妈投入其中，会加重自己的疲惫感与压力。如果有家人能够分担部分重任，就能减轻二胎妈妈的压力。

☆ 二胎爸爸要多照顾妻子

家有二孩，二胎爸爸大多将精力放在两个孩子身上，很少有时间和精力照顾妻子。但这样并不好。很多调查发现，月子期没有丈夫陪伴的女性，患上抑郁症的概率更大。

女性分娩后，身体和心理都会发生很大的变化，丈夫应对这些变化有足够的了解，尽自己的能力使妻子的身心得到放松。那么二胎爸爸应该做些什么呢？

要注重夫妻间情感的交流，很多夫妻因为有了孩子以后生活变得忙乱，从而忽略了情感交流，时间长了两个人之间就会变得陌生，没有共同语言，进而导致感情的裂痕。其实，丈夫一句温暖、体贴的话语有时候比什么都重要。

给妻子创造一个清洁舒适的环境。二胎爸爸要每天将妻子待的卧室打扫干净，给房间通风换气，让妻子在干净、整洁的房间里坐月子。产妇在月子里经常出汗，换下来很多衣服，加上宝宝们的脏衣服，二胎爸爸一定要当天洗出来，不能堆在卧室里。

分娩后，新妈妈的体力消耗极大，对身体进行调养是非常有必要的。不过产后饮食也有很多需要注意的地方，比如产后的前几天不能食用过于油腻、滋补的食品，也不能大吃大喝，这时二胎爸爸一定要合理安排妻子的饮食，并时刻叮嘱妻子相关的饮食宜忌。

有些二胎妈妈产后乳房较为柔软，乳汁分泌不顺畅，这多是产后亏虚、气血不足引起的。此时，二胎爸爸应注意调整饮食，鼓励妻子多吃营养丰富的汤类食物。当新妈妈出现乳房胀痛时，可以用毛巾为她热敷乳房，并轻轻按摩，使乳汁通畅。

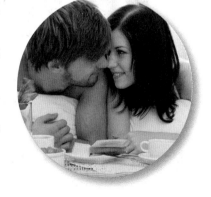

☆ 产后头两天要多休息

分娩时，产妇的身体会分泌一定量的催产素，让整个骨盆关节联合打开，以便于胎儿产出。所以，分娩后筋骨会松动。而在整个分娩的过程中，新妈妈的气血会大量流失，体力消耗很大，容易疲乏，产后还要时不时地照护新生儿，更易疲劳；若不注意休息，易加快衰老，不仅使皮肤变得松弛，出现黑眼圈、皱纹等，还可能造成百脉空虚，使新妈妈易感染风邪或其他月子病。

二胎妈妈由于经历过一次生育，再次妊娠和分娩，相对于初产妇来说身体损伤会更多，因此一定要保证充足的休息，特别是产后头两天。如果身体吃不消，就把照顾两个宝宝的任务交给家人，这样才能早日恢复体力。

☆ 二胎妈妈母乳少可能是气血不足

中医认为，乳汁乃人体气血所化生，补气血可增加乳汁的分泌。

很多生二胎的妈妈会发现，二胎比头胎奶水更少，这可能是因为年纪不同，身体素质不如以前，气血也不像头胎那么足，影响了乳汁的分泌。

产后因气血不足而母乳少的二胎妈妈，在日常饮食中可以适当摄取鲫鱼、鸡蛋、牛奶等食物，这些食物中含有大量蛋白质、碳水化合物，能帮助乳房分泌更多的乳汁。

如果改善饮食之后效果不理想，可以借助一些催乳剂，或者做做乳房的按摩。同时也不要忽略了其他方面的调养，如保证充足的睡眠时间，保持轻松愉悦的心情等。

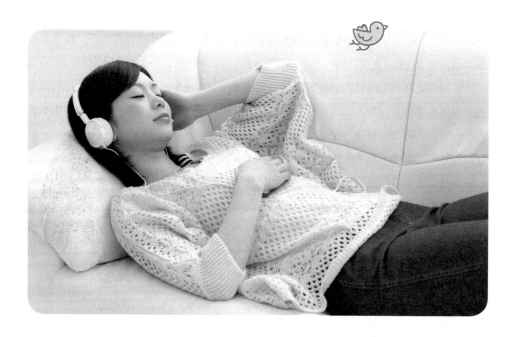

☆ 当二胎遭遇大龄，产后绝不可过于劳累

现在的二胎妈妈很常见，为了给孩子更好的物质生活，很多家长都选择晚婚，加上为了给大宝二宝更好的年龄差，让他们容易相处，让妈妈的身体得以休息和调整。由此出现高龄二胎妈妈则理所当然了。

但是，高龄二胎妈妈的体力与精力要比生一胎时差许多，身体较为虚弱，产后"疲劳感"没那么容易消退。这就需要家人的体谅和帮助，为高龄二胎妈妈分担能分担的事情，让其能有时间和精力恢复身体上的疲劳感和缓解心理上的落差感，避免让高龄二胎妈妈产后过于劳累。

☆ 二胎妈妈月子一定要坐满 42 天

月子期是女性产后的黄金修复期，二胎妈妈不要因为家有两个孩子怕他们缺乏照顾而提前结束坐月子。

中医认为，一般情况下，中国人的骨节是闭合的；而产后，随着骨盆的打开，产妇全身上下的筋骨腠理都处于一种开放松弛的状态。这时，风寒就容易乘虚而入，通过张开的骨节进入人体内。月子结束时，产妇的骨盆和全身的筋骨腠理都会逐渐恢复到正常的闭合状态。那么，坐月子期间进入体内的寒邪也就会随之被闭锁在体内，从此留下严重的后患。身体羸弱的产妇，有可能在月子结束后不久就会感到腰酸背痛；而大多数女性在年纪大时，会感觉全身疼，尤其是骨节疼，甚至有的人会疼痛一生。中医上称这种疾病为"产后风"，即月子病。

此外，由于孕期胎宝宝顶着妈妈的膈肌逐渐成长，使妈的心脏发生了移位，肺脏负担加重，鼻、咽、气管黏膜还可能充血水肿，肾脏负担也加重，内分泌系统、关节等都会发生相应的改变。这些器官功能的复原，都需要在月子期间好好调养。

二胎妈妈若能按照正确的方法坐月子，好好地补充营养、充分休息，把握住时机改善体质、调整体形，就能保证身体的健康与美丽，也只有这样，才能更好地照顾两个宝贝。

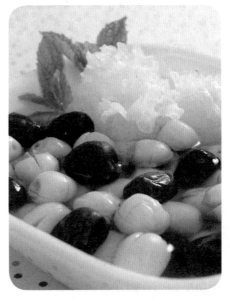

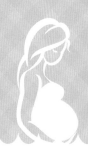

高龄妈妈

对于高龄妈妈来说，坐月子中应与年轻妈妈有一定的区别。因为，高龄妈妈得到孩子不容易，自然要金贵不少；另外，身体确实是比年轻的妈妈要弱些，更是要注意保养了。

☆ 高龄妈妈要特别重视静养

高龄妈妈不仅是刚生完头几天要静养，在整个产褥期（产后 42 天）都要在安静、空气流通的地方静养，不宜过早负重及操劳家务。

静养期间，家人应为产妇提供一个良好的环境。要保证产妇居室的卫生，照料产妇的人也必须注意卫生。室内温度和湿度要适宜，夏天室内温度应保持在 23 ~ 28℃之间，湿度 50% 左右；冬天室内温度应保持在 18 ~ 25℃之间，湿度 50% 左右。

高龄妈妈中有大多数都是剖腹产子，所以一些妈妈可能在生完孩子喜欢一直躺在床上，出门散步都小心翼翼。其实除了在手术后的头一天一定要卧床休息外，其他时间还是需要适当的活动。如在手术 6 小时后，高龄妈妈可以多翻身，帮助促进瘀血的下排，同时减少感染，防止发生盆腔静脉血栓炎和下肢静脉血栓炎。

而静养也不是指躺卧，而是需要产褥期都不应该过于有太重的心理压力或是过早开始操劳家务，所处环境也需要安静、是空气流通的。高龄妈妈可以看情况下床，做一些简单的小家务，一旦感到疲劳就多休息。

尤其是剖宫产妈妈，高龄产妇的身体和心理的损耗较大，再加上伤口疼痛，需要一段时间来静养，才能慢慢恢复。

另外，产后可能会有不少亲朋好友来探视产妇和新生宝宝，此时家人应尽量告知他们月子期过后再来，以免影响产妇休息或使她接触细菌与病毒，不利于产后恢复和新生儿的身体健康。

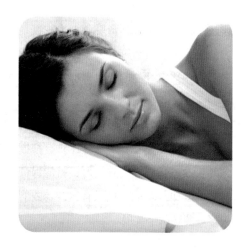

☆ 高龄妈妈身体恢复慢中求胜

高龄妈妈由于新陈代谢减慢，各个器官的恢复能力减弱，所以，产后的身体恢复比适龄产妇要困难些。但要想恢复产前的身材也不是不可能，只要保证充足的产后休息时间，好好调养即可。

现在的坐月子就是指度过产褥期，一般为 42 天。我们建议高龄妈妈的休养时间适度延长，不要少于 100 天。在这段时间里，保证充足的睡眠和合理的营养摄入，再配合适当的运动，保持愉快的心情。相信坚持度过这一阶段，高龄妈妈的身体会比孕前恢复得更美丽和健康。

☆ 高龄妈妈要警惕产褥感染

高龄妈妈由于新陈代谢减慢，盆底肌、子宫及韧带的恢复能力都有所下降，阴道自净能力降低，加上分娩会降低或破坏了女性生殖道的防御功能和自净作用，因此产后极易发生产褥感染。

所以，高龄妈妈要比适龄妈妈更加警惕产褥感染。首先，产后要勤更换卫生巾，避免细菌感染。一般来说，产后 1 ～ 3 天是新妈妈恶露排出比较多的时候，在这一阶段，高龄妈妈应保持每 1 ～ 2 小时更换一次的频率，待恶露的排出量减少后，可以每 3 ～ 4 小时更换一次。其次，要多用温水清洁会阴，做好卫生工作。不要自行用洗液，以免破坏阴道的酸碱度，反而不利于产后恢复。

☆ 重视产后补血，但不能大补

很多高龄产妇产后体质比较虚弱，而且身体恢复较慢，因此大量进食具有滋补功效的食物。以为需要补充大量的营养才能促进产后身体的恢复，其实这是错误的观点。

高龄妈妈产后体质多虚寒，过量补充营养品或补品，虚弱的消化系统一时无法吸收，反而有害身体，容易导致脾胃消化吸收功能障碍，不利于恶露的排出和瘀血的消散。

因此，高龄妈妈产后不宜大补，而应循序渐进，以饮食平衡为主。只要饮食合理、营养丰富就可以了。

此外，产妇在生产时会消耗大量的气血，为避免高龄妈妈出现气血不足，产后要重视补血工作。可以重点吃一些温热的、具有补血功效的食物，如桂圆、乌鸡、红枣、动物肝脏等。

☆ 清淡饮食以恢复体力

高龄妈妈产后恢复，饮食占了很大的比重，虽然不能大补特补，但是适当的滋补还是有必要的。总的来说，高龄产妇的饮食宜清淡可口、易于消化吸收，且富有营养和足够的热量、水分。这样的食物有利于促进伤口的愈合，加快产后恢复的进程，也可以满足乳汁分泌的需要。

此外，由于子宫增大压迫下肢静脉，容易引起痔疮、引发便秘等，所以产后还要多吃一些富含膳食纤维的食物，如新鲜蔬菜和水果、杂粮等。

☆ 重视产后锻炼，帮助身体快速恢复

产后能够尽快恢复苗条的身材是每个高龄妈妈所希望的。产后高龄妈妈需要恢复身体和哺乳，所以不宜采取节食的方法瘦身，而运动则是产后瘦身的好方法。运动过程中，高龄妈妈可以根据自己的恢复程度来选择运动方式。

高龄妈妈在运动时，可以根据自己的喜好、运动能力来选择强度不大的动作。每天可以运动 1 ~ 2 次，每次运动时间不宜过长，正常情况下可坚持 30 ~ 40 分钟，体力不支时要缩短时间。顺产的妈妈在会阴伤口恢复前不可进行盆底肌恢复运动；剖宫产妈妈拆线后才可以开始运动。

有些高龄妈妈由于分娩过程中出血太多会造成贫血，这时就不要先急着通过运动瘦身了，而应该先将身体调养好再进行锻炼。这是因为，贫血的妈妈需要补充更多的营养和更多的时间休息。在没有改善贫血的情况下进行运动，会因体力不支而加重贫血症状。

☆ 高龄妈妈要重点预防产后抑郁

高龄妈妈经过十个月的怀孕历程，终于诞下小宝宝后，在进入母亲这一角色的过程中，多少都会有一些不知所措。再加上高龄妈妈在精力、体力等方面相比年轻妈妈更加欠缺，分娩后身体的激素变化、身体的自我调节能力变差等，往往容易诱发低落、烦躁的情绪，出现多种产后心理问题。产后抑郁是女性精神障碍中较为常见的类型，发病率为15%～30%。典型的产后抑郁在产后6周内发生，可持续整个产褥期，有的甚至持续到幼儿上学前，对新妈妈的身心健康有着极为不利的影响。

从临床上来看，女性怀孕时的年龄越大，出现产后忧郁症的概率越高，这主要与产后体内激素变化有关。很多产后抑郁症病例在产前就已经有先兆，如常常莫名哭泣、情绪低落等。

所以，当高龄妈妈产后发生一定程度的情绪低落时，不要感到害怕和惊讶，要知道大多数女性都有这样的过程。

首先，不要过度担忧。很多高龄妈妈担心在产后不能照顾好宝宝，害怕伤口疼痛、子宫收缩痛，担心缺奶、产后体型改变等，其实这些都是很平常的事，不要过分在意，要努力松弛神经，很多不适感就会随之消失。同时不要刻意地抑制自己的想法，要说出感受和不适。

其次，要保证充分的睡眠和休息。很多不好的情绪来自于极度的疲倦。如果晚上睡不好，在白天可以把宝宝抱到别的房间，自己争取时间打个盹。当然也不能成天躺在床上，要在室内做些轻便的活动，多呼吸新鲜空气，适当地散散步也有助于改善自己的情绪。

另外，要注意调节饮食。不要吃太多的甜食，要多吃水果和蔬菜，多吃含钾丰富的食物，如香蕉、西红柿等。

当然，产后的心理调节并非高龄妈妈一个人的事情，新爸爸同样起着至关重要的作用。产后要多关心妻子，精心准备月子营养餐，帮助照顾新生儿等，从多方面协助高龄妈妈做好产后的心理调节，远离不良情绪。

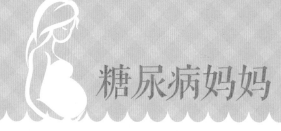

糖尿病妈妈

产后糖尿病妈妈的饮食调控是一个重点，既要保证自身与新生儿的营养供给，又要调理身体，为产后身体恢复奠定基础。

☆ 坚持母乳喂养

糖尿病妈妈的血糖不稳定，常常需要用胰岛素或降糖药来控制血糖，但这并不代表其产后不能进行母乳喂养。

一般来说，如果是用胰岛素控制糖尿病的新妈妈，是可以进行母乳喂养的。因为胰岛素的分子较大，新生儿食用含有胰岛素的母乳后，胰岛素会在消化道里被破坏，不易被吸收，因此不会影响乳汁质量。而且，新妈妈乳汁的甜度也不足以导致新生儿得糖尿病。

对于那些需要用降糖药来控制血糖的新妈妈，哺乳就要注意了。因为口服降糖药属于磺脲类药物，此类药物很可能会导致新生儿胰岛 β 细胞增生，使新生儿容易发生低血糖。此外，磺脲类药物还会影响幼儿的发育。因此，不主张哺乳期的妈妈口服降糖药控制血糖，可以在咨询医生以后，选择正规的人工胰岛素，既能够控制血糖，又不会影响哺乳。

☆ 不要大吃大喝、胡乱进补

不要认为产后糖尿病妈妈需要通过饮食促进身体恢复，又要进行哺乳，就开始大吃大喝、胡乱进补。糖尿病妈妈的饮食摄入还是应该有一定的量，才能保证自身健康和新生儿营养。哺乳的糖尿病妈妈每日所需的热量基本相当于重体力劳动者每日所需，约2500 卡 / 日。摄入的碳水化合物转化的能量应占总能量的 55% ～ 60%，常以复合碳水化合物为主。

将计算好的热量及营养成分转化为食谱，坚持少食多餐，定时、定量进食，尽量将早、中、晚三餐的能量按 25%、40%、35% 的比例分配，或三餐热量分布大概为 1/5、2/5、2/5。对于产后血糖高者宜一日 4 ～ 5 餐。此外，为了减少低血糖发生，哺乳期的母亲应定时、定量进食碳水化合物，在喂乳之前适量进食，有助于预防低血糖的发生。肥胖者、使用胰岛素者酌情加餐，但不能加量。

☆ 多进食蛋、鱼和瘦肉

糖尿病妈妈由于体内分解代谢增强，蛋白质消耗量大，因此，膳食中需适量补充蛋白质，且每天蛋白质摄入量应该占总热量的 12% ~ 20%。蛋、鱼与瘦肉中含有优质蛋白质，易被人体吸收利用，而且脂肪含量低，是理想的补充蛋白质的佳品。

☆ 多吃低 GI 食物，血糖不升高

食物的血糖生成指数（GI）就是指一个食物能够引起人体血糖升高多少的能力。据此可以将食物分为高、中、低三个等级，食物血糖生成指数在 55 以下，称为低 GI 食物；食物血糖生成指数在 55 ~ 75，称为中等 GI 食物；食物血糖生成指数在 75 以上，称为高 GI 食物。

对于糖尿病妈妈来说，产后可以充分利用血糖生成指数（GI）合理安排膳食，多吃低 GI 食物，如新鲜的蔬果，少吃主食，对于调节和控制血糖有很大的好处。

☆ 糖尿病妈妈饮食的烹饪应把握"三不"原则

糖尿病妈妈的饮食不仅需要选择低 GI 的食物，也要注意食物的烹饪方式，把握以下原则。

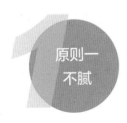

糖尿病妈妈的饮食宜清淡。油腻的食物含有大量饱和脂肪酸，它能使血脂、血黏度升高，促使或加重动脉硬化。同时，它还会产生和加重胰岛素抵抗，间接地影响血糖。给糖尿病妈妈烹饪食物忌用油炸的烹饪方式。

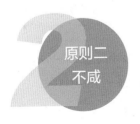

低盐饮食，尽量减少食盐用量。吃得过咸不但可引起新妈妈血容量增加而导致血压升高，加重肾脏、眼底及心脏负担，还会促使或加重血管并发症。

原则三
不辣

烹饪时应少放辣椒，少放或不放胡椒、芥末、花椒等调味品。因为这些调味品可使糖尿病"三多一少"症状加重，又可助热生火，不利于糖尿病妈妈的身心健康。

除了以上三个原则外，食物的生熟程度也会影响血糖指数。一般来说，食物越熟，升糖指数越高，因此，糖尿病妈妈的饮食不要过度烹饪。

☆ 遵循正确的进餐顺序

糖尿病妈妈遵循正确的进餐顺序，既有利于控制血糖，又能保证营养均衡。

喝汤

汤应放在进餐前喝，充足的水分不仅可以马上使胃得到满足感，也能防止进食速度过快。

吃青菜

青菜中富含膳食纤维，是不能被人体内源性消化酶消化吸收的。它不仅能降低血糖，同时还有修复胰岛功能的作用。

吃米饭

米饭主要含碳水化合物，是使血糖升高的主要食物。但因为前面汤和青菜的铺垫，已经有一定的饱腹感，可以帮助减少米饭的摄入量。

吃点水果

用餐后半个小时，少量进食水果，能起到促进营养吸收、加快糖代谢的作用。但应选择GI低的水果。

吃肉类

吃了一些蔬菜和米饭后，摄入的肉类自然就会减少，从而很好地控制了油脂的摄入量。

☆ 血糖恢复正常后仍需定期监控

大多数妊娠期患有糖尿病的女性只要经过科学合理的调养，在坐完月子以后，血糖会恢复正常，但仍需定期监控。

据研究显示，患有妊娠糖尿病的妈妈再次妊娠时，其糖尿病复发率高达33%～69%。此类妈妈的远期患糖尿病概率也会增加，其中有17%～63%将会发展为2型糖尿病。可见，定期监控血糖很有必要。

☆ 保证每天 8 ~ 9 小时的优质睡眠

科学研究表明，健康的生活方式不只包括规律的饮食和积极的运动，还应注意一天的睡眠时间。糖尿病妈妈每日睡眠时间应为 8 ~ 9 小时，这样才能改善健康状况，有利于产后恢复。

为了保证充足、优质的睡眠，建议糖尿病妈妈每天 22 点前入睡，次日 6 点 ~ 7 点起床，将一天的睡眠时间控制在 8 小时左右。如果前一天睡得比较晚，第二天早上应适当补觉，确保在早上 8 点之前起来，尽量保证血糖不受睡眠的影响。如果糖尿病妈妈需要喂夜奶，也应适当增加睡眠时间，以保证睡眠质量。

☆ 每天应补充 2000 毫升左右的水

哺乳妈妈每天水的需要量多于普通人，总量在 3800 毫升左右，除去饮食中含有的部分水外，还应额外补充 2000 毫升左右的水。糖尿病妈妈可以选择白开水、脱脂牛奶、无糖豆浆等，不宜饮用含糖饮料。另外，在摄入蛋白质食物较多、出汗多等情况下，都应适当多喝水。需要特别注意的是，一些糖尿病妈妈由于刚刚经历分娩，产后身体虚弱，如果出汗过多，很容易发生严重脱水，所以，糖尿病妈妈不用局限于只喝 2000 毫升的水，应根据实际情况主动补水。

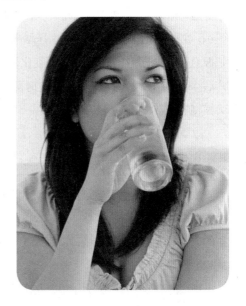

☆ 保持乐观心态，降糖更容易

人体胰岛素的分泌量除了受内分泌激素和血糖等因素的调节外，还受自主神经的影响。当人体处于紧张、焦虑、恐惧等情绪时，交感神经兴奋，会直接抑制胰岛素分泌，同时促使肾上腺素分泌增加，间接抑制胰岛素分泌。如果不良情绪长期存在，则可能引起胰岛细胞功能障碍，使胰岛素分泌不足，进而导致糖尿病。糖尿病妈妈应该树立战胜疾病的信心，做到乐观、开朗、豁达，避免长期精神紧张，良好的精神状态是战胜糖尿病的前提。

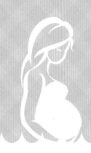

高血压妈妈

产后高血压的危害很大，长期高血压会导致产妇心、脑、肾等全身多脏器损害，甚至还会导致失明。

☆ 留意血压状况，特别是产后 48 小时

一般情况，血压的变化会对身体产生多方面的严重影响。血压升高时间长容易导致全身血管痉挛，使有效循环血量减少，而缺血和携氧量的降低则可能危害到全身的器官、组织。定期测量血压可以对产后血压增高及时采取措施进行控制，防止以上危险的发生，把握血压的波动规律，减少由血压变化带来的健康危害。尤其是高血压妈妈，一定要在产后 48 小时内，留意血压状况，定时测量。此外，还要注意观察是否有头痛不适或视力模糊等现象。

☆ 坚持清淡少盐饮食

食盐是高血压患者应该控制摄入量的调味品，世界卫生组织推荐每人每天食盐用量为 5 克；中国营养学会推荐，成年人每天食盐摄入量不宜超过 6 克。如果是已患有高血压的人群则还要减少摄入量，以每天 3 ~ 5 克为宜。高血压妈妈应该将食盐控制在每日 5 克以下。

清淡的少盐饮食，在月子里，是个不小的挑战。家人给高血压妈妈做饭都会犯愁，因为放盐会导致高血压妈妈血压升高；不放盐又没有味道，妈妈不爱吃。其实，家人可以采取低盐又美味的烹饪方法来解决这个难题。

食用低钠盐

低钠盐就是指钠含量比较少的食用盐。虽然低钠盐中钠含量比普通盐少 25% ~ 30%，但是咸度和普通盐差不多，所以，在用盐量不增加的情况下，能减少钠的摄入。此外，低钠盐含有丰富的钾和镁，有助于降低血压，适合高血压妈妈食用。

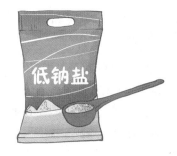

烹饪时后放盐

烹饪时，在食材准备起锅前放入食盐，这样盐会附于食材表面，能使人感觉到明显的盐味，又不至于过量。

使用其他天然食品替代

高血压妈妈刚开始低盐饮食时，如果觉得口味太淡，可以在饮食中用醋、柠檬汁、番茄汁等调味，既可以减少盐的摄入，又可以让味道更好。

注意隐形盐的摄入

除食盐外，像酱油、大酱等调味料也含有较多的盐，一般情况下，20毫升的酱油中含有3克盐，这些含盐量也应该计算在每日5克盐的限量之内。此外，咸菜、榨菜等咸味食品也含有大量的食盐，此类食物应少摄入。

☆ 限制高胆固醇、高热量食物的摄入

高血压妈妈的膳食应限制动物脂肪的摄入，烹调时，多采用植物油，胆固醇限制在每日300毫克以下。可多吃一些海鱼，能使胆固醇氧化，从而降低血浆胆固醇，还可延长血小板的凝聚，预防脑卒中。

因热量摄入过多而引起的肥胖是高血压的危险因素之一，因此，控制热量摄入、保持理想体重是防治高血压的重要措施之一。一般来说，成年人每日每千克体重需要105～126千焦（25～30千卡）的热量。体型肥胖的高血压妈妈多采用105千焦的标准，体型偏瘦者采用126千焦的标准。

☆ 选择食用黄色蔬果

黄色蔬果中含有较多的胡萝卜素、钾元素和卵磷脂。其中，钾和卵磷脂可促进钠排出，降低胆固醇、血压。如橙子，其果肉富含黄酮类物质，具有强化血管和抑制凝血的作用；南瓜含有大量的亚油酸、果胶、锌等成分，可以有效地促进血液流通，阻止血管壁内脂肪的淤积，达到降压的功效；胡萝卜内含胡萝卜素和琥珀酸钾，对防治高血压有一定效果。

☆ 听点柔和的音乐，舒缓血压

长期情绪不稳定，过度的情志刺激，都可导致高血压妈妈病情加重。音乐疗法不依赖任何药物，是一种很理想的自然疗法。它能消除高血压妈妈的焦虑情绪，使心理紧张状态恢复平静，有利于血压的稳定。

☆ 调节居室色彩，有益稳定血压

色彩在生活中不仅能起到装饰空间、美化环境的作用，还能从身体、情感和精神等多个层面影响人的健康。实践证明，色彩在稳定血压方面作用非常突出。如蓝色能使人产生凉爽、轻快的感觉，有助于减缓脉率，降低血压；绿色清爽、柔和，还能镇静神经、安定情绪，稳定血压；黄色能改善神经和内分泌系统，一定程度上可稳定血压、养护血管。

因此，血压偏高的人群，在日常生活中宜积极调节居室色彩。例如，在家居中选择清爽的浅蓝色或浅绿色的墙纸、窗帘和床品，不仅能令人心神愉悦，也有益于健康。在阳台附近种植一些绿色植物，也有利于血压的稳定。此外，还应注意居室灯光的调节，应选择柔和的白色光，避免使用红色、橙色等刺激性强的灯光。

☆ 缓慢动作，避免血压大幅波动

当人体突然出现体位改变，其血液流动跟不上，血压会出现较大幅度的波动，所以，专家建议高血压妈妈缓慢动作。比如，早上醒来，起床动作宜缓慢、有序，坚持"221"起床原则，可以让血管在放松中"苏醒"，对健康大有裨益。

躺 2 分钟

醒来后，继续保持平仰卧的姿势，睁开双眼，让身体逐渐适应由睡觉至睡醒的交替过程，期间身体不要有较大的动作幅度，待思维渐渐清晰，即可准备起身。这一过程以 2 分钟左右为佳。

坐 2 分钟

从床上缓缓起身后，双眼平视前方，此时可逐渐伸展身体，或转动头部、肩颈等部位，也可伸个懒腰，让身体适应正常活动的节奏。需注意的是，此过程中下半身仍然不要有太大的动作幅度。这一过程持续时间约 2 分钟。

等 1 分钟

双脚移至床沿，将双腿垂下，睁眼静坐一会儿，感受自己的呼吸、心跳的频率是否与平时一致，思维是否清晰。待觉得自己各种反应都正常后，就可以下床了。

☆ 正确梳头，掌握 3 个要领

月子期可以梳头，但一定要掌握正确的方法。因为正确梳理头发，不仅能疏通经络，改善头发营养，还能通过对头面的摩擦，增加发根的血流量，改善头部血液循环，促进大脑和脑神经的血液供应，有助于降低血压。

1

▶ 梳头要掌握一定的方法

建议每天早、中、晚各梳头一次，用力要适中，每次 2 ~ 3 分钟，要保证头皮各部位都梳理到，当感觉到头皮发热时可停止。另外，用梳子反复梳头后，再用木梳齿轻轻叩打头皮 3 ~ 5 分钟。

▶ 用手指梳头，保健效果好

2

两手虎口相对分开，放在耳上发际，食指在前，拇指在后，由耳上发际推向头顶，两虎口在头顶上会合时把头发上提，反复推发 10 次，操作时稍稍用力。随后，两掌作梳子状从前额按摩至后脑，至后颈时两掌手指交叉以掌根挤压后颈，可起到降压的作用。

3

▶ 梳具挑选有讲究

选梳子时，以牛角梳、木梳等不会产生静电的为佳，梳齿宜疏密适中，齿端不能太尖锐，且要保持梳子的清洁。玉梳、木梳和多功能牛角梳富含矿物质，是较为理想的梳具。

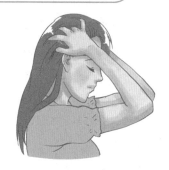

☆ 保证足够的睡眠

高血压妈妈在坐月子期间，应尽量保证足够的睡眠，这对于稳定血压、促进产后身体的康复是十分有必要的。

☆ 保持心情愉快，多寻求家人的帮助

长期精神压力和心情抑郁是引起高血压的重要原因之一，所以，高血压妈妈要减轻精神压力，保持心情愉快。可以将除了喂奶以外的其他事情交由家人帮忙，这样既能抽出足够的时间休息，也不会因为事情繁杂而影响心情。

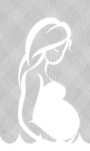

高血脂妈妈

高血脂妈妈一般是在孕期由于激素的变化、饮食结构的改变从而导致血脂异常。月子期，高血脂妈妈一定要调整饮食、合理运动，帮助降低血脂。

☆ 饮食注意荤素搭配、粗细搭配

高血脂妈妈的月子餐不只需要大鱼大肉，更需要营养均衡，荤食素食要成一定比例，粗细粮需要合理搭配，这样才能保障新妈妈身体健康。

鸡鸭鱼肉等荤菜味道鲜美，含有丰富的蛋白质，但超量摄入会增加肝肾负担，导致尿酸增高、痛风、肥胖、心脑血管疾病等。素食则能降低荤食含饱和脂肪酸与胆固醇过高的风险，弥补荤食缺乏膳食纤维和某些水溶性维生素的缺陷，其中丰富的膳食纤维能帮助荤菜中的胆固醇排出体外。所以，高血脂妈妈荤素搭配食用才更为健康。

粗细搭配是指将传统的谷类物质和一些粗杂粮搭配起来食用。经过细加工的谷类，如精米、精面粉等，虽然口感细腻，但是由于在加工过程中很多营养物质都被流失掉，长期食用便会造成营养缺乏。而一些粗杂粮如玉米、荞麦、小米、薯类、豆类，虽然口感比不上细粮，但它们所含的营养物质全面，特别是人体所需的维生素和微量元素，大部分都要靠这些食物来补充。因此，在食用细粮的同时搭配些粗粮给高血脂妈妈，对食物营养的摄取才会均衡，身体的健康才能得到保证。

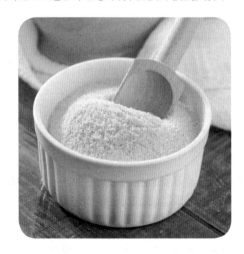

☆ 合理烹调，减少肉类脂肪的摄入

月子期，高血脂妈妈不得不通过食补养好身体，而月子期的饮食疗法大多跟肉有关，所以这类妈妈需要巧妙地进食肉类。选择肉的时候，尽量选脂肪少的瘦肉，夹有脂肪的肉和五花肉都不宜选择。另外，腊肉、香肠、咸肉等不能进食，吃鸡肉时应该去皮。

下面介绍具体的减少肉类脂肪的操作方法：

◆在烹饪前，去掉肥肉和皮等油脂多
的部位。

◆五花肉等油脂多的肉类，可以放在
筛子上，用热水淋一下，去除多余的油脂。

◆对于油脂多的肉类，可以用热水焯
烫一下，然后放凉，水面会出现一层白色
的固体油，将其去除后再烹饪。

◆将肉切成薄片，在烹饪时油脂更容
易去除，进而可以减少油脂的摄入。

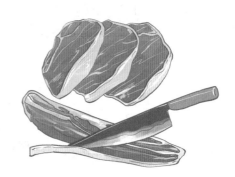

☆ 选用植物油，少用动物油

烹饪油包括植物油和动物油，而植物油中不饱和脂肪酸含量居多，有助于防止动脉
粥样硬化，预防血脂异常。可以参照不饱和脂肪酸选择不同的植物油。不同的油脂脂肪
酸构成不同，营养特点也不同，因此，应该经常更换烹调的种类，食用多种植物油。

☆ 别吃太多鸡蛋，以免血脂代谢异常

众所周知，鸡蛋是一种非常棒的营养品，是坐月子期间新妈妈恢复身体和满足哺乳
需求的重要良品。但是，月子期的鸡蛋并不是吃得越多越好，尤其是高血脂妈妈，如果
吃太多鸡蛋，不仅难以消化吸收，而且鸡蛋蛋黄中胆固醇含量很高，容易引发多种心脑
血管疾病。

在坐月子期间，高血脂妈妈每天摄入100克左右的蛋白质即可满足营养需求。也就
是说，每天进食 3 ~ 4 颗鸡蛋就够了。吃鸡蛋时还要注意鸡蛋不要煮得过老，否则蛋白
质结构紧密，不易消化；不要吃油炸鸡蛋，因为高温会使蛋白质变质，而且油炸的鸡蛋
含油脂较高。

☆ 多吃深海鱼，帮助调节血脂

高血脂妈妈对于脂类食物都已经谈之色变，但是，不是所有的脂肪酸都要高血脂妈妈避而远之。

鱼肉中含有不饱和脂肪酸高达 70% ~ 80%，是降低血脂的重要物质，而不饱和脂肪酸以 ω-3 脂肪酸为主，这种必需脂肪酸具有降低血胆固醇含量的作用，所以人体一旦缺失，很容易出现血脂异常。

ω-3 脂肪酸食物来源较少，像我们平时常吃的谷类和蔬果中，几乎都不含有这种脂肪酸；而海鱼中含量丰富，如带鱼、黄鱼、鳕鱼等，因此建议高血脂妈妈每周吃 2 次海鱼，可以保证身体所需的 ω-3 脂肪酸的量。

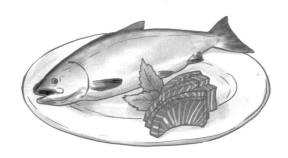

☆ 定期排便，加速体内废弃物的排出

一般情况下，产后 2 ~ 3 天内新妈妈会排便，但是由于产后肠肌松弛、腹内压力减小、会阴疼痛、产褥期出汗多等原因，产后第一次排便的时间往往会延后。而且，有些新妈妈有痔疮，这会使排便变得更加困难。

要知道，人的肠道中存在很多的细菌，每天吃进去的食物经过消化后会产生一些有毒物质。这些有毒物质如果不能及时排出体外，就会被人体的肠道重吸收，进而进入循环，不仅危害内脏器官，还会诱发血脂异常。因此，调节血脂必须重视排便，及时将体内代谢的有毒物质清除出去。高血脂妈妈更应定期排便，加速体内废弃物的排出。

高血脂妈妈可以采取以下方式促进排便：

◆适量喝水，多吃新鲜水果，有条件的话，吃全麦或糙米食品。

◆常下床行走，帮助肠胃蠕动，促进排便。

◆避免忍便，或延迟排便的时间，以免导致便秘。

◆如果有便秘情况，可按医生指示口服轻泻剂或软便剂。

☆ 常做放松训练，避免情绪过于激动

保持情绪稳定，避免情绪过于激动，是防止血脂异常的一项重要措施。对于高血脂妈妈来说，在产后坐月子时，要学会自己调节情绪，可以多和家人、朋友聊聊天，或者做点自己感兴趣的事情，不要总把精力放在照顾宝宝身上。如果身体条件允许的话，还可以去户外做一些放松训练，如打太极拳、练气功等，既能放松情绪，又能增强身体的康复能力。

☆ 加强产后锻炼，但要量力而行

研究表明，运动能促进机体代谢，提高脂蛋白脂酶的活性，加速脂质的运转、分解和排泄。此外，运动还能改善机体的糖代谢、血凝状态和血小板功能，降低血液黏度，是高血脂人群较好的控制血脂的方法。但是这个锻炼对于高血脂人群来说是有讲究的，尤其对于产后新妈妈，一定要用正确的锻炼方法进行产后锻炼，并保证一定的强度，才能达到较好的效果。在月子期，高血脂妈妈的锻炼强度一般以锻炼时不发生明显的身体不适为原则。

走路，是高血脂妈妈较为推荐的运动方式。新妈妈在月子期不适合去户外运动，但可以在室内做适量运动，比如在室内多走动走动。在走动的时候，高血脂妈妈可以一边走一边做些小动作，如双手握空拳，配合腿部做前后摆臂运动，另外，还可稍微收紧腹部。不仅可以使走姿优雅，还能活动关节四肢，使存留四肢过多的血液迅速回流心脏，供给心脑系统足够的氧与血，预防急慢性心、脑血管疾病。同时，消耗更多的热量，有利于减脂塑形。

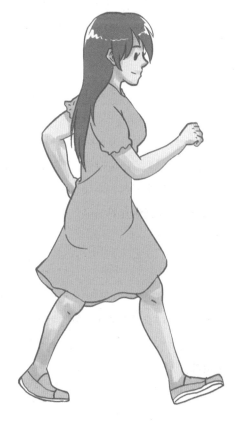

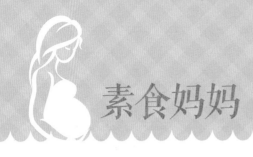

素食妈妈

素食，是一种生活态度的选择，无所谓好或者不好。素食主义的女性当了妈妈以后，不仅要考虑自身营养的摄取，还要考虑到孩子的营养补充。所以，素食妈妈一定要合理饮食。

☆ 坚持多样化饮食，均衡营养

众所周知，这个世界上没有哪一种食物包含所有的人体所需的营养素，而且，素食妈妈已经剔掉了荤食，那么在素食的世界里找寻众多必需营养素，这就要求素食妈妈摄入的食物必须种类多样化，以均衡营养。不论是主食（米饭面包、五谷杂粮、豆类）还是蔬菜类、水果类、奶蛋类，所含的营养都有差异，而且彼此不能互相取代。因此餐桌上应该经常变换菜式，同种类食物之间择一搭配其他种类食物，这样，可以让菜式丰富起来的同时，满足素食妈妈每日所需营养。

☆ 每天多吃几餐，以 4 ~ 5 餐为宜

怀孕时，孕妈妈胀大的子宫对肠胃器官造成了不同程度的压迫，产后，胃肠功能减弱，蠕动减慢，如一次进食过多、过饱，容易增加胃肠负担，从而进一步减弱胃肠功能。而素食所能提供的热量较低，因此，建议素食妈妈每天多吃几餐，以 4 ~ 5 餐为宜。

产后采用多餐制，不仅有利于促进胃肠功能的恢复，减轻胃负担，还能促进食物的消化吸收，保证素食妈妈摄入充足的营养物质和热量，以满足自身与新生儿的需要。

☆ 多吃豆制品，补充蛋白质

由于妈妈乳汁分泌越多，钙的需求量越大，钙、铁是宝宝成长中重要的矿物质，如果保证母乳中有足够的钙、铁，就不需要添加人工制作的产品。此外，产后新妈妈需要蛋白质进行产后修复，新生儿发育很快，需要蛋白质进行组织建设，两者对蛋白质的需求量都很大。

黄豆是素食妈妈补充蛋白质的优良食材，除了富含优质蛋白质外，其钙含量接近牛奶的两倍，铁含量也高于鸡蛋黄，此外，黄豆中的异黄酮还有双向调节人体雌激素的功能，能刺激泌乳素的产生。所以，素食妈妈产后可以多吃黄豆及其豆制品，不仅利于催奶，还可以补充人体所必需的多种营养。

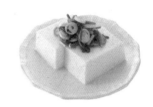

☆ 多吃富含 B 族维生素的食物

B 族维生素可以促进素食妈妈身体的热量代谢，还具有维护神经系统正常和加强血液循环的作用，对产后脏器功能恢复有很大的好处。富含 B 族维生素的食物包括五谷类、豆类等。

B 族维生素中素食妈妈易缺乏的当属维生素 B_{12}，它是人体需求极少但又必需的一种含金属元素的维生素，其主要功能是参与制造骨髓红细胞。若缺乏，容易导致恶性贫血、抑郁症。但多数维生素 B_{12} 存在于动物性食物中，蛋奶类及其制品中含有足量的维生素 B_{12}，因此，蛋奶素食者可以通过摄入此类食物进行补充。此外，菌菇类食物中含有一定量的维生素 B_{12}，可以满足其他类型的素食者的需求，如香菇、木耳等。若食补无效，可选择维生素 B_{12} 制剂进行补充。

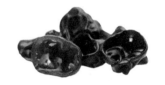

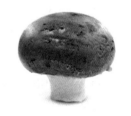

☆ 加强锻炼，促进身体恢复

素食妈妈很容易出现营养不良的情况，导致身体虚弱，所以素食妈妈在多样化饮食，均衡摄入营养的同时，还要加强锻炼，增强体质，为哺乳提供良好的基础。此外，合理的锻炼还能促进月子期的素食妈妈身体恢复。其锻炼时间、强度以及运动方式与一般月子期妈妈相同。

☆ 定时按摩乳房，促进乳汁分泌

对于素食妈妈来说，除了通过饮食促进乳汁分泌外，还可以定时按摩乳房，为宝宝提供充足的"口粮"。下面介绍几个常见通乳穴位的按摩方法，素食妈妈可以参考一下。

穴位定位

乳根：位于胸部,乳头直下，乳房根部。

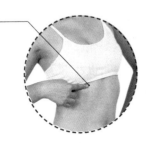

膻中：位于胸部，当前正中线上，平第4肋间。

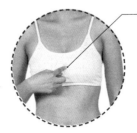

中脘：位于上腹部，前正中线上，当脐上4寸。

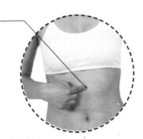

足三里：位于犊鼻穴下3寸，距胫骨外侧约1横指处。

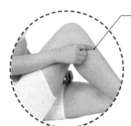

按摩方法

①用手掌以顺时针的方向在乳房周围轻轻摩揉3分钟。

②五指相撮，以指腹轻轻抓揉乳房20次。

③以掌托住乳房轻轻振抖3分钟。

④以食、中指点在乳根穴(乳头直下1横指)的穴位中心,以顺时针的方向揉按1分钟，由轻到重再至轻。

⑤用单掌放在脘腹上，做皮肤表面顺时针方向的回旋摩动2分钟，随后双掌按压在脘腹上，紧贴皮肤，做顺时针的揉动，2分钟。

⑥以拇指指端点在膻中穴、中脘穴上，以顺时针的方向揉按2分钟，再以逆时针的方向揉按2分钟。

⑦以拇指指端点在足三里穴位上，以顺时针的方向揉按2分钟，再以逆时针的方向揉按2分钟。